直前
母性看護実習プレブック 第2版

看護過程の思考プロセス

村本淳子・町浦美智子 編著

医歯薬出版株式会社

＜執筆者一覧＞

● 編　集
　村本　淳子　三重県立看護大学名誉教授
　町浦美智子　武庫川女子大学名誉教授

● 執　筆（五十音順）
　石原　　昌　元昭和大学保健医療学部教授
　今田　葉子　岐阜医療科学大学助産学専攻科長／教授
　宇都宮美加　愛媛大学大学院医学系研究科看護学専攻
　江藤　宏美　長崎大学生命医科学域教授
　﨑山　貴代　愛媛大学大学院医学系研究科看護学専攻教授
　武田江里子　浜松医科大学大学院医学系研究科看護学専攻教授
　二村　良子　四日市看護医療大学看護医療学部教授
　本間　裕子　武庫川女子大学看護学部教授
　町浦美智子　編集に同じ
　村本　淳子　編集に同じ
　山田加奈子　大阪公立大学看護学部講師

This book is originally published in Japanese
under the title of :

CHOKUZEN BOSEIKANGOJISSHU PREBOOK
KANGOKATEI-NO SHIKO PROCESS
(Preparation and Training Book of Maternity and Newborn Nursing)

Editors :
MURAMOTO, Junko
　　Emeritus Professor, Mie Prefectural College of Nursing
MACHIURA, Michiko
　　Emeritus Professor, Mukogawa Women's University

ⓒ 2005　1st ed.
ⓒ 2019　2nd ed.

ISHIYAKU PUBLISHERS, INC.
　7-10, Honkomagome 1 chome. Bunkyo-ku,
　Tokyo 113-8612, Japan

はじめに

　現代の学生の特徴として，知識の暗記は得意であっても，その知識を事実と結びつけ，それらを統合して応用・実践していく知識の活用は苦手であるといわれています．また，人前で正しくできないことを極度に恐れ，結果として行動に消極的になる傾向があるといわれています．一方，医療の進歩は日進月歩で高度化し，個人情報の取り扱いや患者の人権保護，患者の権利が明確に打ち出されていくなかで，臨地実習は学生にとって必要以上に緊張を要する学習の場となっています．しかし，看護は実践の科学といわれて久しく，限られた時間で効果的な臨地学習を行い，「看護」を理解していくことが求められています．

　臨地実習を効果的な学習の場とするためには，実習前の事前学習が重要です．すなわち，既習の知識を整理・確認し，知識を統合させてイメージ化しながらケアを展開する思考のプロセスをしっかり身につけておくことが必要不可欠なのです．

　本書初版は，この思考のプロセスを実習前に獲得するためのプレブックとして2005年に発行いたしました．知識を段階的に整理・確認し，思考のプロセスを身につけることによって，教科書や参考書，講義などから得た知識と看護実践の橋渡しをする，いわば，授業と実習の間をうめる「実習前自己学習ワークブック」であり，多くの方々にご活用いただきました．

　初版発行から約14年が経過した今，周産期を取り巻く社会環境は大きく変わっています．少子化が進み，出産数は減少し続けています．また，母親の出産年齢が上昇し，それに伴う正常妊娠・出産からの逸脱事例の増加や不妊治療後の妊娠・出産なども急速に増加しています．

　そこで第2版では，初版の考え方や目的はそのままに，周産期医療を取り巻く状況や今日の臨地実習，学生のニーズ，初版に寄せられた声も取り入れ，内容を大幅に刷新しました．

・正常例における妊娠期から退院後までの一連の経過が途切れることなく理解できるよう，「Ⅰ．正常例における援助」として妊娠期・分娩期・産褥期・退院後とその新生児の正常経過を一組の母児の事例を通して解説しました．
・「Ⅱ．正常から逸脱した例における援助」では，臨床的によくみられる正常から逸脱した事例を9例取り上げています．近年増加している不妊治療後妊娠，妊娠糖尿病，予定帝王切開例を新規収載しています．
・実際の実習をイメージできるよう，イラストや図表を充実させ読みやすさを追求しました．

　本書は初版同様，実際に対象者を受け持った時のように事例をベースに看護過程を展開しています．一部を記入形式として知識を確認し，問題を解きながら徐々に思考過程が整理され身につくように，考えるプロセスを重視した構成としました．本書での事前学習により臨地実習への導入がスムーズとなり，効果的な実習につながることを願っています．

　最後になりましたが，新生児の写真を快く提供していただきましたお母様，ご家族の皆様，写真撮影にご協力いただきました施設の方々に感謝申し上げます．また，改訂にあたり企画整理から出版に至るまで支援してくださいました医歯薬出版編集部に対し，心から深謝申し上げます．

2019年6月　　　　　　　　　　　　　　　　　　　　　　　　　　　　　　　　　編者ら

CONTENTS

はじめに ……………………………………………………………………… iii
COLOR GRAPH 新生児の観察 …………………………………………… viii
本書の特徴と使い方 ……………………………………………………… xvi
事例の看護過程を理解するための妊娠・分娩・産褥・児（胎児）の経過 … xviii

I 正常例における援助　　　　　　　　　　　　　　　　　　1

あい子さんの基礎情報 ……………………………………………………… 2

妊娠期の援助　二村 良子　　　　　　　　　　　　　　　　　4

1 妊娠初期（妊娠14週未満）　　　　　　　　　　　　　　　　4
1 事例を分析・解釈するために必要な知識を整理しましょう ………… 5
2 事例の情報を整理してアセスメントしましょう …………………… 8
3 事例の健康課題を導き，決定しましょう …………………………… 12
4 健康課題に沿って看護計画を立てましょう ………………………… 13

2 妊娠中期（妊娠14週〜28週未満）　　　　　　　　　　　　15
1 事例を分析・解釈するために必要な知識を整理しましょう ………… 16
2 事例の情報を整理してアセスメントしましょう …………………… 17
3 事例の健康課題を導き，決定しましょう …………………………… 21
4 健康課題に沿って看護計画を立てましょう ………………………… 22

3 妊娠後期（妊娠28週以降）　　　　　　　　　　　　　　　　24
1 事例を分析・解釈するために必要な知識を整理しましょう ………… 25
2 事例の情報を整理してアセスメントしましょう …………………… 29
3 事例の健康課題を導き，決定しましょう …………………………… 32
4 健康課題に沿って看護計画を立てましょう ………………………… 32

分娩期の援助　　　　　　　　　　　　　　　　　　　　　　35

1 分娩第1期前半（入院時）　村本 淳子　　　　　　　　　　35
1 事例を分析・解釈するために必要な知識を整理しましょう ………… 36
2 事例の情報を整理してアセスメントしましょう …………………… 40
3 事例の健康課題を導き，決定しましょう …………………………… 42
4 健康課題に沿って看護計画を立てましょう ………………………… 42

2 分娩第1期後半（減速期）　村本 淳子　　　　　　　　　　45
1 事例を分析・解釈するために必要な知識を整理しましょう ………… 46
2 事例の情報を整理してアセスメントしましょう …………………… 47
3 事例の健康課題を導き，決定しましょう …………………………… 48
4 健康課題に沿って看護計画を立てましょう ………………………… 48

3 分娩第2期・第3期　村本 淳子　　　　　　　　　　　　　50
1 事例を分析・解釈するために必要な知識を整理しましょう ………… 51
2 事例の情報を整理してアセスメントしましょう …………………… 52
3 事例の健康課題を導き，決定しましょう …………………………… 54
4 健康課題に沿って看護計画を立てましょう ………………………… 54

4 分娩第4期（分娩直後〜2時間後）　武田 江里子　　　　　56
1 事例を分析・解釈するために必要な知識を整理しましょう ………… 56
2 事例の情報を整理してアセスメントしましょう …………………… 58
3 事例の健康課題を導き，決定しましょう …………………………… 61
4 健康課題に沿って看護計画を立てましょう ………………………… 62

産褥期の援助　町浦 美智子 ……… 64

❶ 産褥1日・生後1日 ……… 64
- 1　事例を分析・解釈するために必要な知識を整理しましょう ……… 65
- 2　事例の情報を整理してアセスメントしましょう ……… 69
- 3　事例の健康課題を導き，決定しましょう ……… 79
- 4　健康課題に沿って看護計画を立てましょう ……… 79

❷ 産褥3日・生後3日 ……… 83
- 1　事例を分析・解釈するために必要な知識を整理しましょう ……… 84
- 2　事例の情報を整理してアセスメントしましょう ……… 87
- 3　事例の健康課題を導き，決定しましょう ……… 90
- 4　健康課題に沿って看護計画を立てましょう ……… 91

❸ 産褥5日・生後5日 ……… 94
- 1　事例を分析・解釈するために必要な知識を整理しましょう ……… 95
- 2　事例の情報を整理してアセスメントしましょう ……… 98
- 3　事例の健康課題を導き，決定しましょう ……… 100
- 4　健康課題に沿って看護計画を立てましょう ……… 100

新生児の援助　江藤 宏美 ……… 102

❶ 出生直後 ……… 102
- 1　事例を分析・解釈するために必要な知識を整理しましょう ……… 102
- 2　事例の情報を整理してアセスメントしましょう ……… 109
- 3　事例の健康課題を導き，決定しましょう ……… 112
- 4　健康課題に沿って看護計画を立てましょう ……… 112

❷ 生後1日 ……… 114
- 1　事例を分析・解釈するために必要な知識を整理しましょう ……… 114
- 2　事例の情報を整理してアセスメントしましょう ……… 116
- 3　事例の健康課題を導き，決定しましょう ……… 118
- 4　健康課題に沿って看護計画を立てましょう ……… 118

❸ 生後3日 ……… 120
- 1　事例を分析・解釈するために必要な知識を整理しましょう ……… 120
- 2　事例の情報を整理してアセスメントしましょう ……… 122
- 3　事例の健康課題を導き，決定しましょう ……… 123
- 4　健康課題に沿って看護計画を立てましょう ……… 123

❹ 生後5日 ……… 125
- 1　事例を分析・解釈するために必要な知識を整理しましょう ……… 125
- 2　事例の情報を整理してアセスメントしましょう ……… 126
- 3　事例の健康課題を導き，決定しましょう ……… 127
- 4　健康課題に沿って看護計画を立てましょう ……… 127

退院後の援助　退院後3日の電話相談　村本 淳子 ……… 129
- 1　事例を分析・解釈するために必要な知識を整理しましょう ……… 130
- 2　事例の情報を整理してアセスメントしましょう ……… 132
- 3　事例の健康課題を導き，決定しましょう ……… 134
- 4　健康課題に沿って看護計画を立てましょう ……… 135

CONTENTS

II 正常から逸脱した例における援助　　137

不妊治療後妊娠の妊産婦の援助　﨑山 貴代　138
- 1-1 妊娠期を分析・解釈するために必要な知識を整理しましょう　139
- 1-2 妊娠期の情報を整理してアセスメントしましょう　141
- 1-3 妊娠期の健康課題を導き，決定しましょう　142
- 1-4 健康課題に沿って妊娠期の看護計画を立てましょう　143
- 2-1 分娩期・産褥期を分析・解釈するために必要な知識を整理しましょう　144
- 2-2 分娩期・産褥期の情報を整理してアセスメントしましょう　145
- 2-3 産褥3日の健康課題を導き，決定しましょう　146
- 2-4 健康課題に沿って産褥3日の看護計画を立てましょう　147

妊娠高血圧症候群と診断された妊産婦の援助　今田 葉子　148
- 1-1 事例を分析・解釈するために必要な知識を整理しましょう　149
- 1-2 妊娠期の情報を整理してアセスメントしましょう　151
- 1-3 妊娠期の健康課題を導き，決定しましょう　152
- 1-4 健康課題に沿って妊娠期の看護計画を立てましょう　152
- 2-1 事例を分析・解釈するために必要な知識を整理しましょう　154
- 2-2 分娩入院時の情報を整理してアセスメントしましょう　154
- 2-3 分娩入院時の健康課題を導き，決定しましょう　154
- 2-4 健康課題に沿って分娩入院時の看護計画を立てましょう　155
- 3-1 事例を分析・解釈するために必要な知識を整理しましょう　156
- 3-2 産褥期の情報を整理してアセスメントしましょう　156
- 3-3 産褥期の健康課題を導き，決定しましょう　158
- 3-4 健康課題に沿って産褥期の看護計画を立てましょう　158

妊娠糖尿病と診断された妊産婦の援助　山田 加奈子　160
- 1-1 妊娠期を分析・解釈するために必要な知識を整理しましょう　161
- 1-2 妊娠期の情報を整理してアセスメントしましょう　163
- 1-3 妊娠期の健康課題を導き，決定しましょう　165
- 1-4 健康課題に沿って妊娠期の看護計画を立てましょう　165
- 2-1 分娩期・産褥期を分析・解釈するために必要な知識を整理しましょう　166
- 2-2 分娩期・産褥期の情報を整理してアセスメントしましょう　167
- 2-3 産褥期の健康課題を導き，決定しましょう　168
- 2-4 健康課題に沿って産褥期の看護計画を立てましょう　168

切迫早産の妊婦の援助　石原 昌　171
- 1 事例を分析・解釈するために必要な知識を整理しましょう　171
- 2 事例の情報を整理してアセスメントしましょう　174
- 3 事例の健康課題を導き，決定しましょう　176
- 4 健康課題に沿って看護計画を立てましょう　176
- 5 追加情報をもとに，アセスメントや看護計画を見直しましょう　178

微弱陣痛の妊産婦の援助　本間 裕子 …… 180
- 1 事例を分析・解釈するために必要な知識を整理しましょう …… 181
- 2 事例の情報を整理してアセスメントしましょう …… 182
- 3 事例の健康課題を導き，決定しましょう …… 184
- 4 健康課題に沿って看護計画を立てましょう …… 184

遷延分娩後の褥婦の援助　本間 裕子 …… 186
- 1 事例を分析・解釈するために必要な知識を整理しましょう …… 187
- 2 事例の情報を整理してアセスメントしましょう …… 188
- 3 事例の健康課題を導き，決定しましょう …… 190
- 4 健康課題に沿って看護計画を立てましょう …… 190

予定帝王切開術を受ける妊産婦の援助　宇都宮 美加 …… 192
- 1-1 妊娠期を分析・解釈するために必要な知識を整理しましょう …… 193
- 1-2 妊娠期の情報を整理してアセスメントしましょう …… 193
- 1-3 妊娠期のケアのポイントを考えましょう …… 194
- 2-1 手術当日～術後1日を分析・解釈するために必要な知識を整理しましょう …… 196
- 2-2 手術当日～術後1日の情報を整理してアセスメントしましょう …… 197
- 2-3 産褥期の健康課題を導き，決定しましょう …… 198
- 2-4 健康課題に沿って産褥期の看護計画を立てましょう …… 198

乳房にトラブルがある褥婦の援助　村本 淳子 …… 201
- 1 事例を分析・解釈するために必要な知識を整理しましょう …… 202
- 2 事例の情報を整理してアセスメントしましょう …… 203
- 3 事例の健康課題を導き，決定しましょう …… 206
- 4 健康課題に沿って看護計画を立てましょう …… 206

新生児の病的黄疸への援助　村本 淳子 …… 209
- 1 事例を分析・解釈するために必要な知識を整理しましょう …… 210
- 2 事例の情報を整理してアセスメントしましょう …… 213
- 3 事例の健康課題を導き，決定しましょう …… 215
- 4 健康課題に沿って看護計画を立てましょう …… 215

索引 …… 217

装丁・本文デザイン：松 利江子
イラスト：たかな かな

COLOR GRAPH　新生児の観察

新生児実習でよくみられる児の身体的変化や尿・便の性状，胎盤を示します．児の状態を生後日数をおってとらえ，個別の違いを理解できるよう男女の例を示しています．

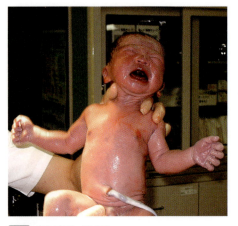

A-1 出生直後（女児）

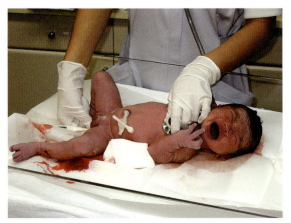

A-2 出生直後（女児）

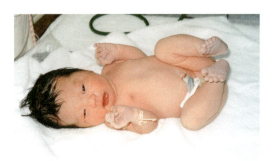

A-3 出生直後〜2時間（女児）　40週4日
足底部にチアノーゼがみられる．

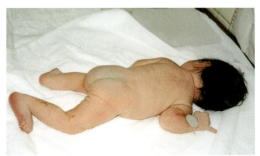

A-4 出生直後〜2時間（女児）
殿部蒙古斑，肩〜背部の毳毛がみられる．

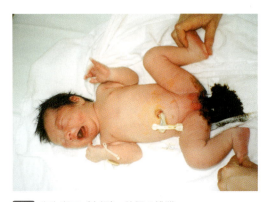

A-5 出生当日（女児）　胎便の排泄

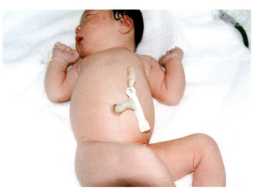

A-6 出生当日（女児）　臍の様子

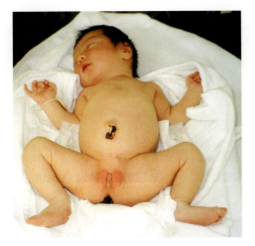

A-7 生後2日（女児）
姿勢．臍の乾燥

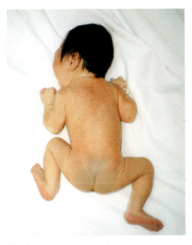

A-8 生後2日（女児）
姿勢

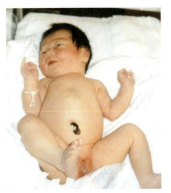

A-9 生後3日（女児）
新生児帯下

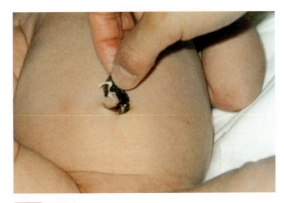

A-10 生後3日（女児）
臍の乾燥（ミイラ化）

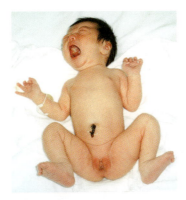

A-11 生後4日（女児）
姿勢．女児の性器：腫脹

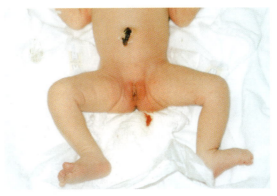

A-12 生後4日（女児）
新生児月経

COLOR GRAPH

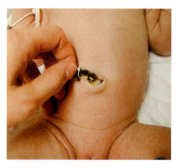
A-13 臍帯脱落前（生後6日）

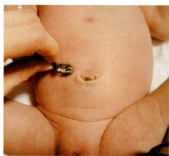
A-14 臍帯脱落（臍脱）

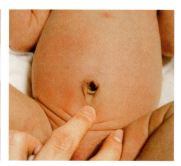
A-15 臍脱後の臍の状態

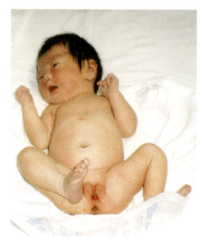
A-16 生後6日（女児）

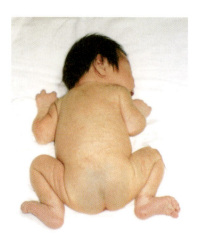
A-17 生後6日（女児）

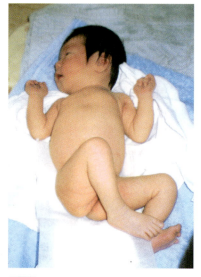
A-18 生後8日（女児）

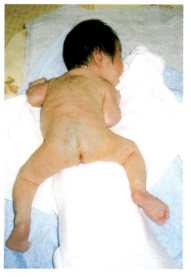
A-19 生後8日（女児）

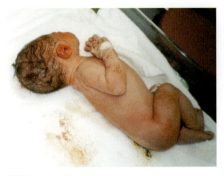

B-1 出生直後（男児）
妊娠40週2日　2,802g.
頭部応形がみられる.

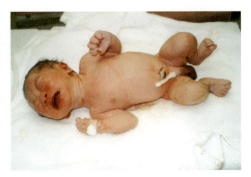

B-2 出生直後（男児）

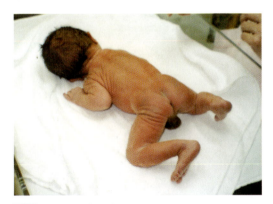

B-3 出生当日（男児）

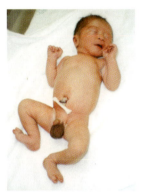

B-4 出生当日（男児）

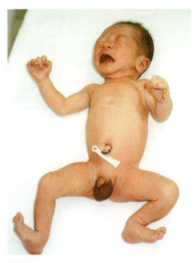

B-5 生後1日（男児）

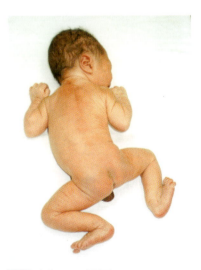

B-6 生後1日（男児）

COLOR GRAPH

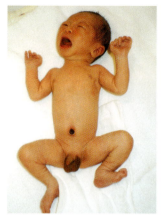

B-7 生後2日(男児)

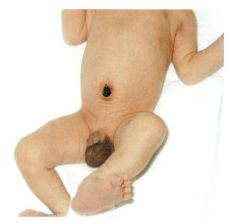

B-8 臍の乾燥

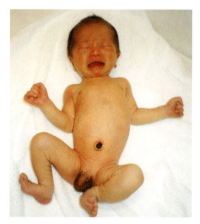

B-9 生後3日(男児)

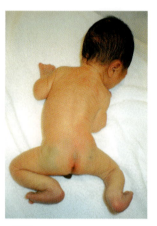

B-10 生後3日(男児)
殿部の蒙古斑

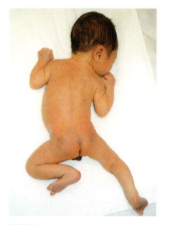

B-11 生後4日(男児)

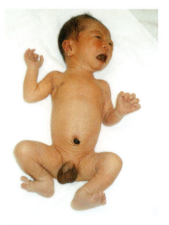

B-12 生後5日(男児)

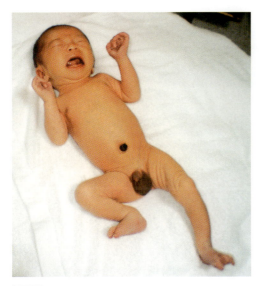

B-13 生後6日（男児）

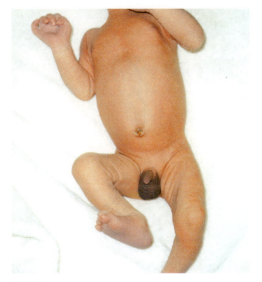

B-14 生後9日（男児）
臍脱後．少し肉芽形成がみられる．

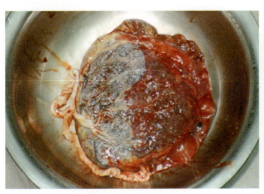

C-1 胎盤：胎児面（女児）

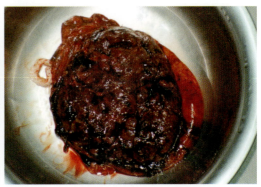

C-2 胎盤：母体面（女児）

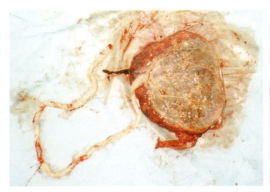

C-3 胎盤：胎児面（男児）

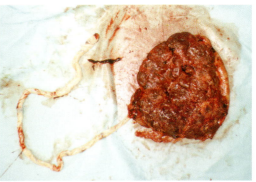

C-4 胎盤：母体面（男児）

COLOR GRAPH

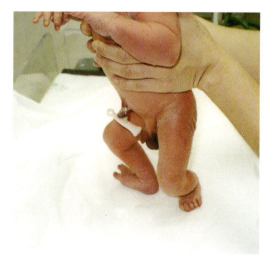

D-1 出生当日　自動歩行①

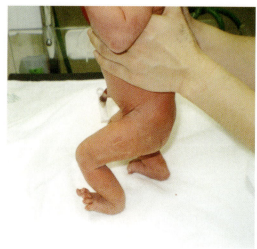

D-2 出生当日　自動歩行②

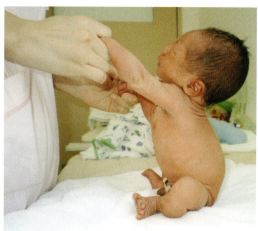

D-3 生後1日　引き起こし反応

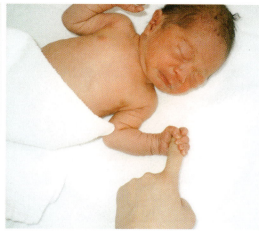

D-4 生後1日　把握反射

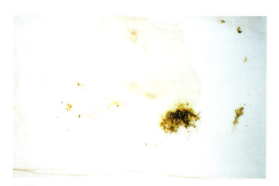

E-1 尿
レンガ色のしみがみられる．

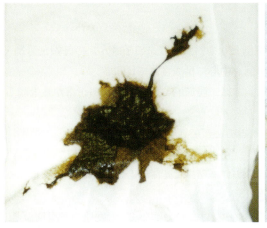
E-2 胎便（出生当日）

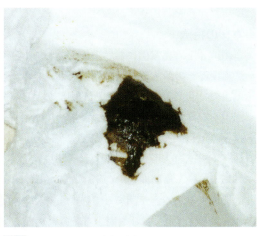
E-3 生後3日の便（移行便）

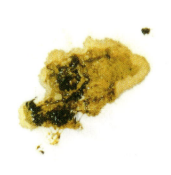
E-4 生後3日の便（移行便）

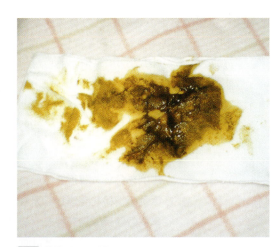
E-5 生後6日の便

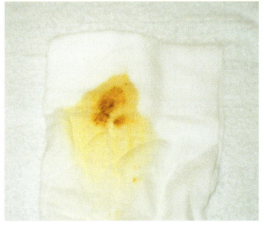
E-6 生後8日の便

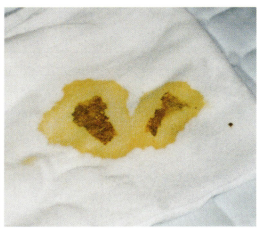
E-7 生後9日の便

◆本書の特徴

- 本書の「Ⅰ．正常例における援助」は，模擬事例として対象者（あい子さん）の妊娠・分娩・産褥期とその新生児の正常経過をおった継続事例を中心に構成されています．
- 本書の「Ⅱ．正常から逸脱した例における援助」では，臨床的によくみられる正常から逸脱した例を取り上げて展開しています．
- 本書では，すべて事例に基づき，事例から考えることができるよう，母性看護実習の順序に沿って一部記入形式を取り入れて解説しています．正常経過事例の「あい子さん」については，妊娠・分娩・産褥期とその新生児の援助と退院後までを順序よく学習していくと，情報は徐々に追加され，内容が深まっていくように構成されています．

  しかし，必ずしも妊娠期から読み進めなくてはならないものではなく，分娩期や産褥期など，途中から学習をスタートしても十分に学べるよう解説されています．ご自身の学習のしかたに合わせて自由にご活用ください．

- 新生児実習でよくみられる児の身体的変化や尿・便の性状，胎盤はカラー写真「COLOR GRAPH」（p. ⅷ～ⅹⅴ）に収載しました．児の状態を生後日数をおってとらえ，また個別の違いを理解できるよう男女の例を示しました．

◆本書の使い方

- 本書は，全事例とも原則として，以下に示す4つの段階で構成されています．

> ① 事例を分析・解釈するために必要な知識を整理しましょう
> ② 事例の情報を整理してアセスメントしましょう
> ③ 事例の健康課題を導き，決定しましょう
> ④ 健康課題に沿って看護計画を立てましょう

① 事例を分析・解釈するために必要な知識を整理しましょう

ここでは，まず事例を分析し解釈するために必要な知識を確認します．赤字の部分は市販の赤色のチェックシートで隠して考えながら読み進めると，より学習効果が高まります．

② 事例の情報を整理してアセスメントしましょう

事例から得られた情報を整理し，不足している情報を追加して，アセスメントします．正常経過事例の「あい子さん」については，それ以前の展開で得た情報や，基礎情報（p.2）も参考にしましょう．

母性看護実習で学生の皆さんが担当する機会の多い事例については，アセスメント記入欄を設け，記入形式としています．解答例と解説は別冊「解答編」に収載しています．

③ 事例の健康課題を導き，決定しましょう

母性看護学では，妊娠・分娩・産褥は生理的な変化としてとらえられているため，特に異常がなくても，現在の状態をよりよくしていくためにはどのように支援していったらよいかという「ウェルネス」の視点で考えます．つまり，悪いところを探すよりも，むしろ正常に経過してい

ることをしっかりとアセスメントして，看護の課題を整理し，さらにそれらの優先順位を決めます．したがって，あえて看護問題とはしないで健康課題という表現方法を用いています．

ただし，健康課題のあげ方は一つではありません．解答例として示されたものは模範解答の一例と考えてください．

④ **健康課題に沿って看護計画を立てましょう**
　本項目では看護目標とそれを達成していくために必要な具体的な看護計画を考えます．看護計画の立案では「観察プラン」と「ケアプラン（教育・指導を含む）」に分類しています．
　本項目も上記②同様，母性看護実習で学生の皆さんが担当する機会の多い事例については，看護計画記入欄を設け，記入形式としています．解答例と解説は別冊「解答編」に収載しています．

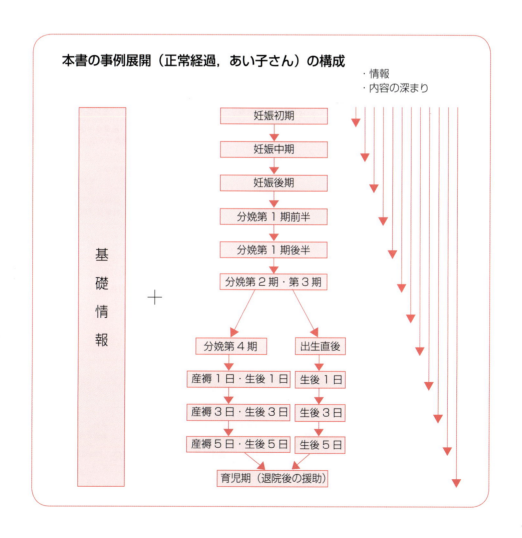

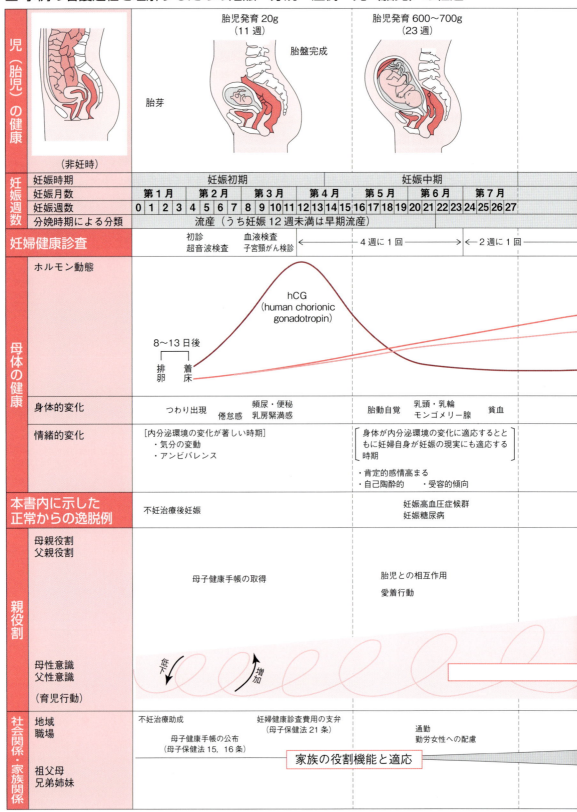

■ 事例の看護過程を理解するための妊娠・分娩・産褥・児（胎児）の経過

| 胎児発育 1,500〜1,700g (32週) | 胎児発育 3,000〜3,500g (40週) | 出児 | 胎外生活への適応 (生理的適応過程) | 乳児としての生活への適応 |

聴覚完成

生理的体重減少
新生児黄疸

妊娠後期			新生児期	
第8月	第9月	第10月	出生時	
28 29 30 31	32 33 34 35	36 37 38 39 40 41 42		
早産		正期産	過期産	

← 1週に1回 →　← 1週に2回以上

プロゲステロン
エストロゲン

| 胃部圧迫感　胎動活発 ボディイメージの変化　頻尿 | 陣痛 産徴 | 児の誕生　胎盤娩出 | 乳房トラブル起きやすい |

[腹部増大が著明となり分娩を予期する時期]

マタニティ・ブルーズ

・内向性の増長
・分娩への関心と不安感
・母親になる実感

| 切迫早産 | 微弱陣痛・遷延分娩 予定帝王切開 | 乳房トラブル 新生児病的黄疸 |

母子相互作用
父子相互作用

エントレインメント
エングロスメント

分娩の準備

〔ルービンの母親役割獲得過程〕
　受容期（産褥2〜3日）
　⇒　保持期（産褥3〜10日）
　⇒　解放期（産褥10日〜1か月前後）

母性意識

親役割獲得過程

出産体験の振り返り
育児行動の開始　　授乳

| 産前休暇 (労働基準法65条) | 産科医療補償制度 分娩費・出産手当金・育児手当金の支給 (健康保険法第50条, 第50条の2) | ・2週間健診 ・新生児訪問（母子保健法） ・未熟児訪問（母子保健法） ・育児介護休暇 ・産後休暇（労働基準法65条） | 産後ケア事業 1か月健診 子育て支援 センター 保健所 新生児家庭訪問 |

家族間役割変化

行政による
サポートシステムの活用
役割への適応

夫立ち会い
家族立ち会い分娩

出生届
(戸籍法49条)

I 正常例における援助

あい子さんの基礎情報

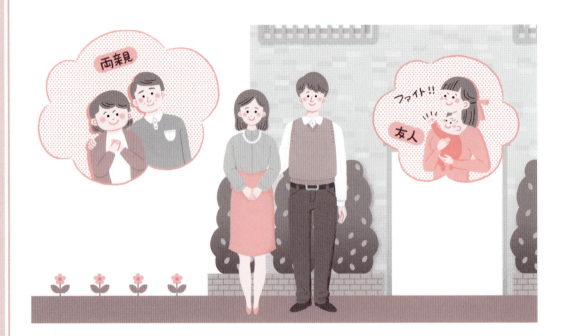

- ● プロフィール
  - 年齢：30歳（結婚27歳），東京都在住
  - 職業：会社経営．通勤は徒歩5分と電車20分．仕事は出産後も継続予定．
- ● 健康歴
  - 身長：157cm　体重：非妊時55kg　既往歴：特になし
  - 血液型：A型 Rh（＋）　　　　　　　アレルギー：なし
  - 月経歴：初経12歳，周期30日型整，持続期間5日間，中量，随伴症状なし．
  - 妊娠分娩歴：今回がはじめての妊娠である．
  - 家族歴：実母が不安定狭心症の疑い．太っているため心負荷がかかっていると言われた．現在退院，症状なし．
  - 血族結婚：なし　　遺伝性疾患：なし
  - 母系家族の妊娠・分娩・産褥の異常の有無：母親が分娩時に血腫を形成．
- ● 生活環境
  - 地理的特徴：マンションの5階に居住（エレベーターあり．周囲に小さい子どもはたくさんいる）．マンションは住宅街の一角にあり公園やスーパーも近い．マンションと実家との距離は車で約1時間である．
  - 退院後の予定：退院後は約1か月間，実家で過ごす予定．援助者は実家では実母，帰宅後は夫．

- **家族背景**

  家族構成：夫と2人暮らし
  夫：33歳，身長170cm，体重63kg，会社員．血液型B型Rh（+）
  夫の健康状態：良好．喫煙なし．飲酒は毎日350mL缶ビール1本
  夫婦関係：良好．よくコミュニケーションがとれている．
  家族関係：実母は半日パートに出ているが，育児を手伝うと申し出てくれている．両方の実家とも初孫を喜んでいる．

- **経済的背景**

  特に問題なし

- **日常生活行動・生活習慣**

  食事：味つけはふつう　　睡眠：6時間／日　熟睡できる　　清潔：毎日入浴
  排便：1回／日　　　　　　喫煙・飲酒：なし　　　常用薬：なし

- **健康に対する考え方**

  価値観，認識，医療に対する期待：何も異常なくお産がしたい．はじめてでわからないことばかりなのでいろいろ教えてほしい．

- **パーソナリティ**

  性格の特徴・人格成熟度：努力家で，人の話は素直に受け入れるタイプ
  生育歴・養育経験：三人兄弟（姉，本人，弟）．年の離れたいとこの世話をしたことがある．
  教育背景：大学卒業
  対処機能：自分で頑張って乗りきるタイプ．おおらかで気持ちの切り替えが早い．
  趣味・興味：ビーズアクセサリー，読書
  信仰：なし

- **今回の妊娠の計画性・妊娠の受容**

  受胎調節経験：なし．計画したわけではないが，できれば子どもは早く欲しいと思っていた．子ども好きなのでとても嬉しい．

- **家族・友人からの支援状況**

  夫：妊娠をとても喜んでおり，協力してくれるという．夫を頼りにしている様子．
  実母：子育ては25年ぶりだが，手伝ってくれると申し出ており，何かある時は頼りにできると認識している．
  友人：育児中の友人にいろいろと相談にのってもらえると思う．

- **初診**

  初診日：妊娠5週1日　　　最終月経：1月10日
  分娩予定日：10月17日

- **検査所見**

  妊娠5週0日：市販薬で妊娠反応（+）
  妊娠8週1日：血液検査
  　　　　　　血液型A型Rh（+），不規則抗体（−）
  　　　　　　梅毒血清反応（−），HB抗原（−），HCV（−），HIV（−），HTLV-Ⅰ（−）
  　　　　　　風疹抗体（+）　麻疹抗体（+）　トキソプラズマ抗体（−）
  　　　　　　子宮腟部細胞診（陰性　NILM）　クラミジア抗原（−）
  　　　　　　赤血球数（RBC）$363×10^4/\mu L$，白血球数（WBC）$72×10^2/\mu L$，
  　　　　　　ヘマトクリット値（Ht）36.0%，ヘモグロビン値（Hb）12.0g/dL

I 正常例における援助

妊娠期の援助　1. 妊娠初期（妊娠14週未満）

　あなたは外来で，妊娠11週のあい子さんを受け持つことになりました．この事例をアセスメントして，援助のプロセスを一緒に考えていきましょう．

　あい子さんの妊娠11週0日の状態（あい子さんの基礎情報はp.2）

- 初産婦，30歳
- 健診日 3月28日（母子健康手帳の交付 3月10日）
- 分娩予定日 10月17日
- 身長157cm，体重55kg（非妊時より増加なし），腹囲65cm，血圧110/78mmHg，浮腫なし，尿蛋白（−），尿糖（−）．
- 超音波検査結果 GS（確認6週），FHR（確認8週），BPD19mm[*1]．
- つわりのせいか，食事の支度をしていると，においでときどき吐気があるが，嘔吐はしていない．食べる量は少し減ったが，なんとか食べられる．
- 夫は，つわりで気分の悪い時は食事を無理して作らなくてもよいと言ってくれる．
- トイレに行く回数（尿）が増えた（7～8回／日）．排便は1日に1回はある．
- 仕事はデスクワークが多く，運動不足．
- 買い物などの荷物は夫が持ってくれる．
- 睡眠は6～7時間くらい．おなかはまだ目立っていないので，妊娠前と同じ服装をしている．
- 性生活は流産するといけないのでやめている．
- マンションの5階に居住（エレベーターあり）．周囲に小さい子どもがたくさんいるが，マンションに住んでいるお母さんたちとはあまり話をしたことはない．
- 育児中の友人にときどき電話をしている．
- 早く子どもが欲しいと思っていたので妊娠はうれしい．

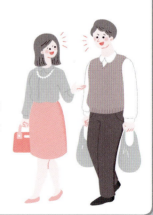

[*1] GS：胎嚢（gestational sac），FHR：胎児心拍数（fetal heart rate），BPD：児頭大横径（biparietal diameter）．

妊娠期の援助　1. 妊娠初期（妊娠14週未満）

1　事例を分析・解釈するために必要な知識を整理しましょう

1 妊婦の非妊時の健康状態をアセスメントするために必要な情報・知識を整理しましょう

妊婦の非妊時の健康状態は，妊娠経過を左右する大きな因子であるため，妊娠初期のアセスメント項目として重要です．

- **既往歴**：妊娠や妊娠経過に影響を及ぼす<u>全身疾患</u>の有無．子宮，卵巣，乳房など生殖器系疾患の有無
- **月経歴**：<u>初経</u>年齢，月経周期，月経の<u>持続日数</u>，<u>随伴症状</u>，<u>最終月経日</u>など
- **妊娠・分娩歴**：不妊期間，不妊の診断・治療期間はないか，過去の妊娠・分娩の回数
- **家族歴**：<u>糖尿病</u>，<u>本態性高血圧症</u>，<u>アレルギー疾患</u>などの有無．<u>近親婚</u>の有無．<u>実母</u>の妊娠・分娩歴の異常の有無

2 妊婦健康診査（以下，妊婦健診）について必要な知識を確認しましょう

＜実施回数＞
- 初診〜妊娠 <u>11</u> 週はおおむね 3 回程度
- 妊娠 <u>12</u> 週から <u>23</u> 週までは 4 週に 1 回
- 妊娠 <u>24</u> 週から <u>35</u> 週までは 2 週に 1 回
- 妊娠 <u>36</u> 週以降，分娩までは毎週 1 回
- 全妊娠期間を通して，妊婦健康診査実施の公費負担にあたっての望ましい妊婦健康診査の回数は，<u>14</u> 回程度と示されています〔2009（平成21）年2月厚生労働省雇用均等・児童家庭局母子保健課長通知〕．

＜内容＞
- 問診，外診，検査の結果から，母児の健康状態が良好かどうかを判断します．

3 妊娠週数の算出法を確認しましょう

- 妊婦の現在の妊娠週数は分娩予定日より算出する．
- 分娩予定日は，<u>最終月経初日</u>を0として起算し，<u>280</u>日目としており，妊娠<u>40</u>週<u>0</u>日である．
- 分娩予定日の算出方法として，以下のネーゲレ概算法を用いることがある．
  月：最終月経の初日が3月以前の場合には <u>9 を加え</u>，4月以降の場合には <u>3 を減じる</u>．
  日：最終月経初日に <u>7 を加える</u>．

4 妊婦の心身の変化がどのようなホルモン動態[1]によって引き起こされるかを確認しましょう

- 受精が起こると，<u>下垂体前葉</u>は卵巣を通じて受精卵の発育にきわめて重要な作用を約3か月間つかさどる．その後は<u>胎盤</u>の内分泌機能により，徐々に各種のホルモンが産生され，妊婦にさまざまな心身の変化をもたらす．

＜下垂体前葉ホルモン＞
- FSH（<u>卵胞刺激</u>ホルモン）は少量のLH（<u>黄体形成</u>ホルモン）との協力作用により，エストロ

ゲンの分泌を促進する．
- LHは黄体に作用してプロゲステロンの分泌を促進する．
- プロラクチンは乳腺発育促進作用および乳腺における乳汁分泌促進作用がある．

＜プロゲステロン＞
- 妊娠初期は黄体から分泌され，その後，胎盤のジンチチウム細胞から分泌される．妊娠初期から漸増し，妊娠28週～35週頃（妊娠8～9か月）にピークを示し，妊娠36週以降減少する．
- 子宮内膜を脱落膜に変え，子宮筋収縮を抑制し，妊娠を維持する．
- 平滑筋の緊張を低下させる作用により，胸やけや便秘など種々の影響を及ぼす．
- 体温を上昇させる，乳房の発育を促すなどの作用ももつ．

＜エストロゲン＞
- エストロゲンには，エストロン，エストラジオール，エストリオールの3種類がある．
- 妊娠初期には卵巣から分泌され，その後，胎盤のジンチチウム細胞からエストロンとエストラジオールが分泌される．エストリオールは胎盤と胎児の副腎との相互作用による生産物で，妊娠後期に著明に増加する．
- 子宮筋の肥大増殖と子宮内膜の腺と血管の増殖を促す．
- 乳房の発育を促す．
- 腎尿細管におけるNa，H_2Oの再吸収を促す．
- 皮膚に色素沈着を起こす．
- 頸管粘液を分泌する．

＜hCG（ヒト絨毛性ゴナドトロピン）＞
- 絨毛のジンチチウム細胞から分泌され，妊娠が成立すると漸増し，最終月経から50～70日（妊娠7～10週頃）にピークを示し，以後漸減する．
- 卵巣の黄体を刺激して，プロゲステロン，エストロゲン産生を持続させて妊娠を維持する（黄体機能は妊娠11～12週がピーク，以降退行）．
- 子宮筋収縮を抑制する．

＜hPL（ヒト胎盤性ラクトーゲン）＞
- 絨毛のジンチチウム細胞から分泌される．妊娠初期より漸増し，後期にピークを示す．
- 乳腺の発育と乳汁分泌を促す．
- 黄体を刺激して妊娠を維持する．
- 胎児にブドウ糖，アミノ酸を供給し発育を促す．

5 妊娠初期の身体のアセスメントに必要な情報について確認しましょう

＜身体所見＞
- バイタルサイン
- 身長・体重・BMI
- 乳房・乳頭・乳輪の発達と妊娠による変化の有無
- 腹囲
- 外陰部の状態
- 静脈瘤の有無，浮腫の有無，外陰部

<検査所見>
- 血液検査：血液型，貧血の有無，感染症の有無
- 塗抹細胞診：子宮頸部スメア
- 尿検査：尿蛋白，尿糖，尿沈渣
- 超音波検査：子宮，卵巣，卵管像

6 体格指数 BMI の算出法や非妊時 BMI に基づく妊娠期の体重増加量指導の目安を確認しましょう

妊娠中の体重増加は，胎児の発育の指標や妊婦の健康状態を判断する指標となる重要なデータです．妊娠中の適正体重増加については，非妊時の体格指数 Body Mass Index（BMI）に基づき妊娠期の体重増加量指導の目安が示されています．

- BMI の計算式　　　　BMI ＝体重（kg）÷ 身長（m）^{2}
- 妊娠期の体重増加指導の目安[*1]

妊娠前の体格[*2]	体重増加量指導の目安
低体重（やせ）：BMI 18.5 未満	12～15kg
ふつう：BMI 18.5 以上 25.0 未満	10～13kg
肥満（1度）：BMI 25.0 以上 30.0 未満	7～10kg
肥満（2度以上）：BMI 30.0 以上	個別対応（上限 5kg までが目安）

[*1]：「増加量を厳格に指導する根拠は必ずしも十分ではないと認識し，個人差を考慮したゆるやかな指導を心がける」（産婦人科診療ガイドライン産科編 2020 CQ 010 より），[*2]：日本肥満学会の肥満度分類に準じた．〔厚生労働省：妊娠前からはじめる妊産婦のための食生活指針．2021．より引用〕

7 妊娠初期に自覚する特徴的な身体的変化について確認しましょう

- 月経が停止する．
- 腟分泌物の量や性状が変化し，濃厚，粘稠，白色乳汁様の帯下が増加する．この変化は月経停止後，比較的早く現れる．これは妊娠により増大したエストロゲンの作用によるものである．
- 妊娠 5 週前後より嘔気，嘔吐がみられる．約半数の妊婦にみられるが，すべての妊婦に起こる症候ではない．妊娠 11 週頃から軽快し，15 週頃自然消失する．嘔気，嘔吐の原因としては，ホルモンの不均衡，胃の運動と分泌の減少，情緒的因子など諸説がある．
- 進行する胎児発育に伴う子宮増大により，膀胱が圧迫・刺激され，頻繁に尿意を感じるようになる．特に妊娠初期に著しい．

8 つわりの症状を増悪させる因子を確認しましょう

つわりの症状を増悪させる因子として，以下のようなものがあげられます．

- 睡眠不足
- 疲労
- 料理（食べ物のにおい）
- 便秘
- 心理的葛藤や不安
- 夫や家族のサポート不足
- つわりに関する知識の不足
- 空腹時に無理に身体を動かすこと

9 妊娠初期の情緒的変化[2)]における特徴を確認しましょう

以下のような気分の変動は，内分泌環境の変化と関連して起こります．

- 情緒的に過敏になる
- 気分が昂揚したり沈んだりと，非常にめまぐるしく気持ちが変わる
- 頻繁に腹を立てたり，簡単に泣いたりする（これは妊娠を望んでいたか否かに関係しない）
- アンビバレンス（反対感情併存）

10 超音波診断法による胎児の発育の評価に用いる指標について確認しましょう

- 妊娠5週には，子宮内にリング状のエコー像として胎嚢（GS）を確認する．
- 最終月経が不明，月経が不規則な場合はGSから分娩予定日を算出・修正する場合がある．
- 妊娠8～12週では頭殿長（crown rump length；CRL），妊娠20週頃からは，胎児の大腿骨長（femur length；FL），体幹前後径（anteroposterior trunk diameter；APTD）などから胎児の推定体重を算出する．
- そのほか，胎児心拍数（FHR），児頭大横径（BPD）なども超音波診断法を用いて評価する．

11 勤労妊婦の課題について考えてみましょう

- 勤労妊婦には，通勤の状況や労働環境によっては産科的異常（つわり，妊娠高血圧症候群，流早産）が多いといわれている．現在では，産科管理の進歩や男女雇用機会均等法による勤務時間内の妊婦健診時間の確保，労働基準法による産前産後の休暇，育児・介護休業法による育児休業などが保証されているが，次のような課題がある．
  - 勤労に加えての家事労働で過労になることがある．
  - 食事が不規則になりやすい．
  - 外食のため，塩分・カロリーの制限が難しい．
  - 職場が多忙な場合，体調が悪くても休めない．
- 勤労妊婦の場合，妊娠の診断を早めに受けて，妊婦自身が事業主へ主治医からの指導内容を明確に伝える際に役立つ母性健康管理指導事項連絡カードを提出し，職場での配慮を受けられるようにする．

2　事例の情報を整理してアセスメントしましょう

　あい子さんの妊娠初期の状態を，上記で確認した知識に基づいてアセスメントし，あい子さんの全体像を整理しましょう．妊娠初期の情報収集の視点（表1）に基づいて，現時点で不足している情報を収集し，アセスメントして計画を立てることにしました．

追加情報

- 仕事中に気分が悪くなることはあるが，少し休めば良くなることが多い．
- 職場には出産経験者が多く，何かと気を遣ってくれる．
- 勤務先は自分が経営している小さい会社なので，通勤時間の融通はきく．
- 朝食はパンとコーヒー．昼食は外食なので，野菜類を多く摂るよう心がけている．夕食は自分が作り，和食中心である．
- 腹部緊満や性器出血はない．
- 実母は半日パートに出ているが，育児を手伝うと申し出てくれている．両方の実家とも初孫を喜んでいる．

表1 妊娠初期の情報収集の視点

妊婦の非妊時の健康状態	
1. 既往歴・現病歴 ・疾患名　・治療内容　・罹患期間	2. 月経歴 ・初経年齢　・月経周期　・持続日数　・随伴症状 ・最終および先行月経日
3. 妊娠・分娩歴 ・不妊の経験　・過去の妊娠・分娩の経験（流・早産，死産，出血多量などの有無）	4. 家族歴 ・両親，きょうだい，血族が罹患した疾患　・遺伝的背景 ・近親婚　・実母・姉妹の妊娠・分娩の異常

妊婦および胎児の健康状態	
1. 主訴 ・妊婦の知覚する身体的変化　・不快症状 ・異常を示す自覚症状	2. 年齢 ・若年（18歳以下）または高年（35歳以上）の初産婦ではないか
3. 身体所見 ・バイタルサインズ　・顔色　・表情　・身長 ・体重　・身体各部	4. 検査所見 ・血液（貧血の有無）　・抗原，抗体　・尿（尿沈渣，尿蛋白，尿糖）　・塗抹細胞診　・超音波検査

日常生活	
1. 栄養と食事 ・食欲　・食習慣　・食事へのニーズと対処方法，つわりによる食生活への影響の有無　・喫煙，飲酒	2. 排泄 ・排尿，排便　・排泄へのニーズと対処方法
3. 姿勢と運動 ・運動習慣 ・妊娠による姿勢と運動ニーズの変化と対処方法	4. 休息・睡眠 ・睡眠時間　・休息時間　・睡眠や休息を妨げる要因 ・妊娠による睡眠ニーズの変化と対処方法
5. 清潔 ・非妊時の清潔習慣 ・妊娠による清潔のニーズの変化と対処方法の理解	6. 衣生活 ・妊娠による衣生活のニーズの変化と対処方法の理解
7. 性生活 ・性生活パターンの変化 ・性交への不安，苦痛，不快の有無 ・パートナーとの性的関係の満足，不一致の有無	8. 住環境 ・居住地の大気汚染，騒音などの状況　・通院や買い物の利便性　・住居形態，広さ，日照などの条件による妊婦や乳児の生活への支障の有無
9. 勤労 ・危険を伴う業務　・過剰労働の有無　・通勤所要時間 ・通勤手段に伴う負荷要因	10. 経済状態 ・収入の安定性

妊婦の心理的適応・対処	
1. 母親役割獲得 ・妊娠の計画性 ・妊娠を予測したとき，確定したときの気持ち	2. 妊娠に伴う心理的変化と対処 ・情緒的変化の有無　・妊娠に伴う身体的変化および生活の変化の妊娠に対する気持ちへの影響 ・セルフケアや生活変化への現実的な検討，取り組み
3. パーソナリティ ・性格特性　・母親役割獲得や妊娠に伴う心理的変化と対処　・周囲の人々との関係などへの影響の有無 ・妊婦の養育経験，育児経験，その他の過去の人生経験	

周囲の人々との関係・支援	
1. コミュニケーション ・周囲の人々とのコミュニケーションを阻害する因子 ・妊娠中の健康診査 ・保健指導などの母子保健医療サービスの理解	2. 家族との関係 ・家族形態　・家族間の人間関係
3. 地域での関係・交友関係 ・妊娠・出産・育児のライフサイクルにある他の人の存在 ・妊娠・出産・育児の経験について相談できる知人，友人の有無	

（五十嵐ゆかり：妊娠経過のアセスメント．「母性看護学Ⅱ　周産期各論」．有森直子編，pp.44-55，医歯薬出版，2015．を参考に作表）

あい子さんの健康状態について，以下の項目をアセスメントしましょう．

＜妊婦の非妊時の健康状態＞

- 既往歴・現病歴

  ⇒妊娠に影響のある要因はなし．

- 月経歴

  ⇒妊娠に影響のある要因はなし．

- 妊娠・分娩歴

  ⇒流産等の既往はなく，今回の妊娠に影響する要因は特になし．

- 家族歴

  ⇒身体的には大きな問題はみられないが，実母の疾患（不安定狭心症）によりあい子さんへのサポート状況に影響する可能性が考えられる．

＜妊婦および胎児の健康状態＞

- 妊婦の知覚する身体的変化

  ⇒自分自身の体調の変化に気づき，受診行動がとれている．つわり症状はあるが嘔吐はなく，大きな問題はみられない．嘔吐や体重変動の有無など今後の経過について観察が必要である．

- 年齢

  ⇒30歳であり，妊娠に影響を与える年齢ではない．

- 身体所見

  ⇒妊娠11週現在，非妊時からの体重増加なし（妊娠初期の体重増加の平均は1kg）．軽度つわりはあるが体重減少はなく，栄養状態や健康への問題はない．

- 検査所見（妊娠8週1日の血液検査および妊娠11週0日のBPD）

RBC	$363 \times 10^4/\mu L$	梅毒血清反応	（－）	風疹抗体	（＋）
Ht	36.0%	HB抗原	（－）	麻疹抗体	（＋）
Hb	12.0g/dL	HCV	（－）	トキソプラズマ抗体	（－）
WBC	$72 \times 10^2/\mu L$	HIV	（－）	子宮腟部細胞診	陰性 NILM
血液型	A型Rh（＋）	HTLV-Ⅰ	（－）	クラミジア抗原	（－）
不規則抗体	（－）			妊娠11週0日のBPD	19mm

⇒血液検査，感染症の検査結果より，妊娠経過，胎児への影響に大きな問題はない．BPDは妊娠11週相当であり，胎児発育は妊娠週数相当である．

 アドバイス

妊娠性貧血にも注意しましょう

世界保健機構（WHO）の妊娠性貧血の定義はHb値11.0g/dL未満，および/またはHt値33%未満で，赤血球数（RBC）$350 \times 10^4/\mu L$以下の場合も注意が必要です．循環血液量は妊娠初期から徐々に増加し，妊娠30週以降は約50%増加する一方で，赤血球は約30%しか増加しないため，相対的に貧血に至り，Hb値は妊娠24～27週で最低値となります．妊娠初期から貧血防止のための食事指導が重要です．

風疹抗体が（－）だったら？

風疹抗体がない場合は分娩後のワクチン接種が推奨されています．

＜日常生活＞

- 栄養と食事

  ⇒つわり症状がみられているが，食事は3食摂っている．昼食は外食で，自身で摂取内容を工夫しているが，偏りなく，適切に栄養が摂取されているか観察が必要．

- 排泄

  ⇒現在のところ便秘はみられないが，増大した子宮による腸管の圧迫，プロゲステロンの作用による腸管の運動性低下などにより便秘が起こりやすく，便秘はつわりを増悪させる要因ともなるので，引き続きアセスメントが必要．妊娠初期は，増大した子宮に膀胱が圧迫され変形することによる容量の減少，エストロゲンの作用による膀胱粘膜の充血，うっ血により排尿回数が増加しやすくなるが，尿路感染によるものでないか確認する必要がある．

- 姿勢と運動

  ⇒長時間の同一体位は腹部や腰部に負担をかけ，下肢の静脈還流が妨げられ浮腫が生じるため，適宜，体を動かし，妊婦体操を取り入れるなどの指導を行う．

- 休息・睡眠

  ⇒睡眠時間はおおむね十分であるが，夜間の中途覚醒はないか，熟睡できているかなど睡眠の質についての情報収集が必要．勤労妊婦は疲労しやすいので，睡眠や休息のとり方を工夫する必要がある．

- 清潔

  ⇒口腔内の清潔に関する情報がないため，情報収集するとともに，妊娠中は唾液の性状の変化，歯肉の充血・肥大が起こりやすいので口腔内の清潔が保たれるようにする．

- 衣生活

  ⇒現在のところ問題はない．帯下が増加し外陰部が汚れやすくなるため，下着はこまめに交換するよう伝える．

- 性生活

  ⇒あい子さんと夫が，性生活のパターンが変化している状況に適応しているかの確認が必要．妊娠週数に応じた体位の工夫など，夫婦に対する援助が必要である．

- 住生活

  ⇒住環境に大きな問題はない．実家とも比較的近いので，実家の支援も受けやすいと推測される．

- 勤労

  ⇒1日の労働時間や休息時間，休息場所の有無について情報収集が必要．通勤時間は比較的短時間で，通勤時間も融通できる環境であり，自分で体調をみながら調整できている．

- 経済状態

  ⇒経済的には問題ないと考えられる．

＜妊婦の心理的適応・対処＞

- 母親役割獲得

  ⇒妊娠に対する本人の受け入れは良好と考えられる．

- 妊娠に伴う心理的変化と対処

  ⇒妊娠初期は内分泌環境の変動により気分が変動しやすく，アンビバレントな感情を抱くことがあるが，現在のところ大きな不安などはみられていない．今後，つわり症状が増強し，仕事と家事との調整が難しくなってくるなど，アンビバレントな感情が出現してくることも考えられるため，妊娠

による身体的変化，生活変化がないかを観察し，必要に応じて援助する．

- パーソナリティ
  ⇒人の話は素直に受け入れるタイプとのことで，保健指導や助言も受け入れやすいと思われる．しかし，努力家で頑張って乗り切るタイプとのことで，不安や育児などはじめての経験に対して1人で抱え込んでいないかを観察し，役割調整を行い，相談やサポート体制の紹介を進めていく．妊娠における不快症状などにはおおらかに受け止め，対処できると考えられる．

＜周囲の人々との関係・支援＞
- コミュニケーション
  ⇒意思疎通が十分に図れることで期待する援助が得られ，はじめての出産・育児でも安心して取り組むことができるため，今後も観察・情報収集を継続する．
- 家族との関係
  ⇒夫は妊娠を喜んでおり，協力してくれるとのことで，あい子さんの妊娠に対して受け入れは良好である．実母も育児を手伝うと申し出ており，サポート環境は良好である．
- 地域での関係・交友関係
  ⇒幼い子どものいる他の母親や友人が身近にいれば，母親役割獲得，育児技術習得の面でも有益である．

　以上のアセスメントを統合すると，**あい子さんの妊娠初期のアセスメント**は次のようにまとめられます．

- 軽いつわり症状はありますが，つわりによる栄養状態や健康状態への影響はみられていません．
- 流産徴候や生理的逸脱症状はなく，順調に経過しています．
- 胎児も妊娠週数相当の発育状態です．
- 本人および夫の受け入れも良好で，妊娠継続に主体的に取り組もうとしています．
- 夫・家族，職場も協力的であり，良いサポート環境にあり，周囲との信頼関係も良好です．

3　事例の健康課題を導き，決定しましょう

　あい子さんの場合，現在のところ大きな問題はみられませんが，つわりや頻尿などの不快症状が長引き，妊娠に対して否定的な感情が生じる可能性もあります．また，貧血になり，妊娠に伴う身体的変化によって労働が負担になってくることも考えられます．また，妊娠中の生活について指導を受けたという情報はありませんので，妊娠中の生活について知識不足があるかもしれません．したがって，引き続き妊娠継続に主体的に取り組み，妊娠による生理的変化に対応した生活を送ることが健康課題としてあげられます．

■ あい子さんの妊娠初期の健康課題

1. 母体，胎児の健康状態に問題はなく，妊娠は順調に経過しつつある
2. 妊娠に伴う心理的，社会的変化に適応し，母親役割獲得が順調に進んでいる
3. 新しい家族を迎えるための役割調整が進みつつあり，妊娠・分娩・育児のための生活環境が整っている

4 健康課題に沿って看護計画を立てましょう

　妊娠によって生じる身体的変化に適応し，生理的範囲を逸脱しないように，異常の発生を予防することが重要です．セルフケアや母親役割獲得が進められ，できるかぎり妊娠中の生活を快適に過ごせるよう，上記の健康課題に沿って看護目標を考えていきましょう．

◼ あい子さんの妊娠初期の看護目標

1. 母児の健康状態に問題なく，妊娠を継続できる
2. 健康で安全かつ快適な妊娠生活を送ることができる
3. 夫や家族と一緒に出産や育児に向けての準備を行うことができる

◼ 看護目標に基づく観察プラン・ケアプラン

看護目標1「母児の健康状態に問題なく，妊娠を継続できる」に対する看護計画
＜観察プラン＞

- 血圧，体重増加，出血・腹部緊満などの異常の有無など全身状態の観察
- つわりの程度，食欲，食事内容，食事量，食事回数，気分不快，嘔気・嘔吐の有無
- 胎児の発育状態：超音波診断法での胎児の計測値による推定体重
- 胎児の健康状態：胎児心音聴取，胎児心拍数測定，胎動の有無

＜ケアプラン（指導・教育プランを含む）＞

- 妊娠中の異常（妊娠高血圧症候群，尿路感染症，切迫流産，早産，妊娠性貧血など）について説明する．
- 異常を早期発見し，速やかに休息や受診などの対処方法の指導を行う．

看護目標2「健康で安全かつ快適な妊娠生活を送ることができる」に対する看護計画
＜観察プラン＞

- 食事内容，食事回数
- 排尿回数，不快感，残尿感の有無
- 姿勢の変化，腰痛等の有無
- 通勤状況，勤務中の休息時間や休息場所の有無．勤労妊婦の保護規定の知識と整備状況
- 睡眠状況など日常生活における妊娠による変化や対応について

＜ケアプラン（指導・教育プランを含む）＞

- 日常生活についての指導（個別，集団）：妊娠による心身の変化について，妊娠初期の生活一般について（妊婦に必要な栄養素と食事摂取，正しい姿勢と日常動作，排便習慣を身につける食事や生活の工夫，胸やけなどマイナートラブルの出現とその対処法，異常時の対応など），つわり時の食事指導

- 労働についての指導：休息のとり方，良い姿勢，勤労妊婦の保護規定の活用方法
- 妊婦体操
- 身体の清潔と衣生活
- 性生活

看護目標3「夫や家族と一緒に出産や育児に向けての準備を行うことができる」に対する看護計画

＜観察プラン＞
- 出産準備教育への参加状況
- 妊娠・分娩・育児に対する知識や必要な技術の習得状況
- バースプランについての理解，バースプランの内容
- 夫や家族の出産や育児に向けての役割調整状況

＜ケアプラン＞
- 出産準備教育の紹介と内容の理解の確認
- 育児に関する知識・技術の確認
- 育児用品の準備についての説明と準備状況の確認
- 妊娠，出産により変化する家族生活・役割を各家族員で認識できるよう情報提供し，家族での話し合いを促す．

文献

1) 五十嵐ゆかり：妊娠経過のアセスメントに必要な知識と技術．「母性看護学Ⅱ　周産期各論」．有森直子編，pp.7-11, 医歯薬出版，2015.
2) 前掲1) pp.16-19.
3) 前掲1) 妊娠期の健康課題と看護．pp.84-86.

妊娠期の援助　2. 妊娠中期（妊娠14週〜28週未満）

あなたは外来で，妊娠23週で健診に来院したあい子さんを受け持つことになりました．この事例をアセスメントして，援助のプロセスを一緒に考えていきましょう．

あい子さんの妊娠23週0日の状態（あい子さんの基礎情報はp.2）

- 初産婦，30歳（結婚27歳），夫33歳，会社員
- 健診日 6月20日（分娩予定日：10月17日）
- 職業は会社経営，産後も継続予定．職場までは徒歩と電車通勤で所要時間は約30分．仕事がら夜遅い帰宅になることもある．
- 身長157cm，体重60kg（非妊時体重55kg），腹囲74.5cm，子宮底長[*2] 19.0cm，妊娠線なし．
- 乳房Ⅱaタイプ[*3]，乳頭突出1.3cm，初乳分泌 なし．
- 血圧119/70mmHg，静脈瘤なし，浮腫なし，手指のこわばりなし．
- 胎動は21週頃よりあり．胎動自覚は活発．
- 超音波検査　BPD 60mm，大腿骨長（FL）41mm．
- 胎位・胎向は頭位第2胎向第1分類（背前位）．
- 血液検査　RBC 356×10^4/μL，WBC 80×10^2/μL，Ht 34.3％，Hb 11.1g/dL．
- 尿検査　尿蛋白（−），尿糖（−）．
- 「つわりもなくなって普通に食べられる．甘いものを食べたいがお菓子は買わないようにしている．トイレに行く回数も普通になった．残尿感もなく，便秘もしていない．長い間座っていると少し腰が痛く，夜は横を向いて寝るようにしている」

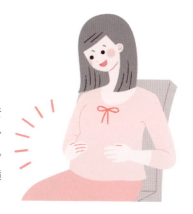

[*2] **子宮底長**：恥骨結合上縁から子宮底までの長さ．
[*3] **乳房のタイプ分類**：「Ⅱ．正常から逸脱した例における援助　乳房にトラブルがある褥婦の援助」を参照のこと．

1 事例を分析・解釈するために必要な知識を整理しましょう

1 妊娠中期の妊婦の健康状態をアセスメントするために必要な情報・知識を整理しましょう

- 胎盤は妊娠 <u>16</u> 週頃までには完成する．
- つわりは，妊娠 <u>12</u> ～ <u>16</u> 週頃には消失する．
- 妊娠初期にみられた頻尿などの不快な症状も <u>軽減・消失</u> し，胎児の発育が急速に進む．
- 胎動は妊娠 <u>18</u> ～ <u>20</u> 週頃になると自覚する．初妊婦は経妊婦より胎動初覚が遅くなる傾向がある．

2 胎児の発育状態・健康状態を把握する評価方法について確認しましょう

<子宮底長の測定>

子宮底長の測定により，妊娠週数を推定できる（図1）．胎児数，<u>羊水量</u>も推定でき，妊娠中の胎児推定体重が該当週数の一般的な体重と比較して明らかに小さい<u>胎児発育不全</u>（fetal growth restriction；FGR）や巨大児，<u>羊水過多症</u>などの早期発見に役立つ．

<超音波検査による胎児の身体計測値>

妊娠中期には胎児の<u>児頭大横径</u>（BPD）や<u>体幹径</u>（体幹前後径 anterior-posterior transverse diameter；APTD ×体幹横径 transverse trunk diameter；TTD），<u>大腿骨長</u>（FL）などの身体計測から胎児の発育評価が行われ，これらの計測値から胎児の<u>推定体重</u>が算出される．

- 胎児発育は発育曲線に照らして評価される．このほか，羊水量，双胎，胎児の向き，姿勢も容易に診断できる．

<超音波ドプラ診断装置による胎児心拍の聴取>

胎児心拍数の正常範囲は110 ～ 160bpmであり，妊娠中期は160bpm前後であることが多い．

■子宮底長の標準値

妊娠週数	子宮底長
20 週	15 ～ 20cm
24 週	18 ～ 24cm
28 週	22 ～ 28cm
32 週	26 ～ 32cm
36 週	29 ～ 34cm
40 週	31 ～ 36cm

■日本人の子宮底長の概算

妊娠週数	子宮底長
34 週まで	妊娠週数－ 1cm
35 ～ 38 週	妊娠週数－ 2cm
39 週以降	妊娠週数－ 3cm

(五十嵐正雄，他：産婦人科最新診断治療指針 新訂第5版.p.114, 永井書店, 1996.より引用)

■子宮底長（妊娠n月末）の長さの目安

n × 3 ～ (n + 1) × 3 (cm)

図1 子宮底長の標準値と概算

3 妊婦の日常生活に関して得るべき情報を整理しましょう

- **栄養と食事**：食欲，食習慣，食事へのニーズと対処方法
- **排泄**：排尿，排便パターンの変化，排泄ニーズとの変化と対処方法
- **姿勢と運動**：正しい動作，姿勢
- **休息・睡眠**：休息・睡眠は十分にとっているか，休息や睡眠を妨げる要因の有無
- **清潔**：全身の皮膚，外陰部，乳頭・乳輪が清潔に保たれているか
- **衣生活**：体型の変化に合わせた適切な衣服着用，適切な靴の着用
- **性生活**：性生活パターンの変化，性交への不安・苦痛の有無，パートナーとの性的関係の満足度

4 妊婦の心理的適応や対処に関して得るべき情報を整理しましょう

＜母親役割獲得＞
- 胎児に対してどのような気持ちをもっているか．
- 分娩や育児のための準備を始めたか．
- （経産婦の場合）上の子どものための準備，教育を始めたか．

＜妊娠に伴う心理的変化と対処＞
- 妊娠中期に特徴的な情緒的変化がみられるか（内分泌環境の変化や妊娠の現実に適応し不安感が軽減する，自己中心的・内向性・受容的傾向がみられる）．

5 妊婦と周囲の人々との関係・援助に関して得るべき情報を整理しましょう

＜コミュニケーション＞
- 定期的に受診行動をとっているか．
- 受診時に医療職者とのコミュニケーションはスムーズに行われているか．

＜家族との関係＞
- パートナーとの関係に葛藤はないか．
- 胎児に対するパートナーの反応を，妊婦はどのように受け止めているか．
- 妊婦は家族から期待する援助を受けているか．

6 勤労妊婦の母体への影響をアセスメントするために必要な情報を確認しましょう[1]

- **勤務形態**
- **仕事の内容**
- **労働時間**
- **休憩の状況**
- **職場環境**
- 職場での姿勢
- 通勤の状態

2 事例の情報を整理してアセスメントしましょう

　あい子さんの妊娠中期の状態を上記で確認した知識や**表2**に基づいてアセスメントします．

I 正常例における援助

表2 妊娠中期の妊婦および胎児の健康状態に関する情報収集の視点

主訴	
妊婦の知覚する身体的変化 ・不快症状，異常を示す自覚症状はないか　・胎動の初覚，自覚はあるか	
身体的所見	
1．バイタルサインズ ・体温，脈拍，血圧：収縮期血圧 140mmHg 未満，または拡張期血圧 90mmHg 未満を示しているか ＊高血圧は妊娠高血圧症候群の一症状である	2．体重 ・非妊時体重からの増加はどれくらいか
3．腹部 ・腹囲・子宮底長は妊娠時期に適しているか ・腹部の緊張はないか	4．四肢 ・静脈瘤，浮腫，手指のこわばりはないか
5．乳房・乳頭 ・乳房タイプ　・乳頭・乳輪部の大きさ　・乳頭の大きさ　・長さ　・手入れの状況	
検査所見	
1．血液検査：赤血球数，Hb 値，Ht 値 ・妊娠性貧血はないか	2．尿検査：尿蛋白，尿糖 ・尿蛋白，尿糖は出現していないか
3．超音波検査 ・胎児の身体的測定値は妊娠時期に適合しているか　・胎児心拍動は検出されたか ・胎位はどのような状態か　・胎盤の発育，付着部位に異常はないか	

(五十嵐ゆかり：妊娠経過のアセスメント．「母性看護学Ⅱ　周産期各論」．有森直子編，pp.56-57，医歯薬出版，2015．を参考に作成)

不足している情報を以下のとおり収集し，あい子さんの全体像を整理します．

 追加情報

- 靴はヒールの低いものに変え，チュニックやオーバーブラウスとパンツなどのマタニティウェアを着用している．
- 性生活は安定期に入ったので少ししているが，おなかをかばっている．
- 毎日の入浴時におっぱいの手入れをしているが，どのくらい行ったらいいのかとても不安．

妊婦の基礎情報の収集とアセスメントは妊娠初期においてすでに行っていますので，特に妊娠中期において着目すべき項目についてアセスメントしていきます．

＜妊婦および胎児の健康状態＞

・妊婦の知覚する身体的変化

⇒つわりは妊娠 16 週ごろまでには消失する．つわりがなくなり食欲が増して食事の摂取量が増えると，過剰摂取になり体重増加が起こることがある．この時期の栄養と食事についてアセスメントするためには，つわりがどの程度で，いつまで続いたか，つわりが消失し食欲が回復してからの食事の摂取の仕方を確認する必要がある．
胎動知覚は妊娠 21 週よりあり，おおむね初産婦が知覚する時期であり，大きくずれていない．

- バイタルサインズ
  ⇒血圧は 119/70mmHg で正常範囲．現在のところ妊娠高血圧症候群の問題はない．
- 体重
  ⇒非妊時の BMI は 22.3 で，「ふつう」であり，全妊娠期間を通しての体重増加量指導の目安は 10 ～ 13kg とされるため，現在のところ問題はない（「Ⅱ．正常例における援助 1．妊娠初期（妊娠 14 週未満）」参照）．
  前回健診時の体重値が情報として不足している．前回健診時からの増加量により，過剰な体重増加や浮腫などがないかを確認することが必要である．体重増加があまりない場合，子宮底長，腹囲の値やその増加をあわせてみていき，胎児の発育状態に影響がないかどうかを確認する．今回の体重値から大きな問題はないと考えられるが，今後，急激な体重増加がないかを定期的にみていくことは他の合併症との関連からも重要である．
- 腹部
  ⇒腹囲 74.5cm，子宮底長 19.0cm は妊娠週数相当の大きさであり，胎児の発育に大きな問題はないと考えられる．
- 四肢
  ⇒子宮増大に伴う圧迫の影響による浮腫，静脈瘤などはみられない．
- 乳房
  ⇒乳頭部の大きさについての情報はないが，乳頭突出は 1.3cm と良好で，授乳に特に問題はないと考えられ，母乳哺育が可能と判断できる．
- 血液検査
  ⇒貧血は認められないが，Hb が妊娠貧血の基準（11.0 g/dL 未満）に近い値となっている．妊娠に伴う循環血漿量の増加が赤血球の増加を上回り，妊娠 32 ～ 34 週に最大となる．また，胎児・胎盤などの発育のために鉄の需要が増加してくる．そのため，鉄の供給が十分でないと，今後，貧血の程度が進んでいくおそれがある．したがって，貧血が悪化しないような保健指導が必要となる．
- 尿検査
  ⇒尿蛋白（−），尿糖（−）で特に問題なし．
- 超音波検査
  ⇒ BPD 60mm，FL 41mm は妊娠 24 週の大きさに相当し，胎児の発育状態は問題なし．
- 栄養と食事
  ⇒甘い物を食べないように気をつけており，現在のところ肥満傾向もみられない．しかし，栄養のバランスや食事量，内容，食べ方などの情報が不足しているため，これらの情報からあい子さんの栄養と食事に対する理解の程度を判断する必要がある．
- 排泄
  ⇒トイレに行く回数も普通になり，残尿感や便秘もないことから，子宮の増大による影響やエストロゲンなどのホルモンの影響による排泄パターンの変化も特にみられない．さらに，排尿・排便のパターンの変化，排尿・排便に関する不快あるいは異常な症状の有無，妊娠による排泄ニーズの変化についてあい子さんが理解しているかを確認する必要がある．

- 姿勢と運動

  ⇒同一体位をとっていると腰痛がみられるので，正しい動作，姿勢がとれているかを確認する．腰痛を予防し，分娩に備えて骨盤底筋群を鍛えるためにも妊婦体操が有効であることを伝え，実施できるように指導する．長く座っていると腰が痛くなるとのことでマイナートラブルが出現している．浮腫について詳しい情報はないが，デスクワークによる循環不全や疲労から浮腫を生じる可能性がある．今後も順調な妊娠経過をたどるためにセルフケア能力を高める必要がある．特に，勤労妊婦であることから，出産準備および出産後の生活準備を夫婦で行っていくよう指導する．

- 休息・睡眠

  ⇒子宮が増大してくると，睡眠時に腹部が圧迫されて仰臥位が苦痛になり腰痛がみられる．あい子さんは睡眠時の体位を工夫しているが，シムス位なども勧める．これから子宮も増大して身体的負担が大きくなると予測されるので，休息をとり，睡眠が確保できるように指導する．

- 清潔

  ⇒乳頭・乳輪部の皮膚が硬いと児の吸啜が困難になることが多いので，乳頭・乳輪部のマッサージにより皮膚を柔軟にしておくことが望ましい．あい子さんは，自身の乳房ケアに不安を感じているため，乳頭・乳輪部の清潔が保たれているか，手入れの方法を理解しているかなどを確認する．

- 衣生活

  ⇒妊娠期に合ったものを着用している．妊婦としての自覚が高まり，母親役割が意識化されていると考えられる．

- 性生活

  ⇒現在の性生活について，あい子さんと夫がどのように考えているかの情報はないが，腹部をかばっているとのことで，妊娠中期における性交時の体位の工夫などの指導が必要と考えられる．

- 勤労

  ⇒職場までの通勤時間には問題ないが，電車内の混雑状況により心身への負担が異なる．帰宅が夜遅くなることもあるとの情報から，1日の勤務時間，休息時間，休息場所の有無なども確認する．
  妊娠中期に遭遇する健康問題としては早産などがあるが，これは勤労の影響が大きく，労働時間が長い場合や遠距離通勤の場合に負荷がかかりやすい．長時間の立ち仕事や座ったままなどの同一姿勢は腹部へ負担がかかり，下肢の静脈還流が妨げられて，浮腫や静脈瘤を生じるおそれがある．

- 出産・育児準備

  ⇒育児の支援者はいるが，実母は不安定狭心症の疑いがあることから，育児支援をどの程度得ることができるか，家族間の役割調整，必要時に他からの支援が得られるかなどについて確認する．

- 母乳哺育に関する考え

  ⇒はじめての出産であり，わからないことが多く，いろいろ教えてほしいとの希望があるため，出産前準備教育に参加し，必要時には助産外来で保健指導が受けられるなどの情報提供を行う．

- 妊娠に伴う心理的変化と対処

  ⇒胎児に対する愛着，母親としての自己への関心が高まっていると考えられる．妊娠中期は妊婦自身が腹部の増大を通じ，胎児の存在や成長発育を自己の体の一部として実感できるようになるため，胎児に対する愛着の感情が急速に高まるといわれている．胎児の存在が意識できているかどうかの確認は重要である．
  あい子さんは，妊娠中期に必要なセルフケアを理解しており，身体の変化に応じた生活の妨げになる要因はないと考えられる．出産準備を具体的に進めていく時期であるが，出産準備に関する情報

が不足しているため，準備が不十分な状況であれば夫婦の話し合いを促し，バースプランを考えることを勧める．出産後の生活の変化の程度や調整の必要性について情報を提供し，出産後の生活のイメージ化を図る．それにより夫の父親役割獲得を促す効果も期待される．親役割獲得を促し，出産準備・出産後の生活準備を具体的に進めていけるよう援助が必要である．

　以上のアセスメントを統合すると，あい子さんの妊娠中期のアセスメントは次のようにまとめられます．

- つわりはなくなり胎動を知覚できるようになり，検査所見にも特に異常がないことから，安定した状態で，胎児の発育も順調と考えられます．
- マイナートラブルとして腰痛が出現していますが，自分なりに工夫して対処しています．
- 妊娠高血圧症候群，貧血など生理的範囲の逸脱はみられず，母児ともに妊娠は正常に経過していると考えられます．しかし，血液検査でHbが正常範囲下限に近い値であることから，妊娠週数が進むにつれて循環血液量が増大してくることで貧血が出現する可能性があります．したがって日常の食事や活動について注意する必要があります．今後貧血の出現や腰痛の悪化がみられたり，勤労による疲労の蓄積により十分な休息がとれない状況が続けば，早産傾向や妊娠高血圧症候群などの異常が起こる可能性もあるため，毎回の妊婦健診時に変化がないかを十分観察する必要があります．
- 現在のところ出産前準備教育を受講していないため，夫婦ともに分娩に向けての知識・技術が不足している可能性があることが健康課題としてあげられます．同様に，育児についての知識・技術習得も不十分であり，育児についての知識・技術習得も今後の健康課題としてあげられます．特に，母乳哺育を推進していくための乳房ケアの知識が不足しており，知識不足に起因した母乳栄養に対する準備不足は健康課題として重要な項目になっています．
- 分娩後の育児については，実母などが協力してくれると考えられますが，夫も父親役割を獲得できるように，あい子さんと一緒に出産前準備教育などに参加しながら父性意識を高められるように援助することが必要です．

３　事例の健康課題を導き，決定しましょう

　あい子さんの妊娠経過は母体，胎児ともに順調であり，胎児への関心も高まってきています．このまま順調に経過するよう援助するとともに，分娩・育児に向けての知識や技術を習得し，親役割の獲得を進めていくことが大切です．

■ あい子さんの妊娠中期の健康課題
1. 妊娠経過は母体，胎児ともに順調である
2. 分娩・育児に対する知識，技術を習得し，親役割獲得に向けて準備していく必要がある

4　健康課題に沿って看護計画を立てましょう

　あい子さんの場合，腰痛のマイナートラブル以外は正常に経過していると考えられます．順調に妊娠経過が進むように考え，それに付随して妊婦および胎児の健康状態が生理的範囲を逸脱しないように援助することが必要です．また，分娩や出産後の育児に向けて，あい子さんや夫，家族が知識・技術を修得し，親役割獲得に向けた援助も必要となってきます．

1 あい子さんの妊娠中期の看護目標
1. 妊婦および胎児の健康状態が順調に経過する
2. 分娩・育児に対する知識，技術を習得し，親役割獲得に向けて準備ができる

2 看護目標に基づく観察プラン・ケアプラン

看護目標1「妊婦および胎児の健康状態が順調に経過する」に対する看護計画
＜観察プラン＞
①健康状態，胎児の発育状態
- 血圧，体重，子宮底長，腹囲，胎動
- 超音波検査，血液検査値，尿検査値
- 出血等の異常の有無
- マイナートラブルの有無（静脈瘤，浮腫，腰背部痛など）

②基本的ニーズの変化の有無
- 栄養と食事，排泄，姿勢と運動
- 休息・睡眠，清潔，衣生活，性生活，勤労の状況

③心理的変化の有無

④貧血予防についての知識，現在の対応状況

＜ケアプラン＞
1）観察プラン①〜③に対するケアプラン
（1）妊娠週数に応じた生活指導
- 栄養と食事：エネルギーの過剰摂取に注意する，栄養バランスを考慮した食事を心がける．
- 排泄：朝トイレに行く，十分な水分摂取と食物繊維の豊富な食事を心がける．
- 姿勢と運動：子宮の増大によって腹圧が上昇し，生活動作における転倒のリスクが高まるため，腹圧がかからず転倒を防ぐ安全な姿勢・動作を心がける．
- 休息，睡眠：十分な睡眠時間の確保，昼寝など．
- 清潔：基礎代謝が亢進するため入浴や洗髪，外陰部の清潔を行う．下着等はこまめに交換する．
- 衣生活：気温や体型の変化に対応できるマタニティウェアを選ぶ，通気性・吸湿性に優れ，腹部等を締め付けない下着を選ぶ．
- 性生活：流・早産等のリスクがなければ制限はしない．腹部等を圧迫しないよう体位を工夫する．

（2）異常の早期発見，対応の指導
（3）マイナートラブルについての対処および指導

2）観察プラン④に対するケアプラン

- バランスのとれた食事内容であるかを確認する．
- 赤血球産生に必要な良質な蛋白質を十分に摂取するよう勧める．
- 造血や鉄分の吸収に必要な鉄，葉酸，ビタミン B_6，ビタミン C が摂取できているか確認する．

看護目標2「分娩・育児に対する知識，技術を習得し，親役割獲得に向けて準備ができる」に対する看護計画

＜観察プラン＞
① 分娩に対する知識，希望（バースプランなど）（夫を含む）
② 育児についての知識・技術・準備状況
③ 乳頭・乳房の状態，母乳哺育に対する意欲

＜ケアプラン＞

1）観察プラン①に対するケアプラン

- 夫とともに出産・育児準備について話し合うように進める．
- 夫婦でバースプランを考える．
- 出産前準備教育に夫婦で参加するように促す．
- 分娩経過について説明する．

2）観察プラン②に対するケアプラン

- 育児についての知識・技術を習得する．
- 育児用品を準備する．

3）観察プラン③に対するケアプラン

- 母乳哺育に対する意欲を確認する．
- 母乳栄養の利点について指導する．
- 授乳に向けて乳頭の清潔方法や手入れが行えるように指導する．

 知っておきましょう

乳頭の清潔方法

妊婦18週頃になると初乳が分泌され，それが乾燥すると乳頭の表面に痂皮様の塊が形成されます．これを放置すると，痂皮様の塊が上皮と一緒に剥がれ，新生児の吸啜等により容易に亀裂が生じるため，妊娠20週頃から以下のような乳頭の手入れを行います．

- 入浴時には乳頭部を清拭し，乾燥させる．
- 痂皮様の塊の付着がみられる場合は無理に剥がさず，オリーブ油やコールドクリームを塗り，ガーゼまたはラップで24時間乳頭を覆った後に清拭して塊を除去する．

文献

1) 五十嵐ゆかり：妊娠経過のアセスメント．「母性看護学Ⅱ　周産期各論」．有森直子編，pp.56-59，医歯薬出版，2015．

I 正常例における援助

妊娠期の援助　3. 妊娠後期（妊娠28週以降）

あなたは外来で，妊娠32週で健診に来院したあい子さんを受け持つことになりました．この事例をアセスメントして，援助のプロセスを一緒に考えていきましょう．

あい子さんの妊娠32週0日の状態

- 初産婦，30歳（夫：33歳，会社員）．
- 健診日 8月22日（分娩予定日：10月17日）．
- 体重 63.5kg，子宮底長 27cm，腹囲 82cm，妊娠線なし．
- 乳房Ⅱaタイプ，乳頭突出 1.3cm，初乳分泌なし．
- 血圧 130/72mmHg，自覚症状なし，浮腫なし，静脈瘤なし．
- 児心音〔ノンストレステスト（NST）所見〕 一過性頻脈がみられ，胎動（＋），well-being，NSTによる診断は reactive．
- 超音波検査　BPD 82mm，FL 57mm，頭位第2胎向第1分類（背前位）．
- 血液検査　RBC $362 \times 10^4/\mu L$，WBC $91 \times 10^2/\mu L$，Ht 34.1%，Hb 11.3g/dL．
- 尿検査　尿蛋白（−），尿糖（−）．
- 赤ちゃんはよく動いている．
- 「通勤電車で立ちっぱなしだと少し足がむくむような気がする．長い時間立っていると腰が痛い．荷物を持って階段を昇る時はゆっくり歩くようにしている．お腹の張りはない．通勤が苦痛な時もあるけれど，あと2週間で産休なので大丈夫だと考えている」
- 「よく汗をかき，暑いので薄いマタニティガードルだけをはいている」
- 「食欲は変わらない．味付けも普通だと思う．排尿・排便は普通にある」
- 「ときどき夜中に目が覚めることがある」
- 「お腹が大きくなってきたので性生活はしていない」
- 「妊娠9か月に入って，陣痛はどんなふうに始まるか，先に破水しないかなど少し気になってきた」
- 「産休に入ってから本格的に育児用品を準備するのが楽しみ」
- 「夫はときどき家事を手伝ってくれる．お腹が大きくなって，マンションに住むお母さん達からも声をかけられるようになった」

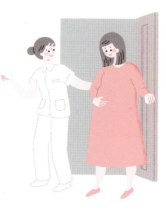

1 事例を分析・解釈するために必要な知識を整理しましょう

　妊娠後期は胎児の発育が顕著となり，母体にかかる身体的負荷も大きくなるため，不快症状や異常が発生しやすくなります．特に子宮増大により重心の変化が起き，腰背部痛や浮腫，胸やけ，下肢のけいれん，頻尿などが起こりやすくなります．また，妊娠後期は，母児の健康状態の判断に加えて，分娩に向けての心身の準備状態についても判断することが必要です．

1 妊娠後期における妊婦の体重増加についてアセスメントする際のポイントをあげましょう

- <u>非妊時</u>からの体重増加はどのぐらいか．
- <u>肥満</u>はないか．
- 母体の妊娠全期間を通しての体重増加量指導の目安は（非妊時 BMI「ふつう」の場合）<u>10 ～ 13</u>kg であり，妊娠初期からの体重増加量がその範囲内にあるか．
- <u>浮腫</u>はないか（急速な体重増加がある場合は<u>浮腫</u>の出現，潜在を疑う）．

知っておきましょう

妊娠後期は浮腫が起きやすい時期
妊娠後期は腹部の増大による大静脈の圧迫や毛細血管の透過性の亢進，ナトリウムの貯留などによって浮腫になりやすいため注意しましょう．

2 子宮内の胎児の位置や向きの観察方法について確認しましょう

　子宮内の胎児の位置や向きは，分娩様式の決定に重要な要素となります．超音波検査以外に，胎児の位置や向きを知るために行われるレオポルド（Leopold）触診法について確認しましょう．

- レオポルド触診法：腹部の触診により子宮内の胎児の位置，姿勢や数，羊水量などを観察する方法（図2）．

第 1 段：<u>子宮底の位置，形，胎児部分（頭部，殿部）</u>
第 2 段：<u>胎向（児背），胎動，子宮の形状・大きさ・緊張度，羊水量</u>
第 3 段：<u>胎児下降部の種類，大小，移動性，骨盤内進入状況，浮球感</u>
第 4 段：<u>胎児下降部の骨盤進入状況</u>

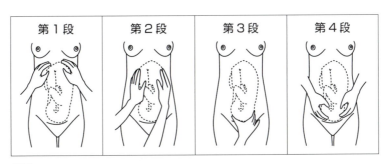

図2　レオポルド（Leopold）触診法

3 子宮内における胎児の位置を表す胎位，胎向，胎勢について確認しましょう

- 胎位：胎児の縦軸と子宮の縦軸の位置関係

  両者の縦軸が一致するものを<u>縦位</u>といい，そのうち児頭が母体の骨盤側に向かうものを<u>頭位</u>，胎児の骨盤端が母体の骨盤に向かうものを<u>骨盤位</u>という．胎児縦軸と子宮縦軸が直角に交わるものを<u>横位</u>という．

- 胎向：母体の左右・前後側に対する胎児の向き

  胎位が頭位・骨盤位の場合は<u>児背</u>の向きで分類する．

  　　第1胎向→<u>児背</u>が母体の<u>左側</u>を向く，第2胎向→<u>児背</u>が母体の<u>右側</u>を向く．
  　　第1分類（背前位）→<u>児背</u>が母体の<u>前方</u>を向く，第2分類（背後位）→<u>児背</u>が母体の<u>後方</u>を向く．
  胎位が横位の場合は<u>児頭</u>のある方向で表現する．

- 胎勢：胎児の姿勢，すなわち胎児各部分の位置的相互関係

  　　<u>屈位</u>→胎児の背柱が軽く前彎し，頤部が胸壁に近く，後頭が先進し，肘・股・膝関節で四肢が屈曲する姿勢．
  　　<u>反屈位</u>→児の頤部が胸壁を離れ，児頭や脊柱が伸展・後彎する異常胎勢であり，まれである．

4 妊娠期の循環器系・血液量の変化について確認しましょう

- 妊娠に伴い循環血液量は<u>増加</u>するが，これは<u>血漿量</u>の増加によるものである．
- 循環血液量は妊娠初期より増加し始め，妊娠<u>32</u>～<u>34</u>週に最高値を示し，その後やや減少する．
- 妊娠後期には全血液量は約<u>30</u>％，血漿量は<u>25</u>～<u>35</u>％増加する．
- 妊婦の血漿量は漸増していくが，血球成分の増加が追いつかないため，生理的な<u>水血症</u>をきたしやすくなり，<u>鉄</u>の需要も高まるため<u>鉄欠乏</u>を伴う場合も多い．

5 妊娠後期に注意すべき症状の一つである仰臥位低血圧症候群について確認しましょう

　妊娠後期の妊婦が仰臥位になった際，増大した子宮が<u>下大静脈</u>を圧迫するため，<u>静脈還流</u>が障害され<u>心拍出量</u>が減少する．その影響で血圧が低下し，<u>吐き気</u>，<u>顔面蒼白</u>，<u>呼吸困難</u>などのショック症状を呈する仰臥位低血圧症候群が起こる．下大静脈は脊椎の<u>右</u>側を走行しているので，左側臥位をとることで症状は改善する．

6 妊娠中の食事摂取基準について確認しましょう

　「日本人の食事摂取基準（2020年版）」をもとに，妊婦中に摂取すべき1日あたりの付加エネルギー量，栄養素について確認しましょう（表3）．

7 妊娠後期の妊婦の心理的変化としてはどのような特徴があるでしょうか

- 胎児との<u>愛着</u>が深まるとともに<u>早く産みたい</u>気持ちも増す．
- <u>内向性</u>が増長する．
- ボディイメージの変化により，妊娠に対する<u>否定的感情</u>がふたたび高まる．
- 分娩接近を予測して，分娩に対する<u>不安</u>も高まる．

表3 日本人の1日あたりの食事摂取基準

			18〜29歳	30〜49歳	妊婦
エネルギー (kcal)	身体活動レベル	Ⅰ（低い）	1,700	1,750	＋50（初期） ＋250（中期） ＋450（後期）
		Ⅱ（普通）	2,000	2,050	
タンパク質（g）			50	50	＋0（初期） ＋10（中期） ＋25（後期）
脂肪エネルギー比率（％）			20以上30未満	20以上30未満	―
カルシウム（mg）			650	650	―
鉄（mg）			6.5	6.5	＋2.5（初期） ＋9.5（中期） ＋9.5（後期）
マグネシウム（mg）			270	290	＋40
葉酸（μg）			240	240	＋240
ビタミンA（μgRE）			650	700	＋0（初期） ＋0（中期） ＋80（後期）
ビタミンB₁（mg）			1.1	1.1	＋0.2
ビタミンB₂（mg）			1.2	1.2	＋0.3
ビタミンB₆（mg）			1.2	1.2	＋0.2
ビタミンB₁₂（mg）			2.4	2.4	＋0.4
ビタミンC（mg）			100	100	＋10
ビタミンD（μg）			8.5	8.5	8.5

〔厚生労働省：「日本人の食事摂取基準（2020年版）」策定検討会報告書．2019．より引用〕

8 胎児の健康状態を診断するために，妊娠後期にはどのような検査が行われますか．その判定基準もあわせて確認しましょう

＜胎児心拍数モニタリング＞

- NST（ノンストレステスト；non-stress test）：妊娠32週以降に行う．①正常基線，②正常細変動，③一過性頻脈の存在，④一過性徐脈がない，のすべてが合致した場合にwell-beingであり，NST所見では，20分間に2回以上，15bpm以上，15秒以上の一過性頻脈が認められれば，reactive patternと判定し，胎児の状態は良好であることが推測される．
- CST（contraction stress test）：胎盤機能の異常が疑われる症例で，人工的に10分間に3回子宮収縮を起こさせて，胎児心拍数パターンの変化をみる検査．

＜尿中エストリオール値測定＞

エストリオール（E₃）は胎盤で産生される．妊娠後期では20mg/日以上は正常，10mg/日以下は危険（胎児胎盤機能障害）と判定する．

＜ヒト胎盤性ラクトーゲン（hPL）測定＞

ヒト胎盤性ラクトーゲン（hPL）も胎盤で産生される．妊娠が進行するとともに血中濃度は増加し，妊娠36〜38週でピークとなる．妊娠後期の血中hPL値は4〜10μg/mLであり，4μg/mL以下は危険とする．

9 勤労妊婦に対する保護規定について確認しましょう

表4に示す勤労妊婦に対する保護規定を理解しておきましょう．

表4 勤労妊婦に対する保護規定

労働基準法
・産前産後休暇（第65条第1項，第2項） ・妊婦の軽易業務転換（第65条第3項） ・妊産婦等の危険有害業務の就業制限（第64条の3） ・妊婦に対する変形労働時間制の適用制限（第66条第1項） ・妊産婦の時間外労働，休日労働，深夜業の制限（第66条第2項，第3項） ・育児時間（第67条）
男女の均等な機会及び待遇の確保等に関する法律（男女雇用機会均等法）
1. 保健指導又は健康診査を受けるための時間の確保（第12条） 　健康診査等を受けるために必要な時間の確保の回数等 　　妊娠23週までに4週間に1回 　　妊娠24〜35週までは2週間に1回 　　妊娠36週以降出産までは1週間に1回 　　産後（出産後1年以内）は医師の指示に従って必要な時間を確保 2. 指導事項を守ることができるようにするための措置（第13条） （1）妊娠中の通勤緩和 （2）妊娠中の休憩に関する措置 （3）妊娠中又は出産後の症状等に対する措置 　　　作業の制限，勤務時間の短縮，休業，作業環境の変更 （4）医師等の具体的な指導がない場合又は措置が不明確な場合の対応 （5）母性健康管理指導事項連絡カードの利用 3. 妊娠・出産等を理由とする不利益取り扱いの禁止（第9条） 　事業主は，女性労働者が妊娠・出産・産前産後休業の取得，妊娠中の時差通勤など男女雇用機会均等法による母性健康管理措置や深夜業免除など労働基準法による母性保護措置を受けたことなどを理由として，解雇その他不利益取り扱いをしてはならない．

10 妊娠後期に起こりやすい異常について確認しましょう

＜妊娠高血圧症候群＞[4]

妊娠高血圧症候群（hypertensive disorders of pregnancy，HDP）とは，妊娠時に高血圧が認められるものを指し，妊娠高血圧腎症，妊娠高血圧，加重型妊娠高血圧腎症，高血圧合併妊娠に分類される（詳細は「Ⅱ．正常から逸脱した例における援助　妊娠高血圧症候群と診断された妊産婦の援助」参照）．

＜切迫早産＞（定義と援助例は「Ⅱ．正常から逸脱した例における援助　切迫早産の妊婦の援助」参照）

切迫早産の症状は子宮収縮と下腹部痛，性器出血である．経腟超音波検査により子宮頸管の短縮がみられ，内診では子宮口の開大が認められる．

切迫早産の誘因として感染も関与するとされ，細菌性腟症や子宮頸管炎の上行によって発症した絨毛膜羊膜炎が子宮収縮や子宮頸管熟化を引き起こしているといわれている．

＜常位胎盤早期剥離＞

正常位置（子宮体部）に付着している胎盤が，妊娠中または分娩経過中の胎児娩出以前に子宮壁より剥離するものをいう．おもに内出血であり，胎盤剥離部位に激痛がみられ，子宮は板状硬

とよばれる持続的な子宮収縮状態となる．

出血の原因は不明であるが，妊娠高血圧症候群や急激な子宮内圧の低下，外傷等による腹部打撲が誘因となる．

＜前置胎盤＞

胎盤の一部または大部分が子宮下部に付着し，内子宮口に及ぶものをいう．おもに<u>外出血</u>であり，陣痛発作時に多くみられる．

妊娠高血圧症候群の予防

妊娠後期は妊娠高血圧症候群を発症しやすいため，妊婦健康診査時には血圧の値や尿蛋白の有無などを確認し，減塩など食事内容にも注意し，疲れないように適宜休息をとるように指導しましょう．

2 事例の情報を整理してアセスメントしましょう

☞解答例　正常例 ― 妊娠期 ― アセスメント

＜胎児の発育状況・健康状態＞

- 児頭大横径（BPD），大腿骨長（FL）　＊表5，表6も参考にしてアセスメントしましょう．
  ⇒

- 子宮底長，腹囲の大きさ，NSTの結果
  ⇒

＜あい子さんの健康状態＞

- 妊娠32週の妊婦健診の結果
  ⇒

- あい子さんの体重変化
  ⇒

＜日常生活＞

- 食生活　＊表3から，あい子さんの必要エネルギー量も確認しましょう．
  ⇒

表5 BPD値に対応する妊娠日数（gestational age）

BPD (mm)	gestational age mean	SD	BPD (mm)	gestational age mean	SD	BPD (mm)	gestational age mean	SD
13	10W + 1	4	39	17W + 6	6	65	26W + 1	1W + 2
14	10W + 3	4	40	18W + 1	6	66	26W + 3	1W + 3
15	10W + 5	4	41	18W + 3	6	67	26W + 6	1W + 3
16	11W + 0	4	42	18W + 5	6	68	27W + 2	1W + 3
17	11W + 2	4	43	19W + 0	6	69	27W + 4	1W + 3
18	11W + 4	4	44	19W + 2	6	70	28W + 0	1W + 3
19	11W + 6	4	45	19W + 4	6	71	28W + 3	1W + 3
20	12W + 1	4	46	20W + 0	1W + 0	72	28W + 5	1W + 4
21	12W + 3	4	47	20W + 2	1W + 0	73	29W + 1	1W + 4
22	12W + 6	4	48	20W + 4	1W + 0	74	29W + 4	1W + 4
23	13W + 1	5	49	20W + 6	1W + 0	75	30W + 0	1W + 4
24	13W + 3	5	50	21W + 1	1W + 0	76	30W + 3	1W + 4
25	13W + 5	5	51	21W + 3	1W + 0	77	30W + 6	1W + 5
26	14W + 0	5	52	21W + 6	1W + 0	78	31W + 2	1W + 5
27	14W + 2	5	53	22W + 1	1W + 1	79	31W + 5	1W + 5
28	14W + 4	5	54	22W + 3	1W + 1	80	32W + 1	1W + 5
29	14W + 6	5	55	22W + 5	1W + 1	81	32W + 5	1W + 5
30	15W + 1	5	56	23W + 1	1W + 1	82	33W + 1	1W + 6
31	15W + 3	5	57	23W + 3	1W + 1	83	33W + 5	1W + 6
32	15W + 5	5	58	23W + 5	1W + 1	84	34W + 2	1W + 6
33	16W + 0	5	59	24W + 1	1W + 1	85	34W + 6	1W + 6
34	16W + 2	5	60	24W + 3	1W + 2	86	35W + 3	2W + 0
35	16W + 4	5	61	24W + 5	1W + 2	87	36W + 0	2W + 0
36	16W + 6	6	62	25W + 1	1W + 2	88	36W + 5	2W + 0
37	17W + 1	6	63	25W + 3	1W + 2	89	37W + 4	2W + 0
38	17W + 4	6	64	25W + 5	1W + 2	90	38W + 3	2W + 1

（日本超音波医学会用語診断基準委員会：超音波胎児計測の標準化と日本人の基準値．超音波医学，30：415-438, 2003. より許諾を得て転載，一部改変）

- 排泄
  ⇒

- 勤労の影響
  ⇒

妊娠期の援助　3. 妊娠後期（妊娠28週以降）

表6 FL値に対応する妊娠日数（gestational age）

FL (mm)	gestational age mean	SD	FL (mm)	gestational age mean	SD
20	16W + 1	6	46	26W + 2	1W + 3
21	16W + 3	6	47	26W + 5	1W + 3
22	16W + 6	6	48	27W + 2	1W + 3
23	17W + 1	1W + 0	49	27W + 5	1W + 3
24	17W + 3	1W + 0	50	28W + 2	1W + 3
25	17W + 6	1W + 0	51	28W + 5	1W + 3
26	18W + 1	1W + 0	52	29W + 2	1W + 4
27	18W + 3	1W + 0	53	29W + 5	1W + 4
28	18W + 6	1W + 0	54	30W + 2	1W + 4
29	19W + 1	1W + 0	55	30W + 5	1W + 4
30	19W + 4	1W + 1	56	31W + 2	1W + 4
31	20W + 0	1W + 1	57	31W + 6	1W + 4
32	20W + 2	1W + 1	58	32W + 3	1W + 4
33	20W + 5	1W + 1	59	33W + 0	1W + 5
34	21W + 1	1W + 1	60	33W + 3	1W + 5
35	21W + 3	1W + 1	61	34W + 0	1W + 5
36	21W + 6	1W + 1	62	34W + 4	1W + 5
37	22W + 2	1W + 2	63	35W + 1	1W + 5
38	22W + 5	1W + 2	64	35W + 5	1W + 5
39	23W + 1	1W + 2	65	36W + 2	1W + 5
40	23W + 4	1W + 2	66	37W + 0	1W + 5
41	24W + 0	1W + 2	67	37W + 4	1W + 6
42	24W + 3	1W + 2	68	38W + 1	1W + 6
43	24W + 6	1W + 2	69	38W + 5	1W + 6
44	25W + 3	1W + 2	70	39W + 3	1W + 6
45	25W + 6	1W + 3			

（日本超音波医学会用語診断基準委員会：超音波胎児計測の標準化と日本人の基準値. 超音波医学, 30：415-438, 2003. より許諾を得て転載, 一部改変）

＜あい子さんの心理的適応とその対処＞
　⇒

＜周囲の人々との関係・支援＞
　⇒

I 正常例における援助

　以上のアセスメントを統合すると，**あい子さんの妊娠後期のアセスメントは次のようにまとめ**られます．

- 妊娠後期の経過として，子宮の増大などによるマイナートラブル（下肢の浮腫と腰背部痛）と思われる状態がみられていますが，生理的範囲内の変化であり，身体的には大きな問題なく，母児ともに順調に経過していると思われます．
- 一方，分娩時や分娩後の生活についての準備は不十分であると考えられます．身体的には今後，生理的範囲を逸脱し，異常に移行しないように予防的指導を行うことが必要です．さらに，安楽な分娩のための教育・学習を行い，満足感のある出産体験となるためにバースプランやストレスの少ない分娩となるように心の準備をしながら分娩を迎えられるようにすることが必要です．

3　事例の健康課題を導き，決定しましょう

　あい子さんの妊娠経過は母体，胎児ともに順調ですが，マイナートラブル（下肢の浮腫と腰背部痛）と思われる状態がみられますので，これらの症状を軽減することにより，より快適な妊娠経過を送ることができます．また，分娩，育児に向けて，より具体的な知識や技術を習得し，準備することが必要です．

■ あい子さんの妊娠後期の健康課題
1. 母子の健康状態は生理的範囲内であり，順調に経過しつつある
2. 分娩時や分娩後の生活について知識が不十分であり，不安がある
3. 子宮の増大による身体のマイナートラブル（浮腫，腰背部痛など）がみられる
4. 育児の準備が行われていない

4　健康課題に沿って看護計画を立てましょう

■ あい子さんの妊娠後期の看護目標
1. 母子の健康状態が，分娩まで正常に経過する
2. 分娩に対する知識を得て，不安を軽減できる
3. マイナートラブルを軽減するために適切なセルフケアを行うことができる
4. 育児用品の準備や育児技術の習得など育児についての準備ができる

2 看護目標に基づく観察プラン・ケアプラン

妊娠後期の看護目標の達成時期は「分娩まで」となりますから,正期産である「妊娠37週まで」の達成を目指します.

☞**解答例** 正常例 – 妊娠期 – 看護計画

看護目標1「母子の健康状態が,分娩まで正常に経過する」に対する看護計画

＜観察プラン＞

＜ケアプラン＞

看護目標2「分娩に対する知識を得て,不安を軽減できる」に対する看護計画

＜観察プラン＞

＜ケアプラン＞

看護目標3「マイナートラブルを軽減するために適切なセルフケアを行うことができる」
　　　　　に対する看護計画

＜観察プラン＞

＜ケアプラン＞

看護目標4「育児用品の準備や育児技術の習得など育児についての準備ができる」に対する
　　　　　看護計画

＜観察プラン＞

＜ケアプラン＞

文献
1) 有森直子編：母性看護学Ⅱ　周産期各論．医歯薬出版，2015．
2) 森　恵美，他編：母性看護学各論 母性看護学2．医学書院，2018．
3) 日本産科婦人科学会編：産科婦人科用語集・用語解説集 改訂第4版．日本産科婦人科学会，2018．
4) 日本妊娠高血圧学会編：妊娠高血圧症候群　新定義・分類　運用上のポイント．メジカルビュー社，2019．

分娩期の援助　1. 分娩第1期前半（入院時）

　あい子さんは陣痛が発来し，入院となりました．分娩第1期前半（入院時）のあい子さんの状態とアセスメントから援助までの一連のプロセスについて説明します．あい子さんの看護をプロセスに沿って理解しましょう．

 あい子さんの分娩第1期前半（入院時）の状態（あい子さんの基礎情報はp.2）

- 初産婦，30歳，妊娠37週6日で入院．
- 身長157cm，非妊時体重55kg，妊娠中11kg増加，妊娠後期からの体重増加が目立つ．
- 妊娠後期から収縮期血圧130〜138mmHgまで上昇がみられる．蛋白尿，尿糖，浮腫はみられない．
- 妊娠中貧血や感染症は認められない．
- 既往歴，過去の妊娠歴なし．
- 家族歴は，実母から「分娩時に血腫形成があり大変だった」と聞いている．
- 妊娠中，両親学級と母親学級に参加し，分娩に向けて夫婦ともに呼吸法，リラックス法などの練習に積極的に取り組み，練習を行ってきた．
- 本人はおおらかな性格で，何事にもチャレンジしようという気持ちをもっている．
- 会社を経営しており，妊娠37週以降は自宅で仕事をしている．昼寝をとるようにしていたが，月末は決算などの仕事が重なり，夜間の睡眠時間が少なくなることもあった．
- 入院前日の昼頃におしるしがあり，「おしるしがあって心配です」と何度か病院に電話をしてきている．翌日（入院当日）の18時頃から10分おきに陣痛が始まり，家で過ごしていた．夕食は普通に摂取した．その後，徐々に陣痛が強くなり，眠れないとのことで，23時に夫に支えられながら歩いて入院する．
- 入院時の陣痛周期は9分，陣痛発作は20〜30秒で発作には強弱がある．下腹部痛，腰痛あり．
- 胎児心拍数（FHR）は120〜140bpmで，基線細変動（variability）（＋），一過性頻脈（acceleration）（＋）．
- 入院時血圧132/80mmHg，体温36.5℃，脈拍121/分．
- 胎位は，頭位第2胎向第1分類（背前位）．腹囲87.5cm，子宮底長33.5cm，児頭大横径（BPD）90mm．
- 入院時内診所見は子宮口開大3cm，展退40〜50％，下降度−2，淡血性の分泌物が少量．未破水，胎胞なし．

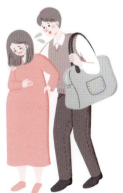

- 入院時に,「分娩ははじめての体験なので,やってみなくてはわかりませんね.家にいても心配なので早めに入院させてくださいと頼みました.これから先長いんでしょうか？早く生まれてきてほしいな」と話す.来院時はそれほど痛みを訴えていない.眠れなかったようではあるが,入院して安心した様子がみられる.

1 事例を分析・解釈するために必要な知識を整理しましょう

あい子さんの分娩第1期前半（入院時）[*1]から入院後の分娩進行状態を理解するために必要な知識を整理しましょう.

1 妊娠週数による分娩の分類について確認しましょう
- 正期産：妊娠 37 週以上 42 週未満の分娩
- 早産：妊娠 22 週以上 37 週未満までの分娩
- 過期産：妊娠 42 週以後の分娩
- 流産：妊娠 22 週未満の分娩

2 分娩の3要素である娩出力・産道・娩出物（胎児およびその付属物）について必要な知識を確認しましょう

＜娩出力＞
- 娩出力：陣痛と腹圧からなる.
- 陣痛：分娩時の反復する子宮収縮をさす.
- 陣痛は分娩期の進行に伴い以下のように分類される.
    - 前駆陣痛：分娩が近づいて比較的頻繁に起こる不規則な子宮収縮
    - 分娩陣痛：分娩時の陣痛（開口陣痛・娩出陣痛・後産期陣痛）
    - 後陣痛：胎盤娩出後の陣痛.子宮筋の退縮が促進される.
- 陣痛の性状は以下のように表現される.
    - 陣痛発作（収縮期）：子宮が収縮している状態
    - 陣痛間欠（静止期）：子宮が収縮していない時期
    - 陣痛周期：陣痛発作と陣痛間欠をあわせたもの.陣痛発作開始から次の陣痛発作開始までをさす.
    - 陣痛の強さ：子宮内圧の程度によって表現する.
- 腹圧：骨盤底の諸筋肉と横隔膜の収縮・緊張により生じた腹腔内圧.娩出が進み胎児が軟産道を強く圧迫すると,腹圧は陣痛発作で反射的に起こり,意識的に抑えられなくなる.これを共圧陣痛という.

[*1] 分娩期は第1期（分娩開始より子宮口全開大まで）,第2期（子宮口全開大より児娩出まで）,第3期（胎児娩出より胎盤娩出終了まで）,第4期（分娩終了・胎盤娩出後2時間）の4期に分けられ,出血に十分注意が必要である.

<産道>
- 産道：分娩時に子宮内から母体外へ胎児および胎児付属物が排出されるまでの経路．骨産道と軟産道からなる．

<娩出物（胎児およびその付属物）>
　児頭と母体骨盤の大きさが不均衡である場合，胎児の産道通過に障害が生じるため，以下のような方法で母体骨盤や児頭の形態・大きさを評価する．
- 超音波診断法：超音波により胎児の発育状態を評価する．
- X線診断法：X線により骨盤と児頭の大きさを計測する．計測時の母体の体位とX線照射方向により，入口面撮影法（マルチウス法），側面撮影法（グッドマン法）などの方法がある．
- 骨盤外計測：母体骨盤の大きさを体表から触知して計測する．
- ザイツ法：レオポルド第4段階に準じて腹壁上より児頭前面と恥骨結合の位置を触診し評価する．

3 胎児の健康状態の評価方法について必要な知識を確認しましょう

<胎児心拍数>
- 胎児心拍数（FHR）の正常範囲：110～160bpm
- 胎児心拍数基線細変動（variability）：胎児心拍数の6～25bpmの微細な変動．この細変動の減少は胎児の低酸素状態を表し，細変動の消失が長く続く場合には重症の胎児機能不全が疑われる．
- 胎児心拍数の一過性変動
　　早発一過性徐脈：児頭の一時的圧迫による頭蓋内圧亢進に起因
　　遅発一過性徐脈：子宮への血流減少，胎盤機能不全による胎児低酸素血症に起因
　　変動一過性徐脈：臍帯の圧迫による胎児循環不全に起因
　　遷延一過性徐脈：内診による刺激，臍帯の圧迫，母体の低血圧などに起因
　　一過性頻脈（acceleration）：子宮収縮，胎動，刺激などに起因

<羊水の混濁度>
- 胎児の酸素欠乏により胎便が排出され，白色羊水→黄色→緑色に変化する．

<在胎期間に応じた胎児の発育状態>
- 妊娠40週の平均的な発育状態は，身長約50cm，体重約3,000g，BPD91mm，胎児の大腿骨長（FL）69mm，子宮底長32cmである．

<分娩が胎児におよぼす影響>
- 分娩によるストレスが胎児に及ぼす影響は大きく，胎児心拍数や児頭の応形機能に現れる．

4 分娩第1期の経過に関する知識を確認しましょう

<分娩の前兆>
- 子宮口が開大し，内子宮口付近の卵膜が脱落膜より剥がれると少量の出血（血性分泌物）がみられる．これを産徴という．
- 卵膜はしだいに大きく剥がれるようになり，陣痛発作時にはこれに羊水が圧入され，胎胞を形成する．

I 正常例における援助

表1 ビショップスコア（子宮頸管成熟度）

因子 \ 点数	0	1	2	3
頸管開大度（cm）	0	1〜2	3〜4	5〜6
頸管展退度（%）	0〜30	40〜50	60〜70	80以上
児頭下降度（cm）	−3	−2	−1〜0	+1以上
子宮頸部の硬さ	硬	中	軟	
子宮口位置	後	中	前	

9点以上を子宮頸管成熟とし，分娩開始が近いとされる．

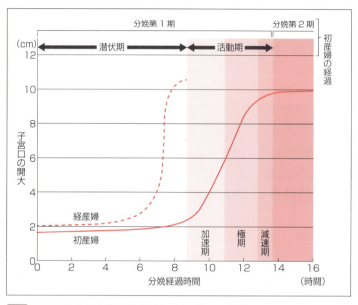

図1 子宮口開大と分娩経過時間（フリードマン曲線）
（黒川寿美江：分娩経過における判断項目．「母性看護学Ⅱ　周産期各論」．有森直子編，p.175，医歯薬出版，2015．をもとに作成）

表2 本邦婦人の平均分娩所要時間

	分娩第1期	第2期	第3期	合計
初産婦	10〜12時間	2〜3時間	15〜30分	12〜15.5時間
経産婦	4〜6時間	1〜1.5時間	10〜20分	5〜8時間

（荒木　勤：最新産科学 正常編．文光堂，2008．より引用）

- 卵膜の破裂による羊水の流出を<u>破水</u>という．

<分娩経過判断のポイント>

- 分娩開始の予知：<u>子宮頸管</u>の成熟度から判断する（**表1**）．
- 分娩開始の時期：陣痛周期（<u>10</u>分以内）あるいは陣痛頻度（1時間に<u>6</u>回以上）の陣痛開始をさす．
- 分娩進行の判断：<u>子宮口開大度</u>と<u>分娩経過時間</u>から考える（**図1**，**表2**）．

5 分娩が母体に及ぼす影響について確認しましょう

<全身状態に及ぼす影響>
- 体温：分娩に伴う筋肉労作などによって上昇するが，38℃はこえない．
- 呼吸：分娩中の産婦の呼吸は一般的に増加し，21～26回/分程度になる．不安の強い産婦の場合は過呼吸になりやすくなる．また，不適切な呼吸法などにより過呼吸症候群（過換気症候群）を招くことがある．
- 内分泌環境：分娩中の情動反応や痛みによりカテコラミンの過剰放出が起こり，子宮収縮を妨げることによって微弱陣痛を引き起こす場合がある．

<循環器系に及ぼす影響>
- 脈拍：一般に頻脈となる．
- 血圧：分娩進行とともに上昇するが，生理的には最大血圧150mmHgをこえることは少ない．
- 心拍出量：心臓は分娩時に機能亢進がみられ，特に陣痛発作時や疼痛，不安，筋肉労作によって増加する．しかし分娩が長引き，長時間仰臥位をとっていることによって，仰臥位低血圧症候群が現れることがある．
- 血液：赤血球，白血球数が増加する．血液凝固能も亢進する．

<泌尿器系に及ぼす影響>
- 膀胱：膀胱が充満すると，児頭の骨盤入口部への進入が妨げられる．
- 尿道：児の下降とともに圧迫され延長し，排尿困難となる．

<消化器系に及ぼす影響>
- 消化・吸収：痛みや神経の緊張によって食欲が抑えられ，食べ物の消化・吸収も妨げられる．人によっては嘔気，嘔吐をきたすことがある．グルコースは分娩の経過維持にとって大切なエネルギー源で，子宮筋にグルコースが十分に供給されなければ筋収縮力が弱くなる．
- 直腸：娩出期には児頭が直腸を圧迫し，頻回に便意をもよおす．

<物質代謝に及ぼす影響>
- 発汗：分娩による激しい労作のために発汗が大量に起こり，脱水状態になることがある．

6 分娩経過中の産痛に関する知識を確認しましょう

産痛とは分娩時の子宮収縮，軟産道開大，骨盤壁や骨盤底の圧迫，会陰の伸展などによって生ずる疼痛の総称です．産痛の部位や緩和方法を理解しておきましょう．

- 分娩各期の産痛部位
    - 分娩第1期：下腹部，軟部組織，腰部，仙骨部など
    - 分娩第2期：腟，外陰，骨盤底筋群など
    - 分娩第3期：胎盤排出のための子宮収縮，通過による頸管の開大による痛み
- 産痛の程度は，初産婦では分娩第1期の極期，経産婦では分娩第2期がもっとも強いといわれる．
- 産痛の緩和とコントロールには，リードの恐怖-緊張-痛みの理論，ラマーズ法，弛緩法，リラックス法，呼吸法などがある．

7 分娩進行に影響を及ぼす因子を確認しましょう

- 骨産道：<u>骨盤の形態</u> など
- 軟産道：<u>頸管の成熟度</u> など
- 娩出力：<u>陣痛と腹圧の程度</u>，<u>睡眠不足</u>，<u>疲労</u>，<u>栄養状態</u> など
- 胎児：<u>胎児の状態</u>，<u>胎児の大きさ</u> など
- 羊水：<u>早期破水</u>，<u>羊水過多</u>，<u>羊水過少</u>
- 臍帯：<u>臍帯の機能</u>，<u>臍帯の過短</u>，<u>臍帯の過長</u> など
- 胎盤機能
- 精神面：<u>不安</u>，恐怖，過度の緊張と興奮 など
- 人的，物的環境

2　事例の情報を整理してアセスメントしましょう

　あい子さんの入院時の状態を，前項で確認した知識に基づいてアセスメントし，分娩期の情報収集の視点（表3）を参考にあい子さんの全体像を整理します．

- 年齢
  ⇒ 30歳は若年でも高年でもなく，軟産道強靭など分娩を遷延させる因子はみられない．

- 体格
  ⇒ 体重（66kg）は妊娠中の適正な体重増加の範囲内にあり，骨産道および軟産道に関して分娩を遷延させる因子はみられない．

- 今回の妊娠経過
  ⇒ 入院直前まで仕事をしていたこととの関連が考えられるため，分娩進行に合わせて継続的にみていく必要がある．

- 入院時の分娩経過の受け入れ
  ⇒ パーソナリティに関する情報から，もともとおおらかな性格で，はじめての妊娠分娩ではあるが，両親学級，母親学級にも参加し，分娩に向けて夫婦ともに積極的な姿勢をもっている．「おしるし」「痛み」などはじめての体験に対して不安の表出がみられたが，入院後は表情も明るくなり，心配だったことを看護師に告げることができているので，現状を受け入れようとする姿勢がみられる．

- 現在の分娩進行
  ⇒ 子宮口開大3cm，陣痛開始（分娩開始）から5時間経過しており，フリードマン曲線（図1）から判断すると，潜伏期にあたる．

- 胎児の健康状態
  ⇒ 胎児心拍数は正常範囲であり，基線細変動，一過性頻脈がみられるため，well-being である．

表3 分娩第1期の情報収集の視点

分娩の進行状態	
1. 分娩進行を左右する因子 ・年齢　・体格　・既往歴　・妊娠，分娩歴 ・家族歴　・今回の妊娠経過　・パーソナリティ ・今回の分娩の受けとめ方　・社会的な問題の有無 ・社会，家族内の役割調整	2. 妊娠中の胎児の発育・健康状態 ・胎児の推定体重　・胎位胎向　・羊水量 ・胎児心拍数
3. 分娩開始 ・陣痛開始時期　・子宮頸管成熟度 ・産徴の出現　・破水の有無	4. 陣痛の状態 ・陣痛周期　・陣痛発作持続時間　・陣痛の強さ ・陣痛を妨げる因子の有無
5. 子宮口の状態 ・子宮口開大度　・展退度　・子宮口の軟らかさ ・子宮口の向き　・胎胞の形成	6. 分娩進行 ・分娩所要時間　・腟分泌物の性状と量
7. 出血の状態 ・性器出血の有無　・陣痛との関係	8. 破水の状態 ・破水の有無　・羊水の状態と性状
9. 産痛・努責感の訴え ・産痛の状態　・分娩進行に伴う努責感の出現状態 ・産痛と分娩進行　・産痛の程度 ・産痛の増強因子	10. 分娩進行に伴う胎児の健康状態 ・胎児の健康状態　・臍帯の状態 ・胎児の回旋状態　・胎児の下降度 ・胎児の下降を妨げる因子

分娩進行に伴う全身状態	
1. 一般状態 ・体温　・呼吸　・脈拍　・血圧 ・感染症状の有無　・ショック症状の有無	2. 全身状態の変化 ・全身の疲労　・出血による随伴症状 ・ホルモンの分泌状態

分娩進行に伴う心理・欲求状態	
1. 分娩に関する価値観，希望	2. 分娩に対する心理的準備
3. 基本的ニーズの充足	4. 児に対する気持ち・感情
5. 分娩進行に伴う心理的変化	6. 不快症状の緩和状態
7. 不安，緊張，痛みの程度	8. プライバシーの状況

分娩進行に伴う対処行動	
1. 分娩準備状況，サポート状況	2. 分娩進行に伴う知識
3. 分娩進行に伴う自分なりの対処行動 ・分娩経過を理解した補助動作 ・分娩進行に合った呼吸法　・弛緩法 ・分娩進行を妨げない体位	4. 分娩経過の異常を自分で理解できる
5. 分娩時の最低限の医療介入知識	

産婦と周囲の人の関係・援助状況	
1. 意思伝達のスムーズさ	2. 家族との関係，背景
3. スムーズな分娩進行ができる援助	4. 児が娩出された時に対応できる準備
5. 異常事態に対応できる人的物的準備状態	

産婦の生活の場と環境	
1. 分娩施設 ・施設との連携状況 ・分娩施設の分娩に対する対応能力	2. 室内環境 ・温度　・湿度　・空気清浄　・換気 ・採光　・音　・整理整頓状況 ・清潔なリネンと物品　・リラックスできる雰囲気
3. 他の産婦との関係と配慮	

I 正常例における援助

以上の情報を統合すると，あい子さんの分娩第1期前半（入院時）のアセスメントは次のようにまとめられます．

- 分娩を受け入れようとする姿勢がみられ，全身状態も分娩経過に影響するような状況はありません．
- 現在の分娩進行状態は正常に経過しており，胎児も健康であると考えられます．
- 陣痛の増強に伴って，睡眠，休息がとれなくなる可能性や，食事ができないことによる分娩進行の遅延，それに伴って分娩の受け入れに変化がみられる可能性があるので，継続的に観察していく必要があります．
- 分娩進行に伴って出現する症状や変化をあい子さんが前向きに受け入れられるように支援する必要があります．

3　事例の健康課題を導き，決定しましょう

あい子さんの入院時の全体像から，健康課題はおもに以下の3点に集約できます．

■ あい子さんの分娩第1期前半（入院時）の健康課題
1. 分娩は順調に進行しつつある
2. 産痛増強に伴い，睡眠・休息がとりにくくなる
3. 苦痛・不安が出現しやすくなる

4　健康課題に沿って看護計画を立てましょう

分娩第1期は分娩中もっとも時間が長く，分娩第1期の終わり頃には陣痛周期は2〜3分となり，陣痛発作も強くなり，苦痛や不安が増します．この時期の看護の目標は，母児ともに安全に経過でき，母親の苦痛や不安による緊張を軽減し，かつ分娩第2期まで体力を保持できるようにすることです．また，産婦が主体的に分娩に臨めるように援助することも大切です．

■ あいこさんの分娩第1期前半（入院時）の看護目標
1. 産婦および胎児の健康状態が悪化することなく分娩が進行する
2. 睡眠・休息をとることができる
3. 苦痛，不安が表出でき，軽減する

2 看護目標に基づく観察プラン・ケアプラン

看護目標1「産婦および胎児の健康状態が悪化することなく分娩が進行する」に対する看護計画

<観察プラン>
- 母体のバイタルサイン
- 疲労感の観察
- 休息・睡眠状態，栄養・水分の摂取状態
- 本人の現状の訴えを十分聞く．

<ケアプラン>
- 呼吸法の指導：陣痛の発作時，間欠時に関係なく，呼吸を止めることがないように指導する．
- 産痛緩和法の実施：疲労感が強い場合は側臥位，腰痛が強い場合は前傾座位や四つ這いなど．
- 環境の整備：異常に対し迅速に対応できる医療体制を整える．
- 摂取しやすい食事の工夫：本人が食べたいもので消化が良く，口当たりのよいもの，高カロリーのものを勧める．

看護目標2「睡眠・休息をとることができる」に対する看護計画

<観察プラン>
- 陣痛の発作，間欠，産痛の有無や程度，部位
- 疲労感，倦怠感の有無と程度
- 休息・睡眠状態
- 栄養・水分の摂取状態
- 本人の訴え

<ケアプラン>
- 呼吸法の指導
- 産痛緩和法の実施：もっとも安楽な自由な体位や行動．いすやクッションなど身体を支えるものの工夫をする．
- 環境の整備：室温，湿度，明るさを調整する．緊張が強く，疲労感が強い場合は，間欠期に休息や睡眠がとれる静かな環境にする．
- 摂取しやすい食事の工夫：温かい飲み物でリラックスを促す．おにぎりやサンドイッチなど食べやすいものを勧める．

看護目標3「苦痛，不安が表出でき，軽減する」に対する看護計画

<観察プラン>
- 呼吸法の実施状態
- 分娩への取り組み
- 本人の訴え，表情，行動

<ケアプラン>
- 呼吸法の誘導：陣痛発作時は呼吸を止めやすくなるので一緒に呼吸を促す．
- そばに付き添い，訴えをよく聴く：分娩経過をわかりやすく丁寧に説明する．
- 安楽な環境を整える：コミュニケーションを円滑にし，訴えやすい環境をつくる．

上記の看護計画に沿ってケアを実施した結果のあい子さんの分娩第1期前半から後半に入る前（入院から減速期前まで）の状態は以下のとおりです．

- 入院してから食事は摂れないが，ゼリーやプリンを食べ，水分はときおり摂っている．
- 陣痛間欠が短縮しなかったため，ときおりうとうとして休みをとっていた．
- 入院から14時間が経過した13時になって，陣痛周期2～3分，陣痛発作30秒～1分，13時30分自然破水する．
- 体温37.0℃，血圧120～130/70mmHg
- 羊水混濁軽度あり，羊水の性状は淡黄色，FHR130～140bpm，子宮口開大度8cm，下降度±0，大泉門が5時方向に触れている，頸管展退度90％．
- 陣痛発作時は「いきみたい」「腰から下が痛くて我慢できない」「まだですか」などの言葉が多くなってきている．

文献

1) 有森直子編：母性看護学Ⅱ　周産期各論．医歯薬出版，2015．
2) 日本産科婦人科学会編：産科婦人科用語集・用語解説集 改訂第4版．日本産科婦人科学会，2018．

分娩期の援助 2. 分娩第1期後半（減速期）

　分娩第1期後半（減速期）のあい子さんの状態とアセスメントから援助までの一連のプロセスについて説明します．前ページに示した，「看護計画に沿ってケアを実施した結果のあい子さんの分娩第1期前半から後半に入る前（入院から減速期前まで）の状態」に以下の情報が追加されました．

 あい子さんの分娩第1期後半（減速期）の状態（あい子さんの基礎情報はp.2）

- 子宮口は柔軟になり，羊水とともに血性分泌物も流出している．
- 分娩監視装置を装着し，FHR130〜140bpm前後，variability（＋），acceleration（＋）．
- 入院から14時間経過し，13時になって陣痛発作持続時間30秒〜1分，陣痛周期2〜3分，13時30分自然破水する．羊水混濁軽度あり．羊水の性状は淡黄色．
- 子宮口開大度9cm，下降度±0，大泉門が5時方向に触れている，頸管展退度90％．
- 体温37.2℃，脈拍70/分，血圧120〜130/70mmHg，CRP（−），WBC $80 \times 10^2/\mu L$．
- 陣痛発作時は「いきみたい」「腰から下が痛くて我慢できない」「まだですか」などの言葉が多くなってきている．
- 努責感は強く，呼吸法など実施し，「いきみたい」状態を乗りきろうと努力している．陣痛間欠時には話しかけると穏やかに話そうとしている．陣痛間欠が短縮しなかったので，時々うとうとして休みをとっていた．
- 陣痛発作がくるたびに「いきみたい」と言う回数が増え，夫とともに練習した呼吸法を行ったり，夫が腰部圧迫を行ったりしている．陣痛の間欠時には夫と話している．
- 入院してから食事は摂れないが，ゼリーやプリン，水分はときおり摂っている．
- 6時間ほどトイレに行っていない．

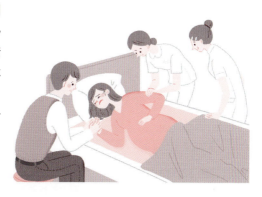

1 事例を分析・解釈するために必要な知識を整理しましょう

あい子さんの分娩第1期後半からの分娩進行状態を理解するために必要な知識を整理します．

1 娩出力を判断するための知識を確認しましょう

- 娩出力に関する情報収集では<u>陣痛</u>と<u>腹圧</u>をみる．
- 陣痛の強さは，原則的には<u>子宮内圧</u>によって表現されるが，臨床的には<u>陣痛発作持続時間</u>，<u>陣痛周期</u>を判断の基準とする（表4，5）．

表4 陣痛発作持続時間（外測法）による判定

判定＼子宮口開大度	4〜8cm	9cm〜分娩第2期
平均（正常）	<u>70</u>秒	<u>60</u>秒
過強陣痛	2分以上	1分30秒以上
微弱陣痛	40秒以内	30秒以内

表5 陣痛周期による判定

判定＼子宮口開大度	4〜6cm	7〜8cm	9〜10cm	分娩第2期
平均（正常）	<u>3</u>分	<u>2</u>分<u>30</u>秒	<u>2</u>分	<u>2</u>分
過強陣痛	1分30秒以内	1分以内	1分以内	1分以内
微弱陣痛	6分30秒以上	6分以上	4分以上	初産婦4分以上 経産婦3分30秒以上

2 分娩第1期後半（減速期）の妊産婦の状態に関する知識を確認しましょう

- 産婦の産道に関する情報収集では<u>骨産道</u>と<u>軟産道</u>をみる．
- 分娩第1期後半に<u>児の下降</u>に伴って努責感が出現する．<u>子宮口全開大</u>までは<u>呼吸法</u>などを行って努責を逃すようにする．
- 軟産道のうち，<u>子宮頸管</u>は胎児娩出時に拡張しにくく，抵抗が大きくなる．子宮頸部の硬さは，展退0％で<u>鼻翼</u>くらい，展退50％で<u>口唇</u>くらい，展退100％で<u>眼瞼</u>のような薄さで軟らかくなる．子宮頸管の開大に伴い，<u>血性分泌物</u>も増加する．

 知っておきましょう

児頭先進部下降度の診断方法

胎児心音最良聴取部位の移動から，胎児のおおよその下降度を知ることができます．頭位の場合，分娩開始時の聴取部位は臍棘線のほぼ中央ですが，児頭の下降に伴い恥骨結合上まで移動します．
また，レオポルド触診法の第4段で腹壁から児頭を容易に触れている間は骨盤濶部の下半分程度と判断できます．

3 破水に関する知識を確認しましょう

- 破水の診断：<u>羊水の流出</u>，特有のにおいがある．内診の際に直接児に触れる．視診，内診で確定しない場合，<u>腟内 pH 測定検査</u>（エムニケーター®や BTB 試験紙で緑ないし青に変色する）を行う．
- 破水の分類：陣痛発来前に起こる破水を<u>前期破水</u>，分娩が開始してから子宮口が全開大するまでに起こる破水を<u>早期破水</u>という．破水すると，絶えず羊水が<u>流出</u>するようになる．
- 早期破水が母児に及ぼす影響：母体には子宮頸管の開大の<u>遅延</u>，陣痛異常などによる<u>分娩の遷延</u>があり，児には<u>臍帯</u>や<u>四肢</u>の脱出による胎児機能不全や<u>子宮内感染</u>がある．

2 事例の情報を整理してアセスメントしましょう

不足している情報はありますが，あい子さんの分娩第 1 期後半（減速期）の状態を，上記で確認した知識に基づいてアセスメントして計画を立てることにしました．

- 全身状態
  ⇒破水しているが，体温，脈拍などに変化はなく，また血液検査結果からも感染の徴候はみられず，子宮内感染の疑いはない．

- 分娩経過
  ⇒分娩第 1 期後半で子宮口開大度 9cm は，初産婦としては平均的な経過である．

- 子宮口開大に適した有効陣痛[*2]
  ⇒子宮口開大度から考えると極期となるが，平均値に比べると陣痛発作としては持続時間が短い．子宮口は開大してきているため有効陣痛と考えられるが，陣痛発作が短いため分娩第 2 期にかけては有効陣痛とならない可能性もある．

- 陣痛を妨げる因子
  ⇒食事の摂取不足，睡眠不足および排尿が 6 時間ないことによる膀胱充満の可能性が陣痛を妨げる因子となりえる．

- 腟分泌物の状態
  ⇒血性分泌物の流出がみられ，子宮口開大が進んでいる．

- 破水の状態
  ⇒破水時，軽度の羊水混濁がみられるので，羊水混濁の状況と胎児心音の変化を注意深く観察していく必要性がある．

- 産痛・努責感の訴え
  ⇒児頭の下降が予測され極期にあることから，今後陣痛発作時間が長くなれば分娩進行が順調に進むと予測される．

- 分娩進行に伴う胎児の健康状態
  ⇒軽度の羊水混濁がみられることから，胎児の状態の変化に特に気をつける必要性がある．

[*2] 有効陣痛：陣痛発作と間欠が規則正しく反復し，その強さと持続時間が増加していくもの．

I 正常例における援助

　以上のアセスメントを統合すると，あい子さんの分娩第 1 期後半（減速期）のアセスメントは次のようにまとめられます．

> ・現時点であい子さんの分娩の経過時間は，初産婦の平均時間より長くなっていますが，その他の情報から，あい子さんの分娩進行状態は正常であると考えられます．
> ・極期の陣痛発作としては持続時間が短く，極期までの分娩進行に対しては有効陣痛であったといえますが，児の回旋状態（大泉門が 5 時方向に触れている），努責感はあるものの先進部の下降の遅れがある（下降度±0）ことから，今後，子宮口全開大まで時間を要することが予測されます．

3　事例の健康課題を導き，決定しましょう

■ あい子さんの分娩第 1 期後半（減速期）の健康課題

1. 破水しているが，分娩は順調に進行しつつある
2. 努責感はあるが，児頭先進部の下降が遅れているため，子宮口全開大までに時間を要する可能性がある
3. 羊水混濁があるため，胎児機能不全が予測される

4　健康課題に沿って看護計画を立てましょう

　あい子さんの場合，破水がみられること以外は正常に経過していると考えられます．順調に分娩経過が進むように考え，それに付随して妊婦および胎児の健康状態を悪化させないように援助していく必要があります．この時期の状態から，3 つの看護目標とそれぞれの具体的なケアプランを立てました．

1 あい子さんの分娩第 1 期後半（減速期）の看護目標

1. 産婦および胎児の健康状態が悪化しないように分娩が進行する
2. 児頭先進部の下降を促進する
3. 胎児機能不全の徴候を早期に発見できる

2 看護目標に基づく観察プラン・ケアプラン

看護目標 1「産婦および胎児の健康状態が悪化しないように分娩が進行する」に対する看護計画
＜観察プラン＞
・母体の健康状態：母体のバイタルサイン，羊水の流出状態と性状，疲労感，休息・睡眠状態，呼吸法の実施状態，栄養・水分の摂取状態，膀胱充満の有無，本人の訴え

- 分娩進行状態：子宮口開大度，陣痛の発作・間欠・産痛・努責の程度
- 胎児の健康状態：羊水の流出状態と性状，胎児心音

<ケアプラン>
- 呼吸法の誘導：陣痛周期は短くなるが深呼吸を基本として呼吸を止めないように，特に呼気を意識して，ゆっくりと看護者のリードで行う．
- 産痛緩和法の実施：看護者が緊張部分に触れるなどして，声かけをしながら気づきを促し，リラックスできるようにする．
- 環境の整備：産婦の訴えがいつでもできるようにできるかぎり寄り添う．
- 水分摂取・陣痛間欠時の休息の必要性を説明する．
- 定期的な排尿を勧める．
- 上行感染の予防：外陰部の保清を行う．
- 適切な時期に分娩室に移動する．

看護目標2「児頭先進部の下降を促進する」に対する看護計画
<観察プラン>
- 陣痛の発作・間欠，子宮口開大度，児頭先進部の下降状態，児頭の回旋状態，努責感の程度，膀胱・直腸充満の有無

<ケアプラン>
- 定期的な排尿の誘導，体位の工夫：羊水流出状態に応じて行う．

看護目標3「胎児機能不全の徴候を早期に発見できる」に対する看護計画
<観察プラン>
- 胎児心音，羊水の流出状態と性状，臍帯脱出の有無

<ケアプラン>
- 分娩監視装置による胎児心拍数陣痛図（CTG）[*3]の継続的監視：酸素を準備する，変動一過性徐脈や遅発一過性徐脈からの回復が遅い場合，呼吸法の指導，リラックスを促す，側臥位にする．

[*3] 胎児心拍数陣痛図（CTG）：cardiotocogram. 胎児の心拍数と子宮収縮を同一の記録用紙に経時的に記録したもの．

Ⅰ 正常例における援助

分娩期の援助　3. 分娩第2期・第3期

　分娩第2期・第3期のあい子さんの状態とアセスメントから援助までの一連のプロセスについて説明します．あい子さんの看護をプロセスに沿って理解しましょう．

 あい子さんの分娩第2期・第3期の状態（あい子さんの基礎情報はp.2）

- 初産婦，30歳．妊娠37週6日で入院．
- 妊娠38週0日，15時15分子宮口全開大．その後，陣痛周期2分，陣痛発作1分となる．
- 児の先進部の下降が遅いため，ベッド上にてときおり前かがみになりあぐらをかいて努責し，矢状縫合が縦径に一致し，下降がみられたため分娩室入室．
- 分娩室入室の約1時間前に排尿している．
- 努責感が強くなり，努責時の児頭の下降も良好．児頭下降度[*4] ＋1，努責時，少量の淡黄色の羊水が流出．
- 努責時FHR90bpmまで下降するが，陣痛間欠時，胎児心音の回復は良好．膀胱充満がみられる．
- 陣痛間欠時の産婦の血圧120/70mmHg，脈拍80/分，体温37.2℃．
- 妊娠38週0日，16時43分，第2前方後頭位にて男児分娩．児娩出時，右側会陰切開施行，その他裂傷なし．
- 分娩第2期では「痛い」「腰が痛い」と涙を流していたが，児娩出直後から笑顔が戻り，出産に立ち会った夫とともに児をみつめながら喜んでいる．
- 16時50分，シュルツェ式で胎盤娩出．
- 分娩所要時間 計23時間0分（分娩第1期21時間25分／分娩第2期1時間28分／分娩第3期7分）．
- 分娩第3期までの総出血量355mL．

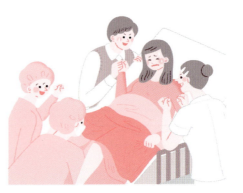

[*4] 児頭下降度：児頭下降度はディ・リー（de Lee）のステーション方式で表現される．両坐骨棘を結ぶ坐骨棘間線を基準（0）として，それより上方を－，下方を＋として児頭先端の位置を表す．つまり，「下降度＋1」は児頭先端が坐骨棘から1cm下方にあることを意味している．

1 事例を分析・解釈するために必要な知識を整理しましょう

◼ あい子さんの分娩第2期・第3期の状態を理解するために必要な知識を整理しましょう

＜分娩第2期（娩出期）＞

- 分娩第2期（娩出期）：子宮口全開大から胎児娩出までの時期．
- 排臨：胎児が下降して会陰が膨隆し，陣痛発作時に陰裂が開いて児頭が現れてくる状態．
- 発露：娩出間近になり，陣痛間欠時にも陰裂から児頭がみられるようになる状態．
- 一般的に，分娩第2期は分娩第1期よりも陣痛の強度と頻度が増し，腹圧（努責）も加わってくる．努責によってさらに腹圧が上昇し，子宮体に及んで胎児娩出を助ける．
- 分娩第2期は，胎児がもっとも狭い産道を通過しなければならず，もっともストレスを受けやすい．
- 胎児自身も回旋しながら分娩が進行する．分娩が進み，胎児が軟産道を強く圧迫すると，腹圧は陣痛発作で反射的に起こり意識的に抑えられなくなる．

＜分娩第3期（後産期）＞

- 分娩第3期（後産期）：胎児娩出から胎盤娩出までの時期．
- 分娩第3期は，胎盤の娩出に伴う大出血の危険性が高い時期である．胎児が無事に娩出し，子宮が収縮，止血するまでは注意を要する．
- 分娩第3期では，一般的に産婦は強い痛みから解放され，安堵感を得て，児の誕生に達成感，爽快感，幸福感などを感じる．
- 分娩が満足できるものではなく，極度に疲労が残っていたり，児に何か問題があれば，否定的な感情が残る可能性がある．満足な分娩でなく，喪失体験となっている場合には，母親としての自信がもてず，その後にも影響するため大切な時である．
- 多くの場合，産婦は胎児娩出直後，意識を児に集中し少しでも早く状態を知りたいと思い，新生児に触れ，喜びの言動がみられる．しかし，産婦のなかには，疼痛や疲労のために児に意識を集中できない人もいる．
- 産婦は分娩によって多くのエネルギーを消費しており，分娩後は疲労回復が促されるようニーズを満たしていくことが重要となる．

◪ 分娩第3期の産婦の出血を誘発する因子について確認しましょう

- 胎盤が剥離すると，そこに多くの血管の破綻口が露出するが，子宮筋の強力な収縮と退縮によって剥離面の血管腔が閉塞し，血液の流出が止まる（生物学的血管結紮）．
- 胎盤娩出時間の遷延，弛緩出血[*5]，胎盤・卵膜の残留などがある場合，または軟産道の裂傷などにより出血が誘発される．
- 軟産道の裂傷とは，胎児が軟産道を通過する際にさまざまな原因により生じた損傷であり，損傷を起こした部位によって頸管裂傷，腟裂傷，会陰裂傷がある．

[*5] **弛緩出血**：分娩第3期あるいは胎盤娩出直後に，子宮筋の収縮不全により生物学的血管結紮が障害されて起こる異常出血．

- 損傷部位からの出血は，血腫の場合は内出血であり，開放性の傷の場合は鮮紅色の外出血で，特に頸管裂傷は新鮮な噴出するような出血で，ショックを起こす大量出血となることがある．
- 平均出血量は約 250 mL であり，500 mL 以上を分娩時異常出血とする．

3 胎盤に関する知識を確認しましょう

＜胎盤の剥離徴候の観察＞
- 子宮の形態の変化，臍帯の下降の程度から，胎盤の剥離徴候を観察する．
- シュレーダー徴候：娩出後ほぼ臍高にあった子宮底がやや上昇・右傾し，子宮下部は膨らんで柔らかくなる．
- アールフェルド徴候：臍帯が牽引をしなくても 10～15 cm 下降する．
- キュストナー徴候：恥骨結合上から子宮下方を骨盤内に圧すると臍帯が圧出する．

＜胎盤娩出時間＞
- 通常，胎盤は児娩出後 15～20 分以内に娩出される．40 分以内の娩出が正常と考えられ，1 時間以上経過しても娩出されないものを胎盤の残留という．

＜胎盤の状態＞
- 胎盤の一部や卵膜が子宮内に残存すると子宮収縮を妨げるため，娩出後の胎盤，卵膜の欠損がないかを確認する．
- 胎盤の状態：形状はほぼ円形，直径 15～20 cm，厚さ 2～3 cm，重さ 500 g．
- 臍帯の状態　長さ 50～60 cm，直径 1.5 cm，血管は 2 本の臍動脈と 1 本の臍静脈．
- 胎盤娩出後の子宮：子宮底がコリコリと硬く，球状となり，恥骨結合上 11～12 cm．

2　事例の情報を整理してアセスメントしましょう

　あい子さんの分娩第 2 期・第 3 期の情報を整理してアセスメントします．分娩が産婦に及ぼす影響は分娩第 1 期に準じますが，分娩第 2 期は特に全身の労作が激しいため，変動に注意する必要があります．また，胎児の健康状態については，胎児機能不全の徴候はみられませんが，分娩第 1 期の胎児の健康状態の項目を参考に，引き続き確認します．

　あい子さんの分娩第 2 期，第 3 期の状態を前項で確認した知識に基づいてアセスメントし，あい子さんの全体像を整理します．アセスメントするための情報収集の視点は表 6 のとおりです．

- 分娩第 2 期の分娩進行
  - ⇒・陣痛の性状は，陣痛の強さ，陣痛周期と陣痛発作持続時間で判断するため，子宮口全開大後，陣痛発作が 1 分程度と長くなり，腹圧もかかるようになったことから，分娩は進行したと考えられる．
  - ・陣痛発作および腹圧が強まったことにより，児頭が回旋し矢状縫合が縦径に一致したため，児頭の下降が進んだと考えられる．
  - ・陣痛発作は長くなったが，児娩出期の発作時間としては短い．また，分娩期入室の 1 時間前に排尿はしているが，児の下降により膀胱内に残尿しやすく，尿の貯留は児の下降の妨げとなることが考えられる．
  - ・FHR は努責時 90 bpm まで下降したが，陣痛間欠時の回復は良好であったことから，急遂分娩は必要なかった．

表6 分娩第2期・第3期の情報収集の視点

分娩の進行状態	
1．陣痛の状態 ・陣痛の程度　・努責のコントロール　・効果的な努責	2．産道の開大状態，分娩の進行度 ・分娩進行を妨げる因子　・分娩の進行状態
3．出血状態 ・出血の量　・出血の性状　・出血因子	4．産痛の状態 ・産痛の部位　・産痛の程度
5．分娩進行に伴う胎児の健康状態 ・胎児の健康状態　・胎児の下降度　・胎児の回旋 ・臍帯の圧迫，牽引状態	6．胎児娩出直後の子宮収縮状態 ・子宮底の高さ　・後陣痛の有無
7．胎児娩出直後の胎盤剥離徴候	8．胎盤娩出様式，所要時間
分娩進行に伴う全身状態	
1．一般状態 ・体温　・呼吸　・脈拍　・血圧	2．全身状態の変化 ・疲労感　・意識　・眼，皮膚，顔面の症状 ・循環器系の症状　・脳神経系の症状
分娩進行に伴う心理・欲求状態	
1．産婦の表情や訴え	
分娩進行に伴う対処行動	
1．分娩第2期・第3期の知識 ・分娩経過の理解	2．分娩進行に伴う対処行動 ・痛みの軽減行動　・分娩進行に合った呼吸法 ・陣痛発作に対する効果的な努責 ・適切で効果的な体位
3．医療処置へのコンプライアンス ・処置に対する合意　・医療処置の理解度	
産婦と周囲の人との関係・援助の状況	
1．血性分泌物の状態	2．排泄の状況 ・児頭下降に伴う排尿，排便の状態
産婦の生活の場と環境	
1．児娩出に必要な条件 ・効果的な陣痛　・児の下降状況　・胎児心拍	

- 産痛の受け止め
  ⇒ ・肯定的かどうかの情報が不足しているため明確にはわからない．
  　・疼痛時は訴えが多かったが，児娩出後の訴えはみられない．また，児娩出直後から笑顔が戻り，児を見つめていることから，受け止めが否定的とは考えられない．

- 分娩第3期の分娩進行
  ⇒ ・胎盤は児娩出から7分後に娩出され，分娩時総出血量も355mLと正常範囲内である．
  　・全分娩所要時間について本邦婦人の平均分娩所要時間〔Ⅰ．正常例における援助　分娩期の援助　1．分娩第1期前半（入院時）の**表2**参照〕と比較すると，第2期，第3期に限っては短く，順調と考えられる．しかし，第1期から第3期の全分娩所要時間については長く，注意を要する．

I 正常例における援助

　以上の情報を統合すると，あい子さんの分娩第2期，第3期のアセスメントは次のようにまとめられます．

- あい子さんの分娩第2期・第3期は順調に経過しているとアセスメントできます．
- しかし，分娩第1期の所要時間が21時間25分と平均所要時間より10時間ほど長いうえ，分娩第1期に水分や食事摂取が不十分であったことより，今後，分娩による疲労が予測されます．
- 児娩出時に右側会陰切開をしているため，会陰切開による疼痛が予測されます．

3　事例の健康課題を導き，決定しましょう

　これまでの分娩経過は順調といえますが，分娩第1期の所要時間の長さや，不十分な水分・食事摂取からくる疲労，会陰切開による疼痛に対する援助が必要です．
　あい子さんの分娩第2期・第3期の全体像から，健康課題はおもに以下の3点に集約できます．

■ あい子さんの分娩第2期・第3期の健康課題
1. 分娩第2期〜第3期は順調に経過している
2. 分娩第1期に水分・食事摂取が不十分であったため，分娩による疲労が予測される
3. 会陰切開による疼痛が予測される

4　健康課題に沿って看護計画を立てましょう

　あい子さんの場合，分娩第2期に入ってからは，児の健康状態の悪化もなく，分娩第1期に水分・栄養摂取が不十分であった点以外に問題はないと考えられます．
　あい子さんの状態から3つの看護目標とそれぞれの具体的なケアプランを立てました．

■ あいこさんの分娩第2期・第3期の看護目標
1. 産婦および胎児の健康状態が悪化することなく分娩が進行する
2. 会陰切開による疼痛が軽減できる
3. 分娩期の疲労が回復する

2 看護目標に基づく観察プラン・ケアプラン

看護目標1「産婦および胎児の健康状態が悪化することなく分娩が進行する」に対する看護計画

＜観察プラン＞
- 母体の健康状態：母体のバイタルサイン，羊水の流出状態と性状，疲労感，努責法，呼吸法の実施状態，水分の摂取状態，膀胱充満状態，本人の訴え，出血量
- 分娩進行状態：胎児下降度，回旋状態，陣痛の発作・間欠，産痛の部位・程度
- 児の健康状態：羊水の流出状態と性状，胎児心音

＜ケアプラン＞
- 呼吸法（自然な努責法）の誘導：1回の陣痛を3回以上に分けて努責するよう促す．
- 産痛緩和法の実施：陣痛の間欠期はゆっくりとした呼吸でリラックスを促す．
- そばに付き添い，訴えをよく聴く．
- 環境調整：室温，湿度，部屋の明るさ，音，立ち会いの人数等を調整する．
- 摂取しやすい水分の準備：冷たい水やスポーツドリンク．努責中も適宜，水分補給する．

看護目標2「会陰切開による疼痛が軽減できる」に対する看護計画

＜観察プラン＞
- 会陰縫合部の状態：発赤，腫脹，離開，出血
- 本人の訴え：疼痛の性状，部位

＜ケアプラン＞
- 観察結果により冷罨法，温罨法を行う．
- 安楽な体位となるよう工夫する．
- 本人の訴えを十分聞く．

看護目標3「分娩期の疲労が回復する」に対する看護計画

＜観察プラン＞
- あい子さんの訴え，疲労感，表情，バイタルサイン，食事・水分摂取状況
- 分娩経過，所要時間，出血量
- 子宮収縮状態

＜ケアプラン＞
- 慰安，ねぎらいの言葉をかける．
- 児との早期接触，子宮収縮状態を確認する．
- 適宜，水分補給する．

Ⅰ 正常例における援助

分娩期の援助　4. 分娩第4期（分娩直後〜2時間後）

　あなたは，分娩直後のあい子さんを受け持つことになりました．この事例をアセスメントして，援助のプロセスを一緒に考えていきましょう．

あい子さんの分娩直後の状態（あい子さんの基礎情報はp.2）

- 初産婦，30歳，妊娠38週0日，第2前方後頭位にて男児分娩，3,048g．アプガースコア9/9点（皮膚色−1）．
- 血圧120/70mmHg，脈拍70回/分，体温37.1℃．
- 分娩時間が23時間に及んだため，全身的な疲労がある．分娩第3期までの出血量は355mL．
- 胎盤娩出直後の子宮底長は臍下3横指（11cm），子宮収縮は良好である．
- 会陰切開部の疼痛が強く，肛門部の圧迫感も強い．脱肛はない．
- 分娩室入室の1時間前に排尿している．
- 児娩出直後から笑顔が戻り，出産に立ち会った夫とともに児をみつめながら喜んでいる．

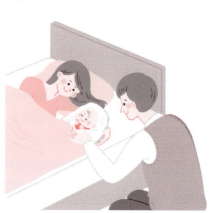

1　事例を分析・解釈するために必要な知識を整理しましょう

　分娩後2時間は子宮収縮を促し出血に注意しながら，安静と疲労回復が図られ，早期母子関係確立への援助が行われているかをみることが重要なポイントです．

1 分娩後2時間までの子宮底の位置と硬さ，出血に関する知識を確認しましょう

- 胎盤娩出直後の子宮は，子宮底がコリコリと硬く，球形，子宮底は臍下2〜3横指（恥骨結合上11〜12cm）である．
- 膀胱の充満や胎盤・卵膜の遺残は子宮の収縮を妨げる原因となる．
- 急速な子宮収縮により後陣痛が生じることがあるため，その程度も観察する．
- 特に，分娩後には会陰切開に伴う血腫に注意する必要がある．

- 産婦自身が気分不快や出血を自覚した時に対処行動がとれるかにも注意する．
- 分娩後は少なくとも1時間後（1時間値）と2時間後（2時間値）に，バイタルサイン，子宮収縮状態，出血量を確認する必要がある．
- 50 mL以上/時間の出血があった場合は，バイタルサインや子宮収縮状態と併せてアセスメントし，子宮収縮状態が良好であるにもかかわらず出血が多い場合は他の原因も考える．

2 分娩後2時間までの生理的変化に関する知識を確認しましょう

- 分娩直後は悪寒を訴えることがあるが，これは分娩に伴う熱量の発散喪失によるものであり，保温によって容易に回復する．
- 生理的な体温上昇を認めることがあるが，37.5℃をこえることはなく，これは悪露の吸収熱と考えられ，24時間以内には平熱に戻る．
- 脈拍や血圧は分娩終了後から徐々に下降し，24時間以内には正常となる．
- 尿量は増加し，妊娠中に増加した循環血液量の減少に寄与する．
- 分娩後は一過性に排尿困難になることがあるが，これは分娩時の児頭による膀胱や尿道括約筋の過度の圧迫や伸展あるいは挫傷，腫脹のためであり，24時間以内に自然排尿がみられるようになる．

3 出産直後の早期母子接触（early skin to skin contact，SSC）に関する知識を確認しましょう

- 児の健康状態確認後にできるだけ早く母子の接触を行う早期母子接触は，母乳栄養率を向上させるだけではなく，児の生理的変動を安定させて呼吸循環の適応を早め，さらに母子相互作用にも効果的に働く．
- 看護師は医師や助産師とともに早期母子接触の可否をアセスメントし，一定の条件の下に安全に実施することが推奨されている（表7）．

4 早期離床に関する知識を確認しましょう

- 早期離床は子宮復古の促進や血栓の予防に有効であり，さらに産婦の精神的な回復にも役立つ．
- 全身状態や子宮収縮状態などに特に問題がなければ，分娩後2時間で初回歩行を促す．
- 初回歩行時は起立性低血圧，排尿時は排尿失神を起こして倒れてしまうおそれがあるため，必ず付き添う．

表7 早期母子接触（SSC）の適応・中止基準および実施方法

	母　親	児
適応基準	・本人が「早期母子接触」を実施する意思がある ・バイタルサインが安定している ・疲労困憊していない ・医師，助産師が不適切と認めていない	・胎児機能不全がなかった ・新生児仮死がない（1分・5分のアプガースコアが8点以上） ・正期産新生児 ・低出生体重児でない ・医師，助産師，看護師が不適切と認めていない
中止基準	・傾眠傾向 ・医師，助産師が不適切と判断する	・呼吸障害（無呼吸，あえぎ呼吸を含む）がある ・SpO_2：90％未満となる ・ぐったりし，活気に乏しい ・睡眠状態となる ・医師，助産師，看護師が不適切と判断する
実施準備・実施方法	・「早期母子接触」希望の意思を確認する ・上体挙上する（30°前後が望ましい） ・胸腹部の汗を拭く ・裸の赤ちゃんを抱っこする ・母子の胸と胸を合わせ，両手でしっかりと児を支える	・ドライアップする ・児の顔を横に向け，鼻腔閉塞を起こさず呼吸が楽にできるようにする ・温めたバスタオルで児を覆う ・パルスオキシメータのプローブを下肢に装着するか，担当者が実施中付き添い，母子だけにはしない ・以下の事項を観察・チェックし記録する 　　呼吸状態（努力呼吸，陥没呼吸，多呼吸，呻吟，無呼吸に注意する） 　　冷感，チアノーゼ 　　バイタルサイン（心拍数，呼吸数，体温など） 　　実施中の母子行動 ・終了後にはバイタルサインと児の状態を記録する
実施時の注意点	・バースプラン作成時に「早期母子接触」についての説明を行う ・出生後できるだけ早期に開始する．30分以上もしくは児の吸啜まで継続することが望ましい ・継続時間は2時間以内を上限とし，児が睡眠したり母親が傾眠状態となった時点で終了する ・分娩施設は早期母子接触を行わなかった場合の母子のデメリットを克服するために，産褥期およびその後の育児に対する何らかのサポートを講じることが求められる	

（日本周産期・新生児医学会：「早期母子接触」実施の留意点．日本周産期・新生児医学会，2012．をもとに作表）
早期母子接触は医療ではなくケアであることから，母親とスタッフ間のコミュニケーションがスムーズに行われている必要があり，出産後の母子を孤立させない配慮が大切である．特に早期母子接触を実施する時は，母親に児のケアを任せてしまうのではなく，スタッフも児の観察を怠らないように注意する必要がある[2]．

2　事例の情報を整理してアセスメントしましょう

　あい子さんの分娩直後の状態をアセスメントしていきましょう．情報収集の視点を表8に示します．不足している情報はありますが，追加情報を得て分娩直後の状態をアセスメントし，産後2時間の計画を立てることにしました．

表8　分娩第4期の情報収集の視点

分娩の進行状況	
1. 胎盤娩出までの分娩経過 ・分娩第3期までの分娩所要時間 ・胎盤や卵膜の遺残状態 ・分娩第3期までの出血量と出血状況	2. 胎盤娩出後の子宮収縮状態 ・子宮底長　　・子宮底の硬さ　　・後陣痛の程度 ・膀胱の充満状況　　・分娩後1時間の出血量 ・分娩後2時間の出血量
3. 軟産道・外陰部の状態 ・子宮口，腟，外陰部の状態 　（浮腫，発赤，出血，皮下出血） ・外陰部の裂傷（会陰切開）の状態 ・疼痛の程度　　・癒合状態　　・縫合部位の違和感 ・血腫の有無　　・血腫の状況	4. 尿道部，脱肛の状態 ・尿道部の損傷の有無　　・尿道部の疼痛 ・脱肛の状況（程度，大きさ，疼痛）

分娩に伴う全身状態	
1. 一般状態 ・バイタルサイン　　・顔色　　・意識状態 ・出血に伴う症状の出現	2. 全身状態の変化 ・疲労感　　・筋肉痛　　・尿意の状態 ・恥骨離開や恥骨部痛

分娩に伴う心理・欲求	
1. 分娩終了後の気持ち ・分娩終了後の感情（肯定的感情，否定的感情） ・分娩による喪失体験	2. 児の受け入れ ・児への関心度 ・児を無事に出産できた喜びの言動・児への接触度 ・児への関心を妨げる因子
3. 基本的ニーズの充足 ・基本的ニーズの満足度　　・不快症状の緩和度　　・全身，外陰部の清潔状況 ・新しい衣服の適切な交換状況　　・身体の保温状態（悪露，体熱感の変化に対応した保温） ・適切な飲水　　・休息　　・排泄	

分娩経過に伴う対処行動	
1. 分娩後2時間に対する知識 ・分娩後2時間の経過に関する知識の理解度	2. 症状に応じた自分なりの対処行動 ・処置時の適切な体位 ・分娩後2時間の自由な体位での床上安静
3. 異常のサインの理解 ・出血が多いという自覚　　・拍動を伴う疼痛	4. 医療処置へのコンプライアンス ・異常時の医療従事者への的確な連絡 ・医療処置の意味および目的の理解と納得

産婦と周囲の人との関係・援助の状況	
1. 母子関係成立への援助 ・早期の母子接触状況 ・児の状態に関する適切な情報伝達	2. 早期授乳への援助 ・児が乳頭に吸着できる機会の有無と状況
3. 児の誕生のわかちあい ・家族（重要他者）への適切な連絡 ・家族（重要他者）と児の面会の状況	4. 分娩へのねぎらい ・分娩へのねぎらいの状況 ・分娩に対する思いの表出
5. 分娩後の適切な処置 ・子宮収縮を促す援助　　・出血時の処置の準備 ・外陰部に対する適切なケア ・痛みの軽減への対処　　・清潔に対する適切なケア	6. 疲労回復 ・安静の保持状況　　・休息の保持状況
7. 全身状態の観察と異常の早期発見 ・全身状態の観察　　・異常の早期発見	8. 突発的な異常に対処できる準備 ・異常事態に対応できる人的および物的準備状態

産婦の生活の場と環境	
1. 産婦のいる部屋と周囲の環境 ・安静を保てる環境　　・安楽を保てる環境	

I 正常例における援助

追加情報

- あい子さんは落ち着いた嬉しそうな表情で児を見ており，夫と一緒に児の写真を撮っている．
- 夫は付き添いながら，あい子さんと児に「よく頑張ったね，ありがとう」と言葉をかけている．
- 乳房の形はⅡb型，乳頭は正常．妊娠中から手入れをしていたため乳頭の伸展性もある．
- バースプランでは「出産後すぐに児を抱っこしてお乳をあげたい」と希望していた．

分娩直後のあい子さんと児の状態について，以下の項目をアセスメントしましょう．

☞解答例　正常例－分娩期－アセスメント

＜あい子さんの全身状態＞
- 娩出後の急激な体内環境の変化に身体が適応できているか
  ⇒

＜あい子さんと周囲の人との関係，援助＞
  ⇒

＜あい子さんの疲労状態と児の状態＞
  ＊早期母子接触や直接授乳が可能かについてもアセスメントしましょう．
  ⇒

以上のアセスメントを統合すると，**あい子さんの分娩直後のアセスメントは次のようにまとめ**られます．

- 妊娠後期からの血圧の上昇もなく，体温の上昇，頻脈など感染徴候もありません．分娩時出血も正常範囲内であり，子宮収縮状態も良好です．
- しかし，会陰切開部の疼痛が強く，肛門部の圧迫感も強いことから，引き続き血腫の有無を確認していくとともに，お産による疲労や疼痛の辛い思いを共感し，いたわりながら鎮痛剤の服用についても検討していく必要があります．
- 分娩時間が長時間に及んだことから子宮筋の疲労が考えられ，1時間値，2時間値の子宮収縮状態，出血量，膀胱充満の有無を確認する必要があります．全身的な疲労はありますが，夫と話ができており，バースプランで「抱っこしたい」と望んでいたことから，早期母子接触を行い，母子相互作用や直接授乳の確立を促すことができるとアセスメントできます．

3 事例の健康課題を導き，決定しましょう

あい子さんの全身状態および子宮収縮状態は正常に経過しています．しかし，会陰切開部の疼痛を訴えており，疼痛緩和の必要があります．また，子宮筋の疲労から子宮収縮が不良になる可能性があり，引き続き観察する必要があります．バースプランを叶えることはあい子さんの母親役割への適応を促進します．また，ずっと付き添い，分娩にも立ち会った夫の児に対する没入感情[*6]を促すことは，父親役割への適応を促進します．

あい子さんの分娩後2時間までの健康課題を優先順位の高いものからあげてみましょう．あい子さんの心身面だけではなく母子関係，父子関係，夫婦関係という家族の関係性の視点からも考えることが大切です．

■ あい子さんの分娩後2時間までの健康課題

1. 全身状態，子宮収縮は正常に経過しつつある
2. 会陰切開部の疼痛により，安楽が妨げられる可能性がある
3. 早期母子接触および直接授乳は可能である
4. 夫は分娩に立ち会ったことで，没入感情を抱きやすい状況にある

[*6] 没入感情（のめり込み，エングロスメント；engrossment）：父親と生まれたばかりの児との間の結びつきを示し，父親が児に興味をもち，没頭してしまうという父親の気持ちを表す．出産に立ち会うことは没入感情の促進に役立つが，父親が恐怖や不安を感じるようなことがあると没入感情を阻害する．

I 正常例における援助

4 健康課題に沿って看護計画を立てましょう

　胎盤娩出後2時間の子宮収縮状態および全身の復古状態は，その後の産褥経過に大きな影響を与えると考えられます．よって，現在顕在化している問題のほかに，異常に移行する危険性のある情報を見逃さないように，注意深く経過をみていきましょう．

■1 あい子さんの分娩後2時間までの看護目標

1. <u>全身状態，子宮収縮が正常に経過する</u>
2. <u>会陰切開部の疼痛が軽減できる</u>
3. <u>早期母子接触および直接授乳が実施できる</u>
4. <u>夫の児に対する没入感情が促進される</u>

■2 看護目標に基づく観察プラン・ケアプラン　　☞解答例　正常例 – 分娩期 – 看護計画

看護目標1「全身状態，子宮収縮が正常に経過する」に対する看護計画

＜観察プラン＞　少なくとも産後1時間と2時間で観察すべき項目

＜ケアプラン＞

看護目標2「会陰切開部の疼痛が軽減できる」に対する看護計画

＜観察プラン＞　少なくとも産後1時間と2時間で観察すべき項目

＜ケアプラン＞

看護目標3「早期母子接触および直接授乳が実施できる」に対する看護計画

＜観察プラン＞

＜ケアプラン＞

看護目標4「夫の児に対する没入感情が促進される」に対する看護計画

＜観察プラン＞

＜ケアプラン＞

文献

1) 青野敏博：正常産褥．「NEW エッセンシャル産科学・婦人科学」．池ノ上　克，他編，第3版，pp.364-366，医歯薬出版，2014．
2) 日本周産期・新生児医学会：「早期母子接触」実施の留意点．日本周産期・新生児医学会，2012．
3) Martin Greenberg, M. D.：The Birth of a father. 1st ed, Avon Books, 1995．／竹内　徹訳：父親の誕生．pp.43-56，メディカ出版，1994．
4) 田村恵利香，他：分娩直後と帰室時の母体の観察とケア．ペリネイタルケア夏季増刊「超早わかり助産ケア技術」．鈴木俊治，舛森とも子 編，pp.180-184，メディカ出版，2015．

I 正常例における援助

産褥期の援助　1. 産褥1日・生後1日

　あなたは病棟で産褥1日のあい子さんを受け持つことになりました．この事例をアセスメントして，援助のプロセスを一緒に考えていきましょう．

> **あい子さんの産褥1日 朝の申し送り時の状態**
>
> - 初産婦，30歳．妊娠38週0日，16時43分出産，男児，3,048g，アプガースコア9/9点（皮膚色－1）．
> - 分娩所要時間 計23時間．出血量355mL．
> - 分娩後2時間で子宮底長13.0cm，出血80mL．縫合部はやや浮腫がみられるが，疼痛は軽度で，血腫形成の徴候はない．
> - 分娩2時間後トイレ歩行し自尿あり．夕食半分摂取．妊娠中は体重11kg増加，収縮期血圧は130～140 mmHg台まで上昇したが，自覚症状はなく，尿糖，尿蛋白，浮腫なし．妊娠36週時 Hb11.7g/dL．
> - 産褥1日朝の体温36.3℃，血圧120/84mmHg．
> - 「夜間は興奮してあまり眠れなかった．夜間はトイレに行っていない」とのこと．頭痛などはないが，疲労を訴え，顔色がやや不良である．
> - 食事は夕食，朝食ともに全量摂取．
> - 乳房Ⅱbタイプ，乳頭突出良好．乳頭両側に一部発赤あり，吸啜時のみ疼痛軽度，痂皮形成や出血なし．乳房緊満なし，乳管開口6～7本，初乳[*1]分泌良好，射乳なし，両乳房とも可動性ややあり．

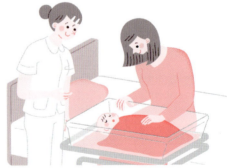

[*1] **初乳**：産褥2～3日に分泌される黄色あるいは半透明の乳汁で，蛋白質，ナトリウム（Na），カリウム（K）や免疫グロブリンを多く含んでいる．授乳することで児への免疫グロブリンの移行や消化・吸収により胎便の排出を促し，病的な黄疸の発生を予防するというメリットがある．

1 事例を分析・解釈するために必要な知識を整理しましょう

1 産褥1日の褥婦の健康状態をアセスメントするために必要な情報・知識を整理しましょう

<産褥の定義>[1)]
- 産褥：分娩が終了し，妊娠・分娩に伴う母体の生理的変化が非妊時の状態に復するまでの状態をいい，その期間は6～8週間である．内外性器の解剖学的ならびに機能的な復古（退行性変化）がみられる一方，乳房では乳汁分泌に伴う進行性変化がみられる．

<復古現象>
- 復古現象には，全身の復古と生殖器の復古がある．

<全身の復古>
- 体温，脈拍，血圧，呼吸，血液，排泄，体重，皮膚に起こる変化をさす．
- 産褥期における排泄の変化として，まれに腹壁・膀胱壁の弛緩，児頭圧迫による神経障害，外陰・尿道・膀胱三角部の腫脹および損傷，裂傷の疼痛による尿道括約筋の反射的攣縮によって尿閉になることもある．
- 子宮内容物の娩出によって，分娩直後は4～6kgの体重減少がみられる．

<生殖器の復古>
- 卵巣，卵管，子宮に起こる変化で，悪露が排出される．
- 子宮収縮状態は子宮底の長さまたは高さの変化と，硬さによって判断する（高さによる評価が汎用されている）．
- 子宮がコリコリと硬く触れる場合は収縮良好であり，ゴムボールのように触れる場合は収縮不良である．子宮収縮が不良の場合は，子宮底の輪状マッサージや冷罨法を実施する．また，膀胱の充満は子宮収縮を妨げる要因となるので，排尿を促す．

<神経内分泌系の変化>
神経内分泌系の変化として，胎盤性ホルモンの変化，下垂体性ホルモンの変化，視床下部・下垂体・卵巣機能の回復がある．

- 胎盤性ホルモンの変化：妊娠に伴って分泌が増加したプロゲステロン，エストロゲン，ヒト絨毛性ゴナドトロピン（human chorionic gonadotropin；hCG），ヒト胎盤性ラクトーゲン（human placental lactogen；hPL）は，分娩後急速に減少する．プロゲステロンおよびエストロゲンは産後24時間以内に分泌量が1/4となり，産後3～4日で消失する．hCGは産褥7日で下垂体性黄体形成ホルモン（luteinizing hormone；LH）レベルに下がり，尿中には2週間で検出されなくなる．hPLは産後12時間以内に検出されなくなる．
- 下垂体性ホルモンの変化：血中卵胞刺激ホルモン（follicle stimulating hormone；FSH），黄体形成ホルモンは妊娠中から産褥にかけて低くなり，産褥5週には非妊時の値に戻る．プロラクチンは妊娠末期に分泌のピークを迎え，産後は減少するが，乳頭刺激により一過性の増加がみられる（次項<乳汁分泌のメカニズム>参照）
- 視床下部・下垂体・卵巣機能の回復：FSHとLHは，産褥5週には非妊時の値に戻るが，プロラクチンの卵巣機能抑制作用によって産後は生理的な無月経となる．産褥性無月経の期間は，授乳の有無で異なる．産後の初回月経は，無排卵性のことが多いが，月経発来前に排卵するこ

I 正常例における援助

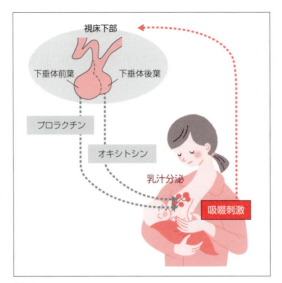

図1 乳汁分泌のメカニズム

ともあり，産後月経が再開しないうちに妊娠する場合もある．

<乳汁分泌のメカニズム>（図1）
- 妊娠中は，胎盤からエストロゲンとプロゲステロンが分泌され，エストロゲンは乳管系，プロゲステロンは腺葉系の増殖・発育を促す．
- 下垂体前葉から乳汁産生を促すプロラクチンの分泌が始まるが，妊娠中は胎盤性ホルモンであるエストロゲンが乳腺細胞のプロラクチンに対する反応性を抑制するため，本格的な乳汁分泌には至らない．児と胎盤が娩出されると，プロラクチンに対する抑制が解かれ，本格的な乳汁の産生が始まる．
- オキシトシンは下垂体後葉から分泌され，児の吸啜刺激により分泌が促進する．オキシトシンは乳腺腺葉を取り巻く筋上皮を収縮させ，乳汁を圧出させる．また，副次的に子宮筋に作用し，子宮収縮を促し，後陣痛が増強することもある．

乳汁分泌は母乳育児にもつながりますが，乳房の解剖，乳房・乳頭の分類，そして乳汁分泌のメカニズムを理解しておくと，母乳育児への援助を考える時に役立ちます．
母乳育児の意義，初乳の成分や役割についても理解しておきましょう．

2 産褥日数と子宮底長，子宮底の高さの変化について確認しましょう
- 胎盤娩出後，子宮復古に伴って子宮底長や子宮底の高さは経時的に変化する（表1）[2]．
- 子宮底長の測定：恥骨結合上縁中央から子宮底までを測定する（図2-①）．
- 子宮底の高さ：看護職者の手指幅（横指）を用いて測定する（図2-②）．褥婦の臍の高さから上であれば「臍上1横指」，下であれば「臍下2横指」などと表す．

3 悪露について確認しましょう
- 悪露：産褥期に子宮や産道から排出される分泌物．胎盤・卵膜剥離面からの浸出物に頸管・腟

表1 産褥日数による子宮底長と子宮底の高さ

産褥日数	分娩直後	分娩後12時間	産褥1日目	産褥3日目	産褥5日目
子宮底長	11～12cm	15cm	11～17cm	9～13cm	8～11cm
子宮底の高さ	臍下2～3横指	臍高～臍上1～2横指	臍下1横指	臍下3横指	恥骨結合上縁上3横指

（江守陽子：褥婦のアセスメントと健康支援．「臨床助産師必携 生命と文化をふまえた支援 第2版」．我部山キヨ子編集，p.326，医学書院，2006．をもとに作表）
本表はあくまでも目安であるため，褥婦の日々の変化から経過を判断する．

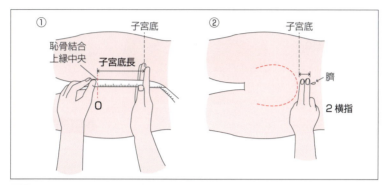

図2 子宮底長と子宮底の高さの測定方法
（平澤美惠子，他監修：写真でわかる母性看護技術アドバンス．p.22，インターメディカ，2017．を参考に作図）
①子宮底長の測定法．メジャーの起点を恥骨結合上縁中央に当て，子宮底の最高点までを測定する．
②子宮底の高さの測定法．褥婦の臍から子宮底までの長さを，手指幅で表現する．

粘膜・会陰などの裂傷や擦過傷からの分泌物が混じており，壊死脱落膜，赤血球，上皮細胞，細菌などが含まれる[3]．
悪露は復古現象の過程で表2のように変化していく．

表2 産褥日数による悪露の変化

	産褥1～3日	産褥4～7日	産褥8～10日
分泌物	血性に富む	血液成分が減る 白血球が混じる	膿球・剥離上皮が多くなる
性状	血性（赤色）	漿液性（褐色）	黄色
におい	わずかに甘臭	肉汁様・軽い臭気	

4 母乳育児のメリットを，母親，児，母児双方，家族・社会的な側面からあげてみましょう[4]

<母親のメリット>
- 産後の出血が減少し，子宮復古が促進される．
- 授乳による無月経は月経による血液の排出を減少させ，貧血の予防につながる．
- ストレスへの耐性ができ，卵巣がんや閉経前の乳がんのリスクが低下する．

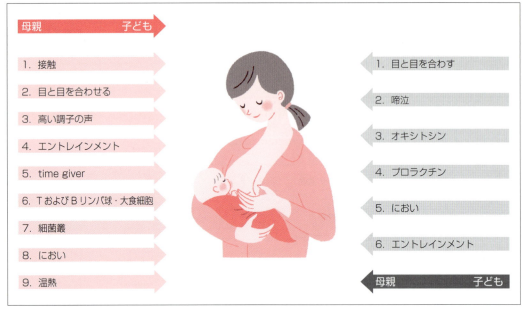

図3 母子相互作用
(Klaus MH, Kenell JH 著, 竹内 徹, 他訳: 親と子のきずな. p.97, 医学書院, 1985. をもとに作図)

- 閉経後の骨粗しょう症, 大腿骨骨折のリスクが低下する.
- 人工乳の準備がいらない.

＜児のメリット＞
- 母乳には免疫グロブリンなどが多く含まれているので, 感染症などへの抵抗力を高める.
- 母乳の組成と分泌量は新生児の消化能力の変化と一致する.
- いつも適温で与えることができる.
- 顎や視機能および知能指数や認知能力の発達が促される.

＜母児双方のメリット＞
- 母親の乳房の感触やにおいにより母子相互作用が促進される.
- 母性・養育行動が促される.

＜家族・社会のメリット＞
- 医療費の削減につながる.
- 人工乳やその関連用品の購入費用がいらない.
- 人工乳に必要なミルク缶, 哺乳瓶などの流通と廃棄による環境への影響が少なくなる.

5 産褥期の母子相互作用について学びましょう（図3）

＜母親から子どもへの作用＞
- 接触, 目と目を合わす, 高い調子の声, エントレインメント[*2], time giver, TおよびBリンパ球・大食細胞の移行, 細菌叢の移行, におい, 温熱

[*2] **エントレインメント**:母親の語りかける言葉のリズムに同調して, 子どもが手, 足を動かす反応がみられること.

<子どもから母親への作用>

目と目を合わす，啼泣，吸啜によるオキシトシン，プロラクチンの分泌促進，におい，エントレインメント

6 母性への心理的適応や母親役割獲得の過程について確認しましょう

<ルービンの理論>

ルービン（Rubin, R）は，女性は以下のような段階を経て母性への心理的適応が進むとしています．

- 受容期（taking-in phase）：依存・受容的な態度が特徴的で，この段階では眠ること，食べること，出産の体験を振り返ることなど，母親にとって自身の回復の時期にあたり，産褥2〜3日続く．
- 保持期（taking-hold phase）：自立する前の段階．母親は育児技術の習得に意欲を燃やすが，気分の変動が激しい．この期間は3〜10日間続く．
- 解放期（letting-go phase）：子どもの母親であること，つまり母親役割を受け入れていく時期．産褥10日〜1か月にあたる．

<マーサーの理論>

- マーサー（Mercer, RT／1981年）は母親役割獲得の過程を，「母親がわが子に愛着を持ち，母性行動の能力を身につけ，その役割に楽しみと満足を表現するようになる期間を通じて起こる相互的・発達的過程」と定義し，表3のような4つの段階があるとした[5]．

表3 マーサーの母親役割獲得過程

段階	時期	内容
予期的段階	妊娠期	母親の役割を想像して胎児を認識しはじめる心理的・社会的な変化
形式的段階	産褥早期	出産後，母親は役割モデルを模倣し，育児をしていく
非形式的段階	産褥1〜4か月	わが子との相互作用を通してわが子の合図を読み取り，独自の役割関係を発達させる
個人的段階	産褥4か月〜	母親役割達成の最終段階：母親役割について調和や信頼，適正を経験するようになる

<母親役割獲得過程を促進する要因・阻害する要因>

- 促進する要因：子どもとの早期接触，専門家の支援，実母・夫の支援
- 阻害する要因：分娩時の苦痛または否定的体験，新生児の反応の乏しさ，育児疲れ，睡眠不足

2 事例の情報を整理してアセスメントしましょう

産褥1日の朝の申し送り時の情報を整理して，この申し送りの内容が何を意味しているかについて考えましょう．そして，あい子さんの状態をアセスメントするために不足している情報は何かを考えていきましょう．

産褥1日の朝の申し送りで得られた情報は次のとおりです．

I 正常例における援助

- あい子さんの属性　　・妊娠経過の概要　　　・分娩経過の要約
- 出生時の状態　　　・分娩2時間後の状態　　・バイタルサイン
- 夜間のあい子さんの一般状態　　・乳汁分泌状態と母乳育児の状況　　・授乳の状況

アセスメントに必要な情報は十分に得られているでしょうか．

全身の復古状態と生殖器の復古，乳汁分泌状態と母乳育児の状況について情報を得ていきましょう．

☞ **解答例** 　正常例 − 産褥期1 − 情報

- あい子さんの復古状態について不足している情報
  ⇒

- あい子さんの乳汁分泌状態と授乳の状況について不足している情報
  ⇒

- そのほかの追加すべき情報　＊表4を参考にして考えましょう．
  - 褥婦の生活行動⇒
  - 退院後の生活環境⇒
  - 褥婦の心理的適応や対処⇒
  - 褥婦の周囲の人との関係性⇒

現在の状態をアセスメントし，今後の経過を予測していくためには，今回の妊娠・分娩経過についても情報を得る必要があります．

表4　産褥期の情報収集の視点

褥婦の非妊時から妊娠・分娩までの健康状態	
1．背景 ・年齢　　・婚姻の有無，婚姻年齢 ・家族構成　・居住地　・パーソナリティ ・今回の妊娠・分娩の受けとめ方 ・今回の妊娠・分娩時の母子・父子関係，家族内の役割調整 ・育児の準備状況　　・社会的な問題の有無	2．健康状態 ・身長　・体重　・非妊時のBMI ・既往歴（疾患名・アレルギーを含む） ・感染症　・家族歴　・産科歴
3．妊娠経過 ・母体の健康状態 ・マイナートラブルと対処方法 ・胎児の健康状態 ・心理社会的健康状態（本人・家族・パートナー）	4．分娩経過 ・分娩経過 ・分娩の4要素の概要（娩出力，産道，児・胎児付属物，母体の心理状態） ・薬の使用および処置 ・母子相互作用（早期接触・早期授乳）

褥婦の復古状態			
1. 子宮 ・子宮底の高さ（長さ）　・硬度		2. 悪露 ・量　・性状　・におい	
3. 後陣痛 ・後陣痛の有無と程度		4. 外陰・会陰部・腟部 ・腫脹・発赤・血腫・皮下出血・疼痛の有無と程度 ・縫合部の癒合状態	
5. 肛門部 ・骨盤臓器脱，痔核・脱肛の有無と程度		6. 腹壁 ・腹直筋の離開　・妊娠線の有無	

褥婦の全身状態	
1. 体温・呼吸・脈拍・血圧	2. 血液データ
3. 体重	4. 浮腫
5. 尿 ・自然排尿の有無　・膀胱知覚低下または欠如，尿失禁，尿閉の有無と程度　・尿量 ・頻尿，尿意切迫感，残尿感の有無　・尿検査データ	6. 便 ・産褥3日までの排便の有無 ・脱肛・痔核の有無と程度 ・会陰裂傷の有無と程度

褥婦の母乳育児の状態	
1. 乳房と乳頭の状態 ・乳房のタイプ　・乳頭の形態 ・乳頭・乳輪の伸展性 ・乳頭痛，乳頭損傷，副乳の有無	2. 乳汁分泌 ・乳管の開口数　・分泌の有無と程度
3. 授乳状況 ・乳房の過度な緊満の有無　・授乳姿勢 ・効果的な吸着 ・母乳が飲まれているサイン ・母親の児が母乳を飲みたがっているサインへの気づき ・児の覚醒状態（state3～5） ・効果的な母乳育児が行われているサイン	4. 母乳育児への意欲 ・母乳育児に対する母親の思い ・母乳育児に関する情報の獲得状況

褥婦の生活行動	
1. 栄養と食事 ・食事摂取量　・食欲　・間食 ・栄養と食事に関する情報の獲得状況	2. 活動 ・早期離床　・産褥体操　・運動習慣
3. 休息 ・休息状態　・睡眠　・疲労	4. 清潔 ・外陰部の清潔　・全身の清潔

褥婦の心理的適応と対処	
1. 児への愛着 ・出産の喜び　・児への情緒面での愛着 ・児への行動面での愛着 ・自分への肯定的・否定的言動	2. 育児行動 ・基本的知識・技術の習得の程度
3. 産褥の心理的変化 ・出産体験の振り返り　・自己概念の再構成	

褥婦の周囲の人との関係と援助	
1. 父親役割獲得	2. パートナーシップ
3. 家族の役割変化	4. 役割分担の調整
5. 今後の家族計画 ・信頼度の高い避妊方法 ・パートナーとの話し合い	6. サポートシステム ・相談相手　・精神的な支え ・医療機関の活用方法　・社会資源の活用方法

（小黒道子：産褥期の看護．「母性看護学Ⅱ 周産期各論」．有森直子編，pp.283-294，医歯薬出版，2015．を参考に作表）

以上のように，不足している情報はありますが，復古状態と乳汁分泌状態に関する情報を収集し，アセスメントして計画を立てることにしました．

 追加情報

<あい子さんの情報>
- 子宮底は臍下2横指，硬度は硬式テニスボール様でコリコリしている．
- 右側会陰切開をして，バイクリルで5針縫合．ほかに裂傷はないが，座ったり歩いたりすると疼痛がある．会陰部の浮腫は軽減している．
- 起床後尿意はあまりなかったが，トイレに行ったら自尿がスムーズにあった．悪露は血性で，大パッドの中央がぐっしょりとなるくらいであった．
- 後陣痛はない．
- 血液検査は未実施．
- 体重は61kg（分娩前より5kg減少，非妊時体重55kg）．
- 疲労については「産まれるのに丸1日かかったし，夕べもあまり寝ていないので，ちょっと眠れると疲れがとれるかも」と話す．
- 出産直後に早期母子接触を実施したが，児の乳頭への吸着はなめる程度であった．
- あい子さんはぜひ母乳で育てたいと考えており，妊娠中から乳頭のケアを実施していた．乳頭は直径1.0cm，長さ1.2cm程度で伸展性はあり，初乳は圧迫するとタラタラと分泌する．児に話しかけながら授乳している．
- あい子さんは会社を経営しており，産後3か月ほど休んだ後に仕事を再開する予定である（3年前に結婚，夫は33歳，会社員）．

<新生児（広夢ちゃん）生後1日の情報>
- 体温36.8℃，呼吸28/分，リズムは整，肺音はクリア．心音98/分，雑音はない．
- 全身色はピンク．チアノーゼや冷感はないが，中毒疹がみられる．羊水様のものを嘔吐した．
- 腹部膨満なし，腸蠕動音あり．排尿あり，胎便の排泄あり．
- 体重は2,891g，活気あり．授乳時なかなかうまく吸いつけない時があるが，哺乳力良好，吸啜[*3]は上手である．

あい子さんの産褥1日の状態を，情報収集の視点（**表4**）に沿ってアセスメントしましょう（新生児の生後1日のアセスメントは「Ⅰ．正常例における援助　新生児の援助　2．生後1日」を参照）．

妊娠期からの情報に基づいてすでにアセスメントしている内容もあるので，産褥期にあらためてアセスメントすべき情報を選別しながら進めていきましょう．

[*3] 吸啜：唇を乳輪部に密着させて下顎を下方に下げて舌と頬で口腔内に陰圧を作って吸引すること．舌で乳頭を硬口蓋に押し付けて前方にしごいて乳汁を絞り出す．

知っておきましょう

吸着（ラッチ・オン）とは

吸着（ラッチ・オン）とは，乳輪部まで大きく口の中に含み，すき間なくぴったりと吸いついて，舌は丸く乳首を包み，乳頭の先は軟口蓋と硬口蓋の境目まで深く伸びている状態です（図4）．

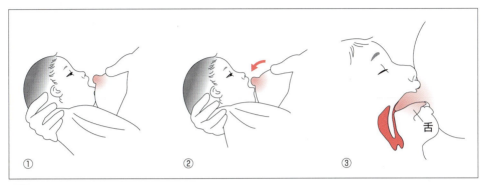

図4 吸着（ラッチ・オン）
①児を母親の体に密着させるように抱き，児の頭を支えながら後屈させ，下顎が乳房に埋もれ込むようにする．
②児の舌が下がっていることを確認したら，弧を描くように乳頭を口の中に含める．
③吸着時の状態．児は母親の乳頭だけでなく，乳輪，乳房までくわえている．

☞解答例　正常例 ─ 産褥期1 ─ アセスメント

＜背　景＞

- 年齢
  ⇒

- 既往歴
  ⇒

- 過去の妊娠・分娩歴
  ⇒以下の情報に関する状態が順調に進んでいるかどうか，順調に経過していくためにはどのような援助が必要か，関連づけて考えていきます．

- 今回の妊娠・分娩体験の受けとめ
  ⇒これは今後の母親役割獲得に向けても重要なアセスメント項目です．出産体験の振り返り（次項「2. 産褥3日・生後3日」を参照）をしてアセスメントしていきましょう．

- パーソナリティ
  ⇒妊娠期・分娩期の情報を参照して，今後の育児・仕事への取り組みとの関連をみていきます．

- 今回の妊娠・分娩期の母子関係・父子関係と家庭内の役割調整
  ⇒今回はじめての妊娠・分娩です．あい子さんと夫が胎児にどのような思いを抱いていたかを把握してアセスメントする必要があります（「Ⅰ．正常例における援助　妊娠期の援助」を参照）．

<褥婦の復古状態に関する情報>
- 子宮収縮状態
  ⇒

- 出血量
  ⇒

- 悪露
  ⇒

- 後陣痛
  ⇒

- 外陰部・会陰部・腟の状態
  ⇒

<全身状態>
- バイタルサイン・排泄・浮腫
  ⇒

- 体重
  ⇒

分娩が排泄に及ぼす影響,排泄と子宮収縮状態をアセスメントできましたか.

これまでに得た情報のなかから，あい子さんの母乳育児をアセスメントするにあたって必要な情報を抽出します．

 母乳育児に関連する情報
- 乳房Ⅱbタイプ，乳頭は直径1.0cm，長さ1.2cm程度で伸展性はある．
- 乳頭両側に一部発赤あり，吸啜時のみ疼痛軽度，痂皮形成や出血なし．
- 乳房緊満なし，乳管開口6〜7本，初乳は圧迫するとタラタラと分泌し，射乳なし．
- 両乳房とも可動性ややあり．
- 児は活気，哺乳力があり，吸啜状態は良好．

- 乳房・乳頭の形状は母乳育児に適しているか
  ⇒

- 乳頭の発赤
  ⇒

発赤ができる原因について，吸着や吸啜，抱き方や授乳の姿勢，乳首の離し方との関連から考えられましたか．直接授乳観察用紙（図5）を参考にして直接授乳の様子をきめ細やかに観察していきましょう．

I 正常例における援助

| 母の名前 _____ | 日付 _____ |
| 赤ちゃんの名前 _____ | 赤ちゃんの年齢（日齢）_____ |

授乳がうまくいっているサイン	困難がありそうなサイン
全体	

	授乳がうまくいっているサイン	困難がありそうなサイン
母親	□ 健康そうにみえる □ リラックスしており，居心地がよさそう □ お母さんと赤ちゃんとのきずなのサイン	□ 病気または落ち込んでいるようにみえる □ 緊張しており，不快そうにみえる □ 母子が目を合わせない
赤ちゃん	□ 健康そうにみえる □ 穏やかでリラックスしている □ 空腹時，乳房に向かったり探したりする	□ 眠そう，具合が悪そうにみえる □ 落ち着きがない，泣いている □ 乳房に向かわない，探さない

乳房	
□ 健康そうに見える □ 痛みや不快感がない □ 乳輪から離れた位置でしっかり指で支えられている □ 乳頭の突出	□ 発赤，腫脹，あるいは疼痛 □ 乳房や乳頭が痛い □ 乳輪に指がかかったまま乳房を支えている □ 乳頭が扁平で，突出していない

赤ちゃんの体勢	
□ 頭と体がまっすぐになっている □ お母さんの身体に引き寄せられて抱かれている □ 体の全体が支えられている □ 赤ちゃんが乳房に近づくとき，鼻が乳頭の位置にある	□ 授乳をするのに，首と頭がねじれている □ 母親の体に引き寄せられて抱かれていない □ 頭と首だけで支えられている □ 乳房に近づくとき，下唇，下顎が乳頭の位置にある

赤ちゃんの吸着	
□ 乳輪は赤ちゃんの上唇の上部のほうがよく見える □ 赤ちゃんの口が大きく開いている □ 下唇が外向きに開いている □ 赤ちゃんの下顎が乳房にふれている	□ 下唇の下部のほうが乳輪がよく見える □ 口が大きく開いていない □ 唇をすぼめている，もしくは巻き込んでいる □ 下顎が乳房にふれていない

哺乳	
□ ゆっくり深く，休みのある吸啜 □ 哺乳しているときは頬がふくらんでいる □ 哺乳を終えるときは，赤ちゃんが乳房をはなす □ お母さんがオキシトシン反射のサインに気がつく	□ 速くて浅い吸啜 □ 哺乳しているときに頬が内側にくぼむ □ お母さんが赤ちゃんを乳房からはなしてしまう □ オキシトシン反射のサインに気がつかない

備考

図5 直接授乳観察用紙
(BFHI2009 翻訳編集委員会：UNICEF/WHO　赤ちゃんとお母さんにやさしい母乳育児支援ガイド　ベーシック・コース「母乳育児成功のための10ヵ条」の実践．p.166，医学書院，2009．より許諾を得て転載)

＜褥婦の生活行動＞
・栄養と食事，休息
　⇒

- 全身，外陰部，乳房の清潔
  全身⇒

  外陰部⇒

  乳房⇒

- 活動
  ⇒

早期離床の必要性や産褥体操について考えられましたか．

 アドバイス

初産婦さんはすべてがはじめてであることを忘れずに！
産褥期は，褥婦がセルフケアをできるように援助していくことが必要です．あい子さんは初産婦で，はじめて経験することばかりですから，自分で実施できるようにていねいに指導します．そして，指導したことができているかを確認し，あい子さんが自ら適切な方法をみつけていけるように援助しましょう．

＜褥婦の心理的適応（親役割獲得）と対処や周囲の人との関係性＞
- あい子さんの疲労状態

＊「産まれるのに丸1日かかったし，夕べもあまり寝ていないから，少し眠れると疲れがとれるかも」と話しています．この状況をアセスメントしてみましょう．

  ⇒

- 児への愛着
  ⇒

- 夫の児への思い
  ⇒

知っておきましょう

エングロスメント（engrossment）
子どもの誕生後に感じる父親の強烈な情動反応として，エングロスメント（engrossment，のめりこみ，没入感情）がみられます．特徴は以下のとおりです．
・わが子をかわいく魅力的と感じる（視覚的な気づき）
・わが子を抱きたい，触りたいと感じる（触覚的な気づき）
・自分に似ていることに気づいて喜ぶ（外観的な気づき）
・わが子はパーフェクトだと認知する
・わが子に意識が強く引き寄せられ，注意を集中する
・極度の高揚感を抱く
・自分がより成熟したように感じ，自尊心が高まる

　アセスメントを通して児への愛着について考えられましたか．親役割獲得過程について再度復習しておきましょう．

＜家族の役割変化や役割分担の調整＞
　⇒・現段階では，家族の役割変化や役割分担の調整などの家族関係についての情報も不足している．産褥経過に沿って妊娠中の情報やあい子さんとの会話からアセスメントする．これは全体像の情報（今回の妊娠・分娩時の母子・父子関係と家族内の役割調整）とも関連している．

　　・特にあい子さんは夫と二人暮らしなので，夫との関係が今後の育児や親役割獲得に影響すると考えられる．今後，夫から話を聞いたり，夫への指導が必要になる可能性もある．

　　・夫以外に相談相手や精神的な支えがあるか，育児支援のサポート状況など退院に向けてもう少し詳細に把握して，社会資源の活用方法など具体的にアドバイスできるとよい．

　　・いつごろ2人目の子どもをほしいと思っているかなど，今後の家族計画についても把握して，退院に向けて指導していく．

＜生活環境（背景）＞
　⇒・生活環境は妊娠中のアセスメントを参考にする．

　　・産褥期では特に退院後の育児の進め方や住居環境を把握し，あい子さんの状況に合わせて退院指導，育児指導をしていく．

　　・あい子さんは産後3か月したら仕事を始める予定であるため，仕事量と育児支援の状況を今後も継続してアセスメントしていく．

　以上のアセスメントを統合すると，**あい子さんの産褥1日のアセスメント**は次のようにまとめられます．

・あい子さんの全身状態，復古状態，母乳育児状態は正常に経過していると考えられます．
・あい子さんの生活行動は満たされていると判断できます．
・親役割獲得などは，今後の経過をみていくなかでアセスメントしていきます．

3　事例の健康課題を導き，決定しましょう

　これまでのアセスメントから，あい子さんは乳頭の発赤が心配ですが，全身状態，子宮復古状態は正常に経過しています．
　あい子さんの健康課題を優先順位が高いものから3点あげましょう．

■ あい子さんの産褥1日の健康課題
1. 乳汁分泌状態は乳頭に発赤があるが，正常に経過しつつある
2. 全身状態，子宮復古状態は正常に経過している
3. 児への愛着はみられるが，今後，親役割獲得過程をさらに促進していく必要がある

4　健康課題に沿って看護計画を立てましょう

　看護目標はなるべく具体的な目標とし，その達成時期を設定します．入院中の産褥期の長期目標は退院までとなります．短期目標は褥婦の状態が日々あるいは半日単位で変化していくので，実施した援助内容と結果から，援助の効果や目標の達成度を毎日あるいは褥婦の状態に応じて2～3日で評価します．また，看護目標はあくまでも褥婦の立場から考えて設定することが大切です．

■ あい子さんの産褥1日～退院までの看護目標
1. 母乳分泌が促進され，あい子さんが意欲をもって母乳育児を継続できる（退院まで）
2. 疲労が回復し，子宮復古状態は産褥2日に相当した状態になる（産褥2日まで）
3. 出産体験の振り返りや自己概念の再構成が進み，母親として児への情緒面，行動面での愛着がみられる（退院まで）

　あい子さんの場合，母乳分泌が促進され，母乳育児がスムーズに進められることが看護目標の1つとなっていますが，あい子さんの乳房・乳頭や授乳がどのような状態になればスムーズと評価できるかを考え，具体的な目標を立てていくことが大切です．

- 乳頭の発赤……これ以上悪化しないように，もしくは軽減させて治癒することを期待する．そのためにはまず，母乳育児の基本として正しく吸着・吸啜できるように援助していくことが優先される．
- 吸啜時の疼痛……正しく吸啜できるようになれば疼痛は改善される．
- 乳汁分泌……初乳をしっかり飲めるように頻回授乳を進めていくと，吸啜刺激によりオキシトシンの分泌が促進されて母乳の分泌は良くなることが期待される．さらに子宮収縮も促進される．

　産褥1日の状態からは必ず母乳の分泌が良くなるとは断言できませんが，それを目指して最大限の援助をしていきます．

I 正常例における援助

2 看護目標に基づく観察プラン・ケアプラン

☞解答例　正常例 - 産褥期1 - 看護計画

看護目標1「母乳分泌が促進され，あい子さんが意欲をもって母乳育児を継続できる（退院まで）」に対する看護計画

　まず，母乳育児に関して何を観察すべきかを考えてみましょう．
- あい子さんの乳房・乳頭の状態
- あい子さんの母乳育児への意欲
- 授乳状況（授乳姿勢，効果的な吸着・吸啜，児の覚醒状態など）
具体的には以下の状況を期待します．
- 乳頭の発赤が軽減または治癒し，吸啜時の疼痛が消失する（産褥2〜3日まで）
- あい子さんが母乳育児への意欲を継続でき，積極的に取り組める（退院まで，そして退院後も）

<観察プラン>

<ケアプラン>

看護目標2「疲労が回復し，子宮復古状態は産褥2日に相当した状態になる（産褥2日まで）」に対する看護計画

具体的には以下の状況を期待します．
- 子宮収縮状態は硬度良好で，子宮底の高さ臍下3横指（あい子さんは標準より収縮が良いため），悪露は赤色，臭気なし，量は中パッドで間に合う程度
- 疲労の訴えがみられない

＜観察プラン＞
- 全身状態

- 子宮復古状態

＜ケアプラン＞

I 正常例における援助

看護目標3「出産体験の振り返りや自己概念の再構成が進み，母親として児への情緒面，行動面での愛着がみられる（退院まで）」に対する看護計画

具体的には以下の状況を期待します．
- 広夢ちゃんへの愛着行動がみられる（じっと見つめる，手足に触れる，なでる，語りかける，かわいいという表現があるなど）
- 育児行動（授乳，児の観察，オムツ交換，抱き方，着替えなど）を習得できる
- 育児不安などの訴えがみられない

＜観察プラン＞

＜ケアプラン＞

文献
1) 日本産科婦人科学会編：産科婦人科用語集・用語解説集 改訂第4版．日本産科婦人科学会，2018．
2) 江守陽子：褥婦のアセスメントと健康支援．「臨床助産師必携 生命と文化をふまえた支援 第2版」．我部山キヨ子編集，p.326，医学書院，2006．
3) 小黒道子：産褥期の看護．「母性看護学Ⅱ 周産期各論」．有森直子編，p.262，医歯薬出版，2015．
4) 前掲2) p.267．
5) 森 恵美，他編：母性看護学概論 母性看護学1．p.15，医学書院，2016．

産褥期の援助　2. 産褥3日・生後3日

　産褥3日のあい子さんと生後3日の新生児 広夢ちゃんの状態は次のとおりです．この事例をアセスメントして，援助のプロセスを一緒に考えていきましょう．

あい子さんの産褥3日の状態

- 初産婦，30歳．妊娠38週0日，男児3,048g出産，アプガースコア9/9点（皮膚色−1）．出血量355mL＋80mL．
- 今朝の体温36.3℃，血圧118/72mmHg．食事は全量摂取，飲水も適宜しており，排尿障害なし．「妊娠前も一日2〜3回くらいしかトイレに行かないのが普通」とのことで，現在の排尿回数も変化なし．夜間はよく眠ることができる．創部の異常はない．Hb 12.6g/dL．
- 乳房緊満軽度出現，発赤，疼痛，硬結はみられない．乳房の可動性はある．乳管開口7〜8本，射乳あり．両側乳頭に発赤あるが，軽減傾向．
- 哺乳量測定で14g哺乳．児の吸啜は上手であるが，授乳時間のタイミングが合わず眠りがちである．授乳の手技は慣れてきており，とてもスムーズである．児への話しかけ，タッチングも多くみられる．あい子さんは，児について「今は飲みたくなさそう」「あとこのくらいで欲しがりそう」などと発言している．
- 子宮底長は恥骨結合上7cm，硬度はコリコリしている．血性〜淡血性の悪露が生理用パッドに付着する程度で，コアグラや混入物はみられない．

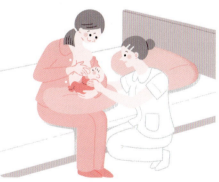

新生児 広夢ちゃんの生後3日の状態

- 体温37.6℃，呼吸48/分，リズムは整，肺音はクリア．心音108/分，雑音なし．
- 全身色はピンク．チアノーゼ・冷感なし．経皮黄疸計では10.9mg/dL．
- 嘔気・嘔吐なし，腹部膨満なし，腸蠕動音あり．排泄問題なく，胎便の排泄あり．体重2,753g．哺乳量測定で1回14g哺乳．
- 臍部に軽度発赤があるが，臭気，腫脹なし．大泉門は正常．

1 事例を分析・解釈するために必要な知識を整理しましょう

1 産褥3日の乳汁分泌状態，復古状態，心理的な変化（母子相互作用・親役割獲得）が一般的にどのような状態にあるか確認しましょう

- 乳汁を産生する作用が急激に起こるため，乳房の緊満感，血管の拡張，熱感などの変化がみられる．
- 乳房緊満：血液とリンパが乳腺や周囲の組織に増加し，乳房が硬く触れ，熱感や圧痛を伴う状態[1]．
- 乳汁うっ滞：分泌された乳汁が排出されずに乳管内に乳汁がたまった状態[1]．
- 復古状態は，子宮底の高さがおよそ臍下3横指，長さは恥骨結合上9～13cm前後であるが，個人差がある．悪露はまだ血液成分が多いが，量は減少してくる．
- ルービンの理論によると，言われたことをするのみで自分の行動は始めない受容期（taking-in phase）の段階であり，母親は専門職からの指導を忠実に守りながら育児をする．マーサーの理論によると形式的段階にあたる（「Ⅰ．正常例における援助　産褥期の援助　1．産褥1日・生後1日」の表3参照）．

2 母乳がよく飲まれていることを示すサインについて確認しましょう

- 授乳後に乳房が柔らかくなる．
- 授乳中に，授乳していない乳房から母乳分泌がある．
- 授乳中や授乳後に乳頭の痛みを感じない，あるいは痛みがない．
- 児がリズミカルな吸啜・嚥下・呼吸パターンを続ける．
- 母乳を嚥下する音がする．

3 母乳育児において児が示すサインを確認しましょう[2, 3]

＜効果的に母乳育児が行われていること示す児のサイン＞

- 生理的体重減少が7％より少ない．
- 排便は1日に少なくとも3回あり，5日までに粒の混じった黄色便となる．
- 排尿は1日に少なくとも6回以上あり，色は透明か黄色である．
- 授乳後は満足して落ち着いている．
- 授乳中，児の嚥下音が聞こえる．

＜児が母乳を欲しがるサイン＞

- 吸うように口を動かし，吸う時のように音をさせる．
- 手を口や顔に持っていく．
- レム睡眠時にみられる急速な眼球の動きがみられる．
- むずかる．
- グー，ハーなどの声を出す．

母親はこのような児の反応やサインに気づき，授乳のタイミングがつかめるようになる．

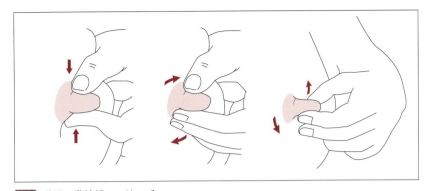

図6 乳頭・乳輪部マッサージ
乳頭部を圧迫し，縦方向，横方向にもみずらす．

4 乳頭・乳輪部マッサージの方法を確認しましょう

- 乳頭・乳輪部マッサージ：乳管の開通を促し，乳頭・乳輪部を柔軟にすることで，児の吸着・吸啜を容易にする．その結果，乳汁の排出量が増加する（図6）[1,2]．
- 基底部マッサージ：乳房基底部の静脈血液循環を促し，乳汁産生を増加させて乳汁分泌量を増加させる．

5 「出産体験の振り返り」について確認しましょう [4〜6]

- 目的：褥婦にとって出産体験がストレスとなり，悲嘆やわだかまりの感情をもちやすく，心的な外傷体験として残る場合がある．そこで妊娠・出産体験が喪失体験になっていないか，否定的な体験になっていないかをアセスメントする．
- 意義・効果：悲嘆やわだかまりの感情を吐露し，情緒的な緊張をときほぐし，自己概念の再構築［カタルシス（浄化）］ができる場を，出産に立ち会った看護職者が提供することに大きな意味がある．これは母親の自己概念の保持または回復を助け，母親としての役割を遂行する能力を助ける．
- 実施時期：一般的に，出産体験による疲労が回復する産褥3日以降が望ましいといわれているが，入院日数が短い場合や個人差を考慮して，産褥1〜2日に行われることもある．
- 進め方：分娩または出産体験がどのようなものであったかを，褥婦が感じたことをそのまま素直に話してもらう．妊娠中，分娩中のこと，周囲の人々，特にパートナーや自分の両親，パートナーの両親との関係，胎児や新生児への想いなども率直に話してもらう．
- 留意点：アクティブリスニング（積極的傾聴）とオープンクエスチョンにより想い・感情を表出してもらうことで，「思いどおりの分娩ができなかった」，「騒ぎ立てて恥ずかしい分娩だった」というようなわだかまりから解放されて気持ちが楽になる．良い振り返りができると，産褥の課題である親役割への獲得に向けてスムーズに移行できるようになる．

6 褥婦が自己概念を再構成していく過程でみられるマタニティ・ブルーズについて理解を深めましょう

- 定義：産褥3〜10日頃にみられる一過性の情緒障害で，褥婦の30%程度に出現するとされている．マタニティ・ブルーズを経験した褥婦は，経験していない褥婦より産後うつ病に罹患

表5 Stein のマタニティ・ブルーズ自己質問票

産後____日目　　　日時____月____日____時

今日のあなたの状態についてあてはまるものに○をつけてください．2つ以上あてはまる場合には番号の大きなほうに○をつけてください．
また質問票のはじめには名前と日時をお忘れなくご記入ください．

〈質問〉

A　0. 気分はふさいでいない．
　　1. 少し気分がふさぐ．
　　2. 気分がふさぐ．
　　3. 非常に気分がふさぐ．

B　0. 泣きたいとは思わない．
　　1. 泣きたい気分になるが，実際には泣かない．
　　2. 少し泣けてきた．
　　3. 数分間以上泣けてしまった．
　　4. 半時間以上泣けてしまった．

C　0. 不安や心配事はない．
　　1. ときどき不安になる．
　　2. かなり不安になる．
　　3. 不安でじっとしていられない．

D　0. リラックスしている．
　　1. 少し緊張している．
　　2. 非常に緊張している．

E　0. 落ち着いている．
　　1. 少し落ち着きがない．
　　2. 非常に落ち着かずどうしていいのかわからない．

F　0. 疲れていない．
　　1. 少し元気がない．
　　2. 一日中疲れている．

G　0. 昨晩は夢を見なかった．
　　1. 昨晩は夢を見た．
　　2. 昨晩は夢で目覚めた．

H　0. 普段と同じように食欲がある．
　　1. 普段に比べてやや食欲がない．
　　2. 食欲がない．
　　3. 一日中まったく食欲がない．

つぎの質問については"はい"または"いいえ"で答えてください．

I.　頭痛がする．　　　　　　　　はい　　いいえ
J.　イライラする．　　　　　　　はい　　いいえ
K.　集中しにくい．　　　　　　　はい　　いいえ
L.　物忘れしやすい．　　　　　　はい　　いいえ
M.　どうしていいのかわからない．はい　　いいえ

〈配点方法〉A～Hの症状に対する得点は各番号の数字に該当し，I～Mの症状に対する得点は「はい」と答えた場合に1点とする．

(加藤尚美：正常からの逸脱．「母性看護学2　産褥・新生児」．第2版，今津ひとみ，加藤尚美編著，p.85，医歯薬出版，2006. より引用／原典は Stein GS：The pattern of mental change and body weight change in the first post-partum week. Journal of Psychosomatic Research, 24 (3)：165-171, 1980.)

する頻度が高いといわれている（「Ⅰ．正常例における援助　産褥期の援助　3．産褥5日・生後5日」参照）．

- 症状：疲労感，涙もろさ，不安感，当惑，不眠，頭痛，食欲不振，怒りっぽい，忘れっぽい，何もする気がしないなどがある．
- リスク要因：高齢，初産婦，神経質な性格，不定愁訴の多い妊婦，核家族などがあげられる．
- Stein のマタニティ・ブルーズ自己質問票（表5）：合計点8点以上でマタニティ・ブルーズを経験したとされる．

症状やリスク要因にあてはまる褥婦がすべてマタニティ・ブルーズになるわけではないが，褥婦の言動を注意深く観察する．

7 マタニティ・ブルーズと産後うつ病について，知識を整理しましょう（表6）

表6 マタニティ・ブルーズと産後うつ病の違い

	マタニティ・ブルーズ	産後うつ病
発症頻度	・欧米人では30〜76% ・日本人では7〜25%	・13〜14%
発症時期	・産褥3〜5日に多い ・産褥10日頃までには消失する	・産褥1〜2か月以内 ・特に産褥2週間以降の発症が多い
発症の リスク要因	・神経質な性格 ・うつ病の既往歴がある ・社会的適応力が低い ・月経前緊張症候群がある ・妊娠中の不安 ・妊娠後期のうつ病 ・ストレスフルな出来事がある	・若年の母親 ・うつ病の既往歴がある ・マタニティ・ブルーズを発症した
特徴的な症状	・突然の移ろいやすい，予期しない気分の変化 ・身体症状：頭痛，疲れやすい，食欲不振 ・精神症状：不眠，涙もろい，抑うつ気分，不安感 ・日本人では身体症状の訴えが多い	・感情障害が主である ・抑うつ，不安，不眠，食欲不振，自責感を抱く
治療方針など	・特別な治療を必要としないことが多い ・育児不安感を軽減，または取り除く ・家族や本人に十分説明する	・激励は禁忌である ・薬物療法：抗うつ薬，選択的セロトニン再取り込み阻害薬 ・精神療法やカウンセリングの併用

［福島垣太郎：産後の精神障害．「新体系看護学全書 母性看護学② マタニティサイクルにおける母子の健康と看護」（新道幸惠，他編），pp.179-183，メヂカルフレンド社，2013．を参考に作表］

2 事例の情報を整理してアセスメントしましょう

　産褥3日の情報として，あい子さんのバイタルサインズ，基本的ニード充足の状況，乳汁分泌に伴う授乳状況，復古状態，そして新生児の状態が得られています．これらの情報が何を意味しているかを考えてみます．産褥1日で看護計画に沿ってケアした結果，あい子さんの状態はどのように変化したのかをみていきながら，看護ケアプランの評価をしていくと，現在のあい子さんのアセスメントに看護計画の修正も含まれてきます．

　まず，産褥1日の看護目標を確認しておきましょう．

産褥1日の看護目標1「母乳分泌が促進され，あい子さんが意欲をもって母乳育児を継続できる」
＜期待される褥婦の状態＞
- 乳頭の発赤が軽減または治癒し，吸啜時の疼痛が消失する（産褥2〜3日まで）
- あい子さんが母乳育児への意欲を継続でき，積極的に取り組める（退院まで，そして退院後も）

産褥1日の看護目標2「疲労が回復し,復古状態は産褥2日に相当した状態になる.(産褥2日まで)」
＜期待される子宮収縮状態＞
- 子宮の硬度良好,子宮底の高さ臍下3横指,悪露は赤色,臭気なし,量は中パッドに中等量程度

産褥1日の看護目標3「出産体験の振り返りや自己概念の再構成が進み,母親として児への情緒面,行動面での愛着がみられる(退院まで)」
＜期待される褥婦の状態＞
- 広夢ちゃんへの愛着行動がみられる(じっと見つめる,手足に触れる,なでる,語りかける,かわいいという表現があるなど).
- 育児行動(授乳,児の観察,オムツ交換,抱き方,着替えなど)を習得できる.
- 育児不安などの訴えがみられない.

では,産褥1日の看護目標と産褥3日の情報を照らし合わせながらアセスメントしていきましょう.

☞ 解答例　正常例 - 産褥期2 - アセスメント

＜乳頭・乳汁分泌＞
- 乳頭・乳汁分泌の状態
⇒

＜子宮収縮＞
- 子宮収縮の状態
⇒

- 子宮収縮を阻害する要因
⇒

追加情報　　出産体験の振り返り

産褥3日に行ったあい子さんの出産体験の振り返りは以下のような内容でした．

● 分娩の受けとめ

「お産ははじめての体験であったため，陣痛がどれくらいの痛みなのかまったく予想できなかったが，いざお産となり陣痛が進んでくると，とにかく痛くて痛くてたまらなかった」

「正直なところ今日はもうやめにしたいと思った時が何度もあったが，とにかく早く産みたいと思って頑張った．自分がとても動物的だったと思う．痛みを自制できなかった」

「同じ部屋の産婦さんたちが次々と分娩室に移動して，自分が産まれる時に分娩台があいているのだろうかと不安に思った．同室の産婦さん方が気になっていきみを上手に逃すことができなかった．逃し方がわからなかった」

「でも，実際に分娩台に上がっていきんだ時に楽になった．産まれた赤ちゃんを抱っこして顔をみた時，嬉しくて幸せだと思った．自分はとても頑張ったな，と思った．夫にほめてもらいたいと思った．産まれた後，赤ちゃんとしばらく過ごした時間は充実感でいっぱいだった．赤ちゃんはとてもかわいい」

● 陣痛について

（助産師からの問いかけに答えて）「確かに陣痛はつらかったが，出産体験がつらかったとは思っていない．まず赤ちゃんに会えたことがとても嬉しかったし，大きな仕事を成し遂げたという充実感が大きかった．もう一度あの痛みをと思うと，もう嫌だなと思うが，やはり子どもはもう一人欲しいと思っている．だけど年子はやめようと思っている」

● 助産師の対応について

「マッサージをしてくれたり，フットバスをしてくれたりしたのは良かった．いろいろと励ましてくれたり，傍についてくれたので頑張れたと思う．痛みが強くて自制できなくてきついことを言ってしまったりしたように思う．でも，それを受けとめてもらえて感謝している」

「途中，助産師がいなくなった（昼食のため不在）ことでとても不安だった．帰ってきてくれたときはほっとした．ずっといてくれて声をかけてもらったことで安心できた．途中これからどうなるのか不安になったが，次はこうしてこうなるということを説明してもらえたので良かった．もう少し早く教えてほしかった」

● 全体的な振り返り

「妊娠・出産は女性にしかできない貴重な体験だと思う．あのつらかった陣痛も子どもの顔を見たら忘れてしまうほどだった．自分でも頑張れたと思う．夫にもお礼を言ってほしいと思う．あっという間のマタニティライフだったが，こんなにかわいい赤ちゃんに会えて良かったと思う．

<出産体験の振り返りのアセスメント>
⇒

<授乳や児への接し方>
⇒

以上のアセスメントを統合すると，あい子さんの産褥3日のアセスメントは次のようにまとめられます．

- 産褥3日の時点では，あい子さんの親役割獲得はマタニティ・ブルーズの徴候や育児不安などの訴えもなく，スムーズに進んでいるとアセスメントできます．
- 併せて，夫の児（広夢ちゃん）への接し方なども観察して，夫の親役割獲得の状態をアセスメントしていきましょう．

3 事例の健康課題を導き，決定しましょう

これまでのアセスメントから，産褥1日の看護目標はほぼ達成できていると考えられますが，乳汁分泌状態，親役割獲得，子宮復古状態は現在変化していく途上にあり，今後ますます順調に経過していくように支援していく必要があります．

産褥3日の健康課題を優先順位の高いものから3つあげましょう．

■ あい子さんの産褥3日の健康課題

1. 乳頭の発赤は軽減しつつあり，乳汁分泌も増加傾向にあるが，授乳のタイミングが合わない
2. 児への愛着はみられるが，今後，親役割獲得過程をさらに促進していく必要がある
3. 全身状態，子宮復古状態は正常に経過している

児と授乳のタイミングが合わないとの言葉があるため，乳汁分泌状態を健康課題の1番目として，産褥1日と同様の優先順位で良いと考えます．

4 健康課題に沿って看護計画を立てましょう

1 あい子さんの産褥3日の看護目標（退院まで）

1. <u>母乳分泌がさらに促進され，母乳育児を継続できる</u>

＊具体的には，「授乳のタイミングが合うようになること」「乳頭の発赤が消失し，乳房，乳頭トラブルを起こさず，乳汁分泌が増加すること」を目指します．

2. <u>親役割獲得がスムーズに進む</u>
3. <u>全身状態，復古状態が正常に経過し，退院できる</u>

2 看護目標に基づく観察プラン・ケアプラン

☞解答例　正常例 – 産褥期2 – 看護計画

看護目標1「母乳分泌がさらに促進され，母乳育児を継続できる」に対する看護計画

＜観察プラン＞＊産褥1日の観察プランに追加する具体策も考えてみましょう．

＜ケアプラン＞＊産褥1日のプランに追加して考えてみましょう．

看護目標2「親役割獲得がスムーズに進む」に対する看護計画

産褥1日の経過に加えて，育児に対する不安やマタニティ・ブルーズのサインがみられずに，あい子さんが自分なりの育児ができるように援助していきます．

母親が児の健康状態についての観察事項をよく理解していることは，退院後の育児不安などを軽減し，育児におけるセルフケア能力を高めることにもつながります．ですから，あい子さん自身が入院中から広夢ちゃんの状態を観察しながらケアできるように支援していく必要があります．

看護目標3「全身状態，復古状態が正常に経過し，退院できる」に対する看護計画

排便がなく不快症状があるようであれば，便の貯留は子宮収縮を妨げますので，排便を促すケアを追加します．これ以外に産褥1日の具体策を実施します．

＜観察プラン＞
　全身状態と復古状態の観察は産褥1日に準じる．

＜ケアプラン＞

文献

1) 亀井良政,工藤美子:産褥期における看護.「母性看護学各論」.森 恵美,他編,pp.308-355,医学書院,2016.
2) 小黒道子:産褥期のニーズ・健康課題と看護.「母性看護学Ⅱ 周産期各論」.有森直子編,pp.295-329,医歯薬出版,2015.
3) International Lactation Consultant Association (ILCA):Clinical Guidelines for the Establishment of Exclusive Breastfeeding. 3rd ed. p.11, 16, ILCA, 2014.
4) 和田サヨ子,近藤潤子:出産後の想起(Review)による産婦の妊娠出産過程における情緒の分析─出産時の喪失体験を中心として─.日本看護科学学会誌,6(3):11-21,1986.
5) 新道幸恵,和田サヨ子:母性の心理社会的側面と看護ケア.医学書院,1990.
6) 中野美佳:肯定的出産体験をもたらすための看護─出産体験の想起・統合を促す看護の効果の検証.母性衛生,52(1):111-119,2011.
7) UNICEF, WHO:Baby-Friendly Hospital Initiative:Revised, updated and expanded for integrated care (Section 1.3, Section 3 and Section 4)／BFHI 2009 翻訳編集委員会訳:UNICEF/WHO 赤ちゃんとお母さんにやさしい 母乳育児支援ガイド ベーシック・コース「母乳育児成功のための10カ条」の実践.p.166,医学書院,2009.
8) 井村真澄:出産直後の母乳育児支援／授乳支援の基礎.「母乳育児支援スタンダード 第2版」.NPO法人日本ラクテーション・コンサルタント協会編集,pp.148-174,医学書院,2015.
9) 大矢公江:赤ちゃんの観察とアセスメント 母乳だけで育てられている健康な正期産児の生後早期の一般的な経過.「母乳育児支援スタンダード 第2版」.NPO法人日本ラクテーション・コンサルタント協会編集,pp.175-182,医学書院,2015.

産褥期の援助　3. 産褥5日・生後5日

　産褥5日のあい子さんと生後5日の新生児 広夢ちゃんの状態は次のとおりです．この事例をアセスメントして，援助のプロセスを一緒に考えていきましょう．

 あい子さんの産褥5日の状態

- 初産婦，30歳．妊娠38週0日，男児3,048g出産，アプガースコア 9/9点（皮膚色－1）．出血 355mL ＋ 80mL．
- 産褥5日のバイタルは安定．排泄に問題なし．やや睡眠不足とのことだが，不安やストレスの訴えはなく，表情は明るい．創部は問題なし．
- やや乳房緊満があるが，授乳後に楽になるという．授乳前後に硬結はない．乳管の開通はよく，乳汁のうっ滞もない．乳房の発赤や疼痛なし．乳頭の発赤は改善してきている．授乳手技もスムーズで，抱き方，乳頭の含ませ方，はずし方はできている．乳汁分泌は増加している．
- 母子関係は良好．「退院してからもこのままでいいのですか？」と聞く．退院時診察で問題がなければ，母子ともに退院予定である．

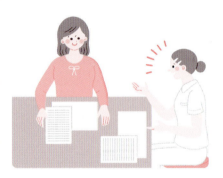

 新生児 広夢ちゃんの生後5日の状態

- 体温 36.8℃，呼吸 44/分，リズムは整，肺音はクリア，心音 112/分，雑音なし．
- 全身色はピンク．チアノーゼ・冷感なし．経皮黄疸計で 11.9mg/dL．
- 嘔気・嘔吐なし，腹部膨満なし，腸蠕動音あり．排泄は良好，便は移行便．体重 2,882g．
- 臍部発赤なし．
- 哺乳量測定で1回58g哺乳．吸啜は上手である．

1 事例を分析・解釈するために必要な知識を整理しましょう

あい子さんは退院を控えています．退院後の生活について考えていく必要があります．

1 退院時診察の判断項目について確認しましょう

- 一般的に，子宮収縮状態が良好で，会陰部の創部もきれいに癒合し感染徴候がなければ退院できる．
- 母親に不安がなく，母子関係も良好で，マタニティ・ブルーズや抑うつがない状態で退院を迎えることが望ましい．
- 退院時に，授乳に不安がある，乳汁分泌状態が芳しくないといった状況がみられた場合は，母乳分泌状態をアセスメントし，母親の育児不安等を軽減するために産後2週間健診の受診を退院時に勧める場合もある．

2 退院後から1か月健診までの母児の生活について理解しましょう

- 母親は育児が中心となり，寝たり起きたりの生活をする．産後3週間目前後に床上げするが，疲れたらいつでも横になるようにする．
- 外出や入浴，一般的な家事は1か月健診を受けてから開始する．車の運転や仕事は産後8週間前後経過してから開始するとよい．
- 退院時に，母子の生活や家族計画について健康教育を行い，1か月健診で再度確認する．

3 搾乳の目的と方法を確認しましょう

- 目的：直接授乳ができない場合，あるいは授乳後の残乳を搾り，乳腺炎を予防するために行われる．
- 方法：用手的な圧出（図7）または搾乳器による吸引．

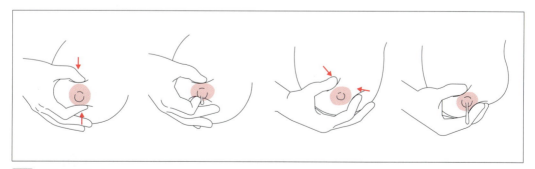

図7 搾乳の方法
搾乳前には手を洗う，乳輪の輪郭周辺（乳頭から2～3cm離れたところ）に拇指と示指をあて，児の吸啜時のリズムで拇指と示指のはらを乳頭部の根元付近で合わせるイメージで圧迫する[1]．

4 母乳が足りているかを判断するための目安を理解しましょう[2]

以下のような場合は授乳量が十分であると判断できます．

- 24 時間以内に少なくとも 8 回の頻回授乳を行っている．
- 吸啜時にごくごくと飲み込む音がしている（乳汁分泌が良い）．
- 児が元気で皮膚色が良く，授乳と授乳の間は満足している．
- 児に 1 日 6 ～ 8 回の排尿，3 ～ 8 回の排便がみられる．
- 1 日に 18 ～ 30g の体重増加がみられる．
- 母親の乳房が，授乳前は張っているような感じがあるが，授乳後に柔らかくなる．

5 市町村が実施している産後ケア事業の詳細を確認しましょう

- **目的**：分娩施設退院後から 4 か月頃までに，病院，診療所，助産所，自治体が設置する場所や褥婦の自宅において，助産師等の看護職が中心となり，母親の身体的回復と心理的な安定を促進するとともに，母親自身がセルフケア能力を育み，母子とその家族が健やかな育児ができるように支援する．
- **事業の種類と内容**：産後ケア事業には，宿泊型（ショートステイ），日帰り型（デイケア），訪問型（アウトリーチ）がある．宿泊型は医療機関や産後ケアセンターなどにおいて，心身のケアや育児のサポート等のきめ細かい支援を実施するとともに，産婦に休養の機会を提供している（表7）．

表7 ケアの内容（宿泊型の場合）

- 母親の身体的ケアおよび保健指導，栄養指導
- 母親の心理的ケア
- 乳房ケアを含む適切な授乳が実施できるためのケア
- 育児の手技に関する具体的な指導および相談
- 生活の相談，支援

［母子保健推進会議，他：産前・産後サポート事業ガイドライン産後ケア事業ガイドライン（平成 29 年 8 月）．https://www.mhlw.go.jp/file/06-Seisakujouhou-11900000-Koyoukintoujidoukateikyoku/sanzensangogaidorain.pdf（2019/3/18 アクセス）をもとに作成］
日帰り型，訪問型では生活の相談，支援を除くケアを提供している．

6 産後に必要な届出や利用できるおもな制度とその根拠となる法律について整理しましょう（表8）

7 月経が再来していない母乳育児中の母親の避妊法について確認しましょう

- 産褥期の性機能の回復と関連づけて，各避妊法の開始時期や利点・欠点などの特徴を理解したうえで指導できるようにする（表9）．
- **適切な避妊法**：殺精子剤，ミニピル，男性用コンドーム．
- **不適切な避妊法**：基礎体温法，リズム法，低用量経口避妊薬（混合型），子宮内避妊具（intra-uterine device；IUD），銅付加 IUD．

8 産後うつ病の予防に関する公的な取り組みについて理解を深めましょう．

- 厚生労働省は 2017 年度より産後うつ予防のために産後 2 週間健診と 1 か月健診の費用を助成し，産後のうつ状態を早期に発見し，行政の相談窓口などにつなげて適切なケアを受けられ

表8 産後に必要な届出や利用できるおもな制度

法律	必要な届出，利用できる制度
戸籍法	出生届（第49条）
健康保険法	出産育児一時金・家族出産育児一時金の給付（第101条） 出産手当金（健康保険加入者）（第102条）
生活保護法	出産扶助（分娩費や入院費等の金銭給付）（第16条）
児童手当法	児童手当
児童扶養手当法	児童扶養手当
母子保健法	新生児訪問指導（第11条）／未熟児訪問指導（第19条） 低出生体重児出生届（第18条）／妊産婦訪問指導（第17条）
児童福祉法	乳児家庭全戸訪問事業（こんにちは赤ちゃん事業）（第6条）
育児・介護休業法	育児休業（第5～10条）／産後8週までの父親の育児休業取得の促進 育児休業給付金／育児休業中の保険料の免除／短時間勤務制度の義務化
労働基準法	産後休業（第65条）　育児時間（第67条）
男女雇用機会均等法	必要な保健指導または健康診査を受けるために必要な時間の確保（第22条）

表9 産後の避妊方法と特徴

避妊方法		避妊の仕組み	開始時期	利点（◎）と欠点（△）
禁欲		性交をしない	いつでもできる	◎100%避妊できる △本人の強い意志とパートナーの理解が不可欠
男性	男性用コンドーム	精子が腟内に入るのを防ぐ	性生活再開と同時に使用可能	◎使用方法が簡単 ◎入手が容易 ◎性行為感染症を予防できる △男性に使う意志がないと使えない △誤った使用法による失敗率が高い
	不妊手術（精管結紮術）	精子の通過を妨げる	出産に関係なくいつでも可能	◎男性が主体的に避妊を考える機会となる ◎手術が簡便である △挙児を希望しても復元は難しい
女性	女性用コンドーム	精子が腟内に入るのを防ぐ	性生活再開と同時に使用可能	◎性行為感染症を予防できる △性交時にやや違和感がある
	子宮内避妊具（IUD・IUS）	受精卵の着床を防ぐ	・産後2か月を過ぎてから ・月経開始後の場合，月経10日目くらいまでに妊娠していないことを確認後，医師が挿入可能	◎避妊効果が高い △人によっては副作用（月経量の増加，腰痛）がある △子宮外妊娠の既往や月経過多，子宮筋腫がある場合は使用できない △まれに自然脱出することがある △定期検診が必要
	経口避妊薬（ピル）	・受精卵の着床を防ぐ ・排卵を抑制する ・精子が子宮内に入るのを妨ぐ	・産後6週間～6か月間は他の避妊方法が使用できない場合にのみ使用を考慮する ・月経5日目より内服を開始し，21日間毎日服用する	◎避妊効果が高い ◎副効用が期待できる △毎日服薬する必要がある △医師の処方が必要であり，高価 △副作用やリスクがある △授乳中は乳汁分泌が抑制されるため使用できない △肥満，心筋梗塞，血栓症，肝疾患，腎疾患には禁忌

（小黒道子：産褥期のニーズ・健康課題と看護．「母性看護学Ⅱ　周産期各論」．有森直子編，p.316，医歯薬出版，2015．より引用）

表10 エジンバラ産後うつ病調査票（Edinburgh postnatal depression scale；EPDS）

ご出産おめでとうございます．ご出産からいままでの間どのようにお感じになったかをお知らせください．今日だけでなく，過去7日間にあなたが感じられたことにもっとも近い答にアンダーラインを引いてください．必ず10項目に答えてください．

例）幸せだと感じた．
- はい，つねにそうだった
- <u>はい，たいていそうだった</u>
- いいえ，あまりたびたびではなかった
- いいえ，まったくそうではなかった

「はい，たいていそうだった」と答えた場合は過去7日間のことをいいます．このような方法で質問にお答えください．

1. 笑うことができるし，物事のおもしろい面もわかった．
   - (0) いつもと同様にできた
   - (1) あまりできなかった
   - (2) 明らかにできなかった
   - (3) 全くできなかった
2. 物事を楽しみにして待った．
   - (0) いつもと同様にできた
   - (1) あまりできなかった
   - (2) 明らかにできなかった
   - (3) ほとんどできなかった
3. 物事がうまくいかないとき，自分を不必要に責めた．
   - (3) はい，たいていそうだった
   - (2) はい，ときどきそうだった
   - (1) いいえ，あまりたびたびではない
   - (0) いいえ，そうではなかった
4. はっきりした理由もないのに不安になったり，心配した．
   - (0) いいえ，そうではなかった
   - (1) ほとんどそうではなかった
   - (2) はい，ときどきあった
   - (3) はい，しょっちゅうあった
5. はっきりした理由もないのに恐怖に襲われた．
   - (3) はい，しょっちゅうあった
   - (2) はい，ときどきあった
   - (1) いいえ，めったになかった
   - (0) いいえ，まったくなかった
6. することがたくさんあって大変だった．
   - (3) はい，たいてい対処できなかった
   - (2) はい，いつものようにはうまく対処しなかった
   - (1) いいえ，たいていうまく対処した
   - (0) いいえ，普段通りに対処した
7. 不幸せなので，眠りにくかった．
   - (3) はい，ほとんどそうだった
   - (2) はい，ときどきそうだった
   - (1) いいえ，あまりたびたびではなかった
   - (0) いいえ，まったくなかった
8. 悲しくなったり，惨めになった．
   - (3) はい，たいていそうだった
   - (2) はい，かなりしばしばそうだった
   - (1) いいえ，あまりたびたびではなかった
   - (0) いいえ，まったくそうではなかった
9. 不幸せなので，泣けてきた．
   - (3) はい，たいていそうだった
   - (2) はい，かなりしばしばそうだった
   - (1) ほんのときどきあった
   - (0) いいえ，まったくそうではなかった
10. 自分自身を傷つけるのではないかという考えが浮かんできた．
    - (3) はい，かなりしばしばそうだった
    - (2) ときどきそうだった
    - (1) めったになかった
    - (0) まったくなかった

（岡野禎治，他訳：産後うつ病ガイドブック．南山堂，2006．／Cox JL et al：Detection of postnatal depression, Development of the 10-item Edinburgh postnatal depression scale. British Journal of Psychiatry, 150, 782-786, 1987. より転載）
合計点9点以上が「うつの可能性が高い」とされるが，9点以上がうつ病で，8点以下はうつ病ではないと判断するものではない．

るようにする取り組みを開始している[2]．

- 特に産褥早期と1か月健診時に<u>エジンバラ</u>産後うつ病調査票（表10）を用いて，褥婦のうつ状態を<u>スクリーニング</u>することを推奨しており，合計点が<u>9</u>点以上の褥婦は，産後うつ病が<u>疑われる</u>として客観的な確定診断を受けることを勧めている．

2 事例の情報を整理してアセスメントしましょう

母子の健康状態が良ければ，初産婦は産褥5日前後に退院となります（施設によって多少異なります）．そこで，退院後どのように生活していくのかという視点でかかわりながら，退院前

に必要な援助ができるよう情報を収集していきます（新生児のアセスメントは「Ⅰ．正常例における援助　新生児の援助　4．生後5日」参照）．

　ここでは産褥5日に援助していますが，退院に向けての援助に必要な情報は産褥1日からケアをしながら収集していき，たとえば褥婦から質問があった時などを利用して，必要なことはその都度，指導していくようにします．

＜退院後の生活に向けた援助のために収集すべき追加情報＞
- 退院後の育児のサポート体制（夫やほかの家族の協力が得られそうか）
- 退院後の生活環境
- 仕事への復帰
- 家族計画

　これらの情報は，産褥早期から機会あるごとに徐々に把握していきましょう．

追加情報（あい子さんの基礎情報はp.2参照）
- 自宅はマンションの5階（エレベーターあり）．周囲には小さい子どもがたくさんいる．マンションは住宅街の一角にあり，公園やスーパーも近い．
- 退院後は約1か月間実家に帰る予定．おもな援助者は，実家では実母，自宅に帰ってからは夫である．
- あい子さんは会社を経営しているが，退院後3か月は育児に専念したいと考えている．その後は自宅内勤の形をとり，ベビーシッターを頼む予定である．
- 子どもはもう一人欲しいが，年子はやめようと思っている．

　退院後の生活を考慮しながら，産褥5日のあい子さんの状態についてアセスメントしていきましょう．

☞解答例　正常例 - 産褥期3 - アセスメント

- 乳汁分泌状態⇒

- 母子関係⇒

- 復古状態⇒

- 退院後のサポート体制⇒

- 生活環境⇒

- 仕事の再開⇒

　以上のアセスメントを統合すると，あい子さんの産褥5日のアセスメントは次のようにまとめられます．

- あい子さんは退院に向けて特に問題となるようなことはありません．このまま順調に退院できると予測されます．
- 産後の生活を心配しているので，1か月健診まで異常がない状態で生活できるように支援していきましょう．

3　事例の健康課題を導き，決定しましょう

産褥5日の健康課題を優先順位の高いものから2つあげましょう．

■ あい子さんの産褥5日の健康課題
1. 退院に向けて順調な経過をたどっており，退院できると予測される
2. 退院後の生活について心配している

　あい子さんの退院後の生活が問題なく経過し，無事1か月健診を迎えられるように，退院後の生活に焦点を絞って支援していく必要があります．

4　健康課題に沿って看護計画を立てましょう

■ あい子さんの産褥5日の看護目標
1. あい子さんが退院後の生活について予測・見通しをもって疑問がない状態で退院できる
2. あい子さんと広夢ちゃんがともに身体的・心理的に問題なく退院できる

　あい子さんが1か月健診まで家族の協力が得られて，母子ともに心理的・社会的・身体的に異常のない状態で過ごすことができることを期待しています．

2 看護目標に基づく観察プラン・ケアプラン ☞解答例 [正常例]-[産褥期3]-[看護計画]

ここでは看護目標1の具体的な援助を考えていきます．看護目標2にかかわる乳汁分泌状態，親役割獲得，復古状態などについてはこれまでの具体策を続行します．

看護目標1「あい子さんが退院後の生活について予測・見通しをもって疑問がない状態で退院できる」に対する看護計画

＜観察プラン＞

＜ケアプラン＞

文献

1) 平澤美惠子，村上睦子監修：母乳育児支援の基本／授乳の支援／搾乳の支援．「写真でわかる母性看護技術アドバンス」．インターメディカ，pp.112-116, pp.124-142, 2017.
2) BFHI 2009 翻訳編集委員会訳：UNICEF/WHO 赤ちゃんとお母さんにやさしい 母乳育児支援ガイド ベーシック・コース「母乳育児成功のための10カ条」の実践．医学書院，2009.
3) 厚生労働省：平成28年度行政事業レビューシート 妊産婦健康診査事業（平成29年度開始）．www.mhlw.go.jp/jigyo_shiwake/gyousei_review_sheet/2016/h29_pdf/051.pdf（2019/3/18 アクセス）
4) 江守陽子：褥婦のアセスメントと健康支援．「臨床助産師必携 生命と文化をふまえた支援 第2版」．我部山キヨ子編集，p.326, 医学書院，2006.
5) 福島垣太郎：産後の精神障害．「母性看護学② マタニティサイクルにおける母子の健康と看護」．新道幸恵，他編，pp.179-183, メヂカルフレンド社，2013.
6) 井村真澄：出産直後の母乳育児支援／授乳支援の基礎．「母乳育児支援スタンダード 第2版」．NPO法人日本ラクテーション・コンサルタント協会編集，pp.148-174, 医学書院，2015.
7) 亀井良政，工藤美子：産褥期における看護．「母性看護学2 母性看護学各論」．森 恵美，他編，pp.308-355, 医学書院，2016.
8) 亀井良政：精神障害．「母性看護学2 母性看護学各論」．森 恵美，他編，p.488, 医学書院，2016.
9) 小黒道子：産褥期の看護．「母性看護学Ⅱ 周産期各論」．有森直子編，pp.260-341, 医歯薬出版，2015.
10) 日本産科婦人科学会編：産科婦人科用語集・用語解説集 改訂第4版．日本産科婦人科学会，2018.
11) 岡野禎治，他訳：産後うつ病ガイドブック．南山堂，2006.
12) 大矢公江：母乳だけで育てられている健康な正期産児の生後早期の一般的な経過．「母乳育児支援スタンダード 第2版」．NPO法人日本ラクテーション・コンサルタント協会編集，pp.175-182, 医学書院，2015.
13) Stein GS：The pattern of mental change and body weight change in the first post-partum week. Journal of Psychosomatic Research, 24 (3-4)：165-171, 1980.
14) UNICEF, WHO：Baby-Friendly Hospital Initiative：Revised, updated and expanded for integrated care (Section 1.3, Section 3 and Section 4)／BFHI 2009 翻訳編集委員会訳：UNICEF/WHO 赤ちゃんとお母さんにやさしい 母乳育児支援ガイド ベーシック・コース「母乳育児成功のための10カ条」の実践．p.166, 医学書院，2009.

Ⅰ 正常例における援助

新生児の援助 1. 出生直後

　あなたは病棟で，あい子さんの新生児 広夢ちゃんを受け持つことになりました．この事例をアセスメントして，援助のプロセスを一緒に考えていきましょう．

広夢ちゃんの出生時〜出生2時間後の状態

＜出生時＞
- 母親：あい子さん，初産婦，30歳．16時43分出産．
- 在胎週数38週0日，経腟分娩，男児，分娩所要時間23時間，羊水混濁あり．
- 出生時体重3,048g．アプガースコア1分後9/9点（皮膚色−1），5分後9/9点（皮膚色−1）．
- 体温36.5℃，心拍数148/分，呼吸数46/分，身長49.8cm，頭囲33.9cm，胸囲31.6cm．
- 胎盤19.0 × 22.0cm × 2.0cm，重さ550g，胎盤実質・卵膜欠損なし．
- 臍帯49.0cm，直径1.1 × 1.0cm，左捻転，側方付着，外表奇形なし，分娩外傷なし．
- 早期母子接触を実施した時，児は乳頭をなめる程度であった．

＜出生2時間後＞
- 体温37.0℃，心拍数130/分，心雑音なし，呼吸数42/分，リズム整，肺音クリア．
- 全身皮膚色ピンク．末梢四肢冷感あるが，チアノーゼなし．
- 嘔気・嘔吐なし．胎便排出あり，排尿なし．
- 原始反射（吸啜反射，口唇追いかけ反射，把握反射，モロー反射）あり，姿勢は正常．

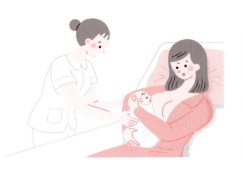

1 事例を分析・解釈するために必要な知識を整理しましょう

1 出生時の状況を理解するために必要な知識を整理しましょう

- 新生児は生後の日数を「日齢」として表す．つまり出生日を<u>日齢0日</u>，出生の翌日を<u>生後1日</u>と表す．

＜出生体重による分類＞
- 低出生体重児（low birth weight infant）：出生体重<u>2,500</u>g未満

- 極低出生体重児（very low birth weight infant）：出生体重 1,500g 未満
- 超低出生体重児（extremely low birth weight infant）：出生体重 1,000g 未満
- 巨大児（giant baby）：出生体重 4,000g 以上
- 超巨大児（exceptionally large baby）：出生体重 4,500g 以上（ICD-10[*1]の定義による）

<在胎週数による分類>
- 正期産児：妊娠 37 週以降妊娠 42 週未満に出生
- 早産児：妊娠 37 週未満に出生
- 超早産児：妊娠 28 週未満に出生（ICD-10[*1]の定義による）
- 過期産児：妊娠 42 週以降に出生

<在胎期間別出生体重標準曲線に基づく分類>
- 在胎期間別出生体重標準曲線：新生児の出生時点の体重や身長，頭位を在胎期間別に統計処理しグラフ化したもので，10－90 パーセンタイル値を基準値とする（図1）．
- 相当体重児（AFD 児；appropriate for dates infant）：在胎週数相当の出生体重の児
- 不当軽量児（LFD 児；light for dates infant）：在胎週数に比して出生体重が基準値より 10 パーセンタイル以下の小さい児
- 不当重量児（HFD 児；heavy for dates infant）：在胎週数に比して出生体重が基準値より 90 パーセンタイル以上の大きい児

2 新生児の第一呼吸開始のメカニズムと肺呼吸確立の機序について確認しましょう

- 胎児は胎盤を介してガス交換を行っている．肺内は肺胞水で満たされ，呼吸機能をもたない．
- 出生時，産道を通過する際に胸郭が圧迫され，肺胞や気道内の分泌物は鼻や口から排出されたり，肺循環中に吸収される．そのため，胸腔内は陰圧（－10～－70cmH$_2$O）となり，第1吸気が起こる．続いて，第一呼気によって胸腔内は陽圧（20～30cmH$_2$O）となり，これを繰り返すことで肺呼吸を確立させる．この時の第一呼気が第一啼泣として認められる．
- 新生児は1回換気量が少ないので，呼吸数を多くして代償している．正常呼吸数は不規則なリズムで 30～50 回/分前後で，60 回をこえると頻（多）呼吸という．
- 鼻呼吸を行い，胸部と腹部が同時に上下する腹式呼吸である．

3 出生時に短時間でもっとも大きな変化を遂げるのが循環器系です．循環動態変化への適応のメカニズムを確認しましょう

- 出生と同時に胎児循環が停止し，肺循環が開始する（図2）．胎児循環に特徴的な以下3経路が閉鎖し，新生児循環に移行する．
- 動脈管（ボタロー管）の閉鎖：出生直後の酸素分圧の上昇で動脈管の収縮が促され，下大動脈（肺動脈）へと流れていた血液は肺へ環流し，肺血流量が増加する．生後 10～15 時間に閉鎖することが多い．
- 卵円孔の閉鎖：卵円孔は心臓の左心房と右心房の間の隔壁にある開口部である．出生後，肺血流量が増加してから左心房圧が上昇し，卵円孔の弁は機能的に閉鎖する．生後 2～3 分で機

[*1] ICD-10：疾病および関連保健問題の国際統計分類 International Statistical Classification of Diseases and Related Health Problems.

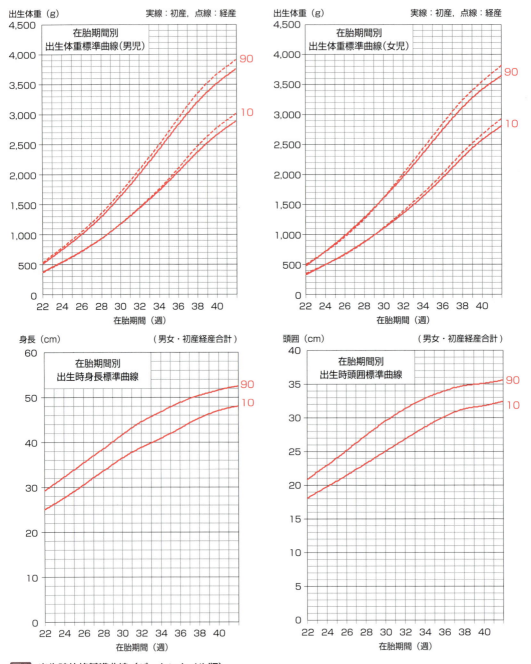

図1 出生時体格基準曲線（パーセンタイル版）
(日本小児科学会新生児委員会報告：新しい在胎期間別出生時体格標準値の導入について．日本小児科学会雑誌，114(8)：1271-1293，2010．および，日本小児科学会新生児委員会報告：「新しい在胎期間別出生時体格標準値」の修正について．日本小児科学会雑誌，114(11)：1771-1778，2010．をもとに作図）

能的に閉鎖するが，器質的に数か月かかって閉鎖する．しかし，正常児の15〜20%は開存したままである．

- 臍帯血管および静脈管（アランチウス管）の閉鎖：臍動脈は，出生後すぐに血中酸素分圧の上昇

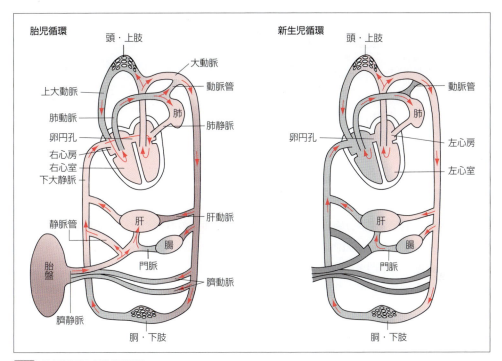

図2 胎児循環と新生児循環
(今津ひとみ, 他編：母性看護学2 産褥・新生児. 第2版, p.103, 医歯薬出版, 2006. を参考に作図)

とプロスタグランジンの減少に反応して収縮し，生後約1分で血行停止する．静脈管は，臍動脈からの血液が肝臓を通らずに下大静脈へ短絡している血管であり，臍帯血行が停止すると数日で閉鎖する．

- 新生児の心拍数：出生直後は150～180/分で多いが，数時間で150/分，24時間では130～140/分と安定してくる．一過性に心雑音が聴かれることがあるが，循環の移行に伴って起こる場合が多く，生後数時間から数日で消失する．

4 アプガースコアによる評価の目的と判定方法について確認しましょう（表1）

- 目的：新生児の呼吸・循環・神経機能を評価するために用いる．
- 判定方法：通常，出生後1分と5分で評価する．1分後は出生時の児の呼吸・循環状態を反映し，5分後は児の神経学的な予後の予測に有効である．10点満点で評価し，通常8～9点となることが多い．7点以上を正常とする．
- 出生時は産道の通過や呼吸，循環（胎児循環から新生児循環への移行）の動態の変化から，四肢にチアノーゼをきたすことが多い．

5 新生児の身体の観察のポイントについて確認しましょう

- 全身：通常，筋の緊張があり，四肢は屈曲位で，上肢はW型，下肢はM型の姿勢を示す．
- 皮膚：皮膚色はピンク色を呈す．皮膚には体温調節・感染防御・水分保持などの働きがあり，多彩な機能をもつ．皮膚の観察により，チアノーゼや早発黄疸の発生を発見することができる．

表1 アプガースコア

診断項目	0	1	2
皮膚色 Appearance	全身チアノーゼ，または蒼白	体幹はピンク，四肢チアノーゼ	全身ピンク
心拍数 Pulse	なし	100/分未満	100/分以上
刺激への反応・反射 Grimace	なし	顔をしかめる	泣く／咳嗽，くしゃみ
筋緊張・活動性 Activity	四肢弛緩	四肢やや屈曲	四肢を活発に動かす
呼吸 Respiration	なし	不規則な呼吸，弱く泣く	強く泣く

- 頭部の観察点：分娩様式や分娩時間に影響を受ける骨重積の有無や産瘤・頭血腫[*2]の有無，部位を確認する必要がある．頭血腫はその後の生理的黄疸の強度にも影響する．そのほか，縫合部の離開の有無，大泉門・小泉門[*3]の大きさを観察する．
- 臍帯：2本の臍動脈，1本の臍静脈があり，単一臍動脈では腎・消化管奇形を伴いやすい．
- 股関節：先天性股関節脱臼時は，下肢が90°外回転不可能で開排制限がある．
- 頭囲・胸囲：出生後，自然な状態では頭囲が胸囲より約1cm大きい．

6 新生児の熱産生・熱喪失について確認しましょう

- 新生児は，体温調節機能が未熟であるうえ，身体的な特徴から熱を放散しやすい状態にあるため，保温はもっとも重要なケアの一つである．
- 新生児の熱産生は，代謝活動・筋肉の収縮・褐色脂肪組織の分解により行われる．

＜新生児の熱の喪失機序＞

- 伝導：皮膚表面と接するものに温度差がある時に，熱が温かいほうから冷たいほうへと伝わること．
- 蒸発：湿った皮膚から熱が奪われること．
- 対流：皮膚に接する空気の温度と気流の速度に応じて熱が失われること．
- 輻射：皮膚から周囲の環境へ熱が移動すること．
- 新生児はこのような機序によって熱が体表から失われるため，新生児の衣類や環境温度，児の寝かせられる位置に配慮する必要がある．
- 新生児は出生後，環境からの寒冷ストレスを受けやすい．体温の低下により，酸素消費量が増加し，低酸素症，呼吸障害，低血糖などを引き起こす．室温の調整と，体温測定による新生児の状態の把握が必要となる．

7 在胎週数相当の成熟状態をアセスメントする項目について確認しましょう

- Dubowitz法（表2）：成熟度の評価方法の一つ．生後24～48時間に外表所見と神経学的検

[*2] 産瘤・頭血腫：分娩時に児の先進部と産道が接触する部で，強く圧迫されるためにその先端部が瘤状になったものを産瘤といい，頭皮と骨膜の間の骨縫合をこえる．頭血腫は，骨膜が頭蓋骨から剥離して起こり，骨縫合をこえない．

[*3] 大泉門・小泉門：大泉門は頭頂骨と前頭骨に囲まれた菱形の平面膜状組織で，1歳～1歳半で閉鎖する．小泉門は頭頂骨と後頭骨に囲まれた三角形の平面膜状組織で，生後2～3か月で閉鎖する．

表2 Dubowitzの評価法（神経学的所見による成熟度の採点基準）

項目	0点	1点	2点	3点	4点	5点
姿勢 posture 仰臥位，安静	腕と脚を伸展	股関節，膝関節でわずかに屈曲，腕は伸展	脚がより強く屈曲，腕は伸展	腕はわずかに屈曲，脚は屈曲外転	腕と脚が完全に屈曲	
角窓 square window 検者の拇指と示指で，児の手を前腕の方向へ十分屈曲させるように圧力を加える．	90° 前腕と小指球の角度	60°	45°	30°	0°	
足首の背屈 ankle dorsiflexion 検者の拇指を児の足蹠に，他の指を児の脚の背面におき，足を脚の前面に向けて屈曲させる．	90°	75°	45°	20°	0°	
腕の戻り反応 arm recoil 仰臥位，児の腕を5秒間屈曲させたのち，手をひっぱって十分に伸展させ，それから手を離す．	180° 伸展，または無目的の運動	90〜180° 屈曲不完全または反跳ゆっくり	<90° 迅速，完全に屈曲			
脚の戻り反応 leg recoil 仰臥位，股関節と膝関節を完全に屈曲（5秒間），ついで足をひっぱって脚を伸展したのち手をはなす．	180° 屈曲（−）またはわずか	90〜180° 不完全な屈曲	<90° 股関節および膝関節で完全に屈曲			
膝窩角 popliteal angle 検者の左の拇指と示指で，児の上腿を胸壁につけたのち（膝胸位），右の示指で足関節の後部を圧して，脚を伸展させる．	膝窩角 180°	160°	130°	110°	90°	<90°
踵-耳 heel to ear 児の足を持って頭部に近づける．足と頭の距離，膝の伸展の度合いを観察．						
スカーフ徴候 scarf sign 仰臥位，児の手を持って，頸部の前を通過して他側の肩へ，そして後方へ向けて，できるだけひっぱる．	肘が他側の腋窩線に達する	肘が正中線と腋窩線との間	肘が正中線の位置	肘が正中線に達しない		
頭部の遅れ head lag 仰臥位，児の両手（小さな児では腕）を握り，ゆっくりと座位に引き起こす．頭部と体幹の位置関係を観察．	頭部が完全に後方に垂れる	頭部が不完全ながら体幹の動きについていく	頭部を体幹の線に保つことができる	頭部を体幹より前に出す		
腹位水平宙づり ventral suspension 検者の手を児の胸の下において児を持ち上げる．背部の伸展度，腕と足の屈曲，頭部と体幹の位置関係を観察．						

(Dubowitz, LM：Clinical assessment of gestational age in the newborn infant. The Journal of Pediatrics, 77（1）：1-10, 1970. より．訳は志村浩二：新生児の成熟度評価．「新生児学」．小川雄之亮，他編，p.284, メディカ出版，1995. を参考に作表）

査による成熟度を評価・採点し，在胎週数と成熟度を確認する．

8 出生直後の新生児のwell-beingを判断するための観察項目を確認しましょう

- 出生直後の新生児の各部位の身体情報を把握し，新生児の胎外生活への適応過程を評価する．

＜全身の観察＞
- **姿勢**：四肢の屈曲位（上肢はW型，下肢はM型）で左右対称
- **皮膚**：皮膚色はピンク色．胎脂，チアノーゼの有無と部位

＜頭部の観察＞
- 縫合部の離開の有無，骨重積の有無
- 大泉門・小泉門の大きさ，膨隆の有無
- 産瘤・頭血腫の有無と部位

＜腹部の観察＞
- 腹部膨満の有無
- 臍帯は2本の臍動脈，1本の臍静脈
- **男児性器**：陰嚢に睾丸を2つ触れる
- **女児性器**：大陰唇・小陰唇の形状，新生児月経の有無

＜肛門の観察＞
- 肛門筋で閉じられているか
- 鎖肛の確認

＜四肢の観察＞
- 左右対称性，四肢の長さと指の数
- 筋トーヌスの緊張
- 開排制限の有無，クリックサインの有無

9 この時期の新生児に特有な原始反射について理解しましょう

成熟した新生児でも中枢神経系は発達途上にあるため，以下のような原始反射がみられます[1,2]．

- 口唇反射（rooting reflex）
- 吸啜反射（sucking reflex）
- モロー反射（Moro reflex）
- 把握反射（grasp reflex）
- 緊張性頸反射（tonic neck reflex）

- これらの原始反射は，脳の上位中枢の成熟に伴い，その抑制機構が完成するにしたがって消失していく．

10 正常成熟児の出生直後から生後12時間の胎外生活への適応過程を理解しましょう（表3）

表3 新生児の胎外生活への適応過程

	第1次活動期 （生後15〜30分間）	安静期 （生後30分〜2時間）	第2次活動期 （生後2〜6時間）
呼吸	不規則：最高60〜90/分，短時間無呼吸あり	呼吸数減少：呼吸障害を伴った呼吸促迫	短期間の呼吸促迫：短い無呼吸期を伴った不規則な呼吸
心拍数	頻脈：3分後で平均180/分	減少：120〜140/分	不安定：徐脈と頻脈を大きく変動
皮膚色	短期間チアノーゼ，四肢末端チアノーゼ	皮膚色改善，啼泣すると真っ赤になる	急激な皮膚色変動
体温	低下する	低い	上昇し始める
腸雑音	初期聴取せず；15分後聴取	聴取	胎便排出
活動性	覚醒，探索様，つねに活発	睡眠，静か	さらに反応あり
刺激に対する反応	よく反応	外的・内的刺激に対して比較的反応せず	

（Moore, LM：Realities in Childbearing. 2nd ed. Saunders, 1983./竹内　徹訳：新生児ナーシングケア．p.8, 医学書院, 1986．を参考に作表）

11 新生児の睡眠と覚醒の状態（state）の評価法を確認しましょう（表4）[3]

表4 Brazeltonによる覚醒水準（state）の分類

評価	児の状態
state 1	規則的な呼吸を伴った深い睡眠状態で，自発運動はほとんどない
state 2	眼を閉じた浅い睡眠状態．活動レベルは低く，呼吸は不規則である
state 3	開眼しているが活気がない半居眠り状態．活動性は変化しやすい
state 4	輝きのある目つきをした敏活な状態で，外刺激に反応する．活動性は最小である
state 5	開眼し，かなりの活動性がある．外刺激に対し驚愕運動や活動性の増強を伴って反応する
state 6	啼泣状態．活動性は高い

（Brazelton, TB編著，鶴山富太郎監訳：ブラゼルトン新生児行動評価 原著第3版．pp.16-19, 医歯薬出版, 1998．を参考に作表）

2　事例の情報を整理してアセスメントしましょう

出生直後〜出生後2時間の広夢ちゃんのwell-beingについてアセスメントしましょう．

解答例　正常例－新生児1－アセスメント

- 全身状態
  ⇒

- 体温
  ⇒

- 早期母子接触
  ⇒

新生児の出生直後〜出生後2時間のwell-beingにかかわる分娩時の情報もアセスメントしましょう．

＜分娩時の情報＞
- 分娩様式と各期の分娩所要時間
  ⇒

- 胎児機能不全の有無とアプガースコア
  ⇒

＜出生直後の広夢ちゃんの身体発育のwell-being＞
- 在胎週数
  ⇒

- 出生時体重，身長，頭囲，胸囲
  ⇒

- 胎盤，臍帯，外表奇形，分娩外傷
  ⇒

母体や妊娠経過は児のwell-beingに影響を及ぼすため，母親であるあい子さんのアセスメントも必要です．あい子さんの基礎情報（p.2）も参照しながら，非妊時から出産までの経過から必要な情報を抜き出して列記し，アセスメントしましょう．

＜非妊時の基礎情報＞
- 必要な情報：年齢，身長，体重，全身疾患の有無，薬物・喫煙・アルコール使用の有無，
　　　　　　　既往歴，既往手術の有無
　⇒

＜妊娠・分娩歴＞
- 必要な情報：妊娠回数，分娩回数，分娩時妊娠週数，分娩様式，新生児の出生体重，
　　　　　　　在胎週数，アプガースコア，妊娠・分娩・産褥の異常
　⇒

＜妊娠経過＞
- 必要な情報：最終月経，分娩予定日，在胎週数，異常妊娠（重症妊娠悪阻，
　　　　　　　切迫流・早産，妊娠高血圧症候群，多胎妊娠），母体合併症，全身疾患，
　　　　　　　感染症の有無，検査データ，胎児の発育（胎児発育不全の有無を含む）と
　　　　　　　推定体重
　⇒

＜家族歴・背景＞
- 必要な情報：夫の健康状態と家族疾患の有無，産婦の家族疾患の有無，
　　　　　　　その他の近親者の健康状態と支援体制
　⇒

　以上のアセスメントを統合すると，広夢ちゃんの出生直後から2時間後までのアセスメントは次のようにまとめられます．

- 広夢ちゃんの胎外生活適応状態は順調に経過していると考えられます．
- 早期母子接触では児は乳頭をなめる程度ではありましたが，うまく母子の早期接触を図ることができたと考えられます．

3 事例の健康課題を導き，決定しましょう

　これまでのアセスメントから，広夢ちゃんの出生2時間後までのバイタルサインは正常範囲にあり，胎便の排出や原始反射もみられています．広夢ちゃんの出生直後の健康課題を2つあげましょう．

■ 広夢ちゃんの出生直後の健康課題
1. 出生直後から2時間までの広夢ちゃんの子宮外生活への適応は順調に経過している．しかし，生理的適応状態は変化しやすいので，引き続き観察が必要である
2. 母子の早期接触によりスムーズなアタッチメントの形成が促されるよう配慮が必要である

　新生児は生後24時間までは健康状態が変化しやすい時期にあるので，肺呼吸の確立および肺循環へのスムーズな移行，体温の安定といった生理的な変化が子宮外生活への適応の重要なポイントとなります．また，母子の早期接触が必要であり，排泄の評価（初回排尿・便がみられること），胎内生活から胎外生活に適応していくことが引き続き重要な健康課題となります．
　早発黄疸や感染徴候などの異常状態の観察や早期発見も重要です．

> **アドバイス**
>
> **常に感染予防を心がけましょう**
> 感染予防のためのスタンダードプリコーションの原則を守りましょう．児に触れる前に手洗いをすることは大切です．また，医療者や医療器具を媒介した感染を予防するために，医療者自身の健康管理を行うとともに，感染のおそれのあるものを児に近づけないなどの配慮も必要です．

4 健康課題に沿って看護計画を立てましょう

1 広夢ちゃんの出生直後から出生2時間後までの看護目標
1. 肺呼吸がスムーズにでき，体温を維持できる
2. 母親と早期に接触し，母子の時間をもつことができ，できれば授乳を開始できる

2 看護目標に基づく観察プラン・ケアプラン

　上記の看護目標に基づくケアのポイントは，保温，全身状態の観察とその評価，母子の早期接触と直接哺乳の開始，感染予防です．では，看護目標1，2それぞれに対する具体策を考えていきましょう．

☞解答例　正常例 – 新生児1 – 看護計画

看護目標1「肺呼吸がスムーズにでき，体温を維持できる」に対する看護計画

<観察プラン>

<ケアプラン>

看護目標2「母親と早期に接触し，母子の時間をもつことができ，できれば授乳を開始できる」に対する看護計画

<観察プラン>

<ケアプラン>

文献

1) Prechtl, HFR：The neurological examination of the full term newborn infant. 2nd. ed, Spastics International Medical Publications, in association with London：Blackwell Scientific Publications Ltd. J.B.Lippincott, 1977.／内藤寿七郎監修，栄島和子訳：新生児の神経発達─Prechtlの検査法─．日本小児医事出版社，1994.
2) 久佐賀晃，松石豊次郎：原始反射はなぜおこるの？特集 赤ちゃんの不思議．周産期医学，31（7）：949-951，2001.
3) Brazelton, TB編著，穐山富太郎監訳：ブラゼルトン新生児行動評価 原著第3版．pp.16-19，医歯薬出版，1998.
4) 日本周産期・新生児医学会：「早期母子接触」実施の留意点（2012年8月24日）．https：//www.jspnm.com/sbsv13_8.pdf（2019/3/18アクセス）

Ⅰ 正常例における援助

新生児の援助 2. 生後1日

　あなたは病棟で，あい子さんの新生児 広夢ちゃんを受け持つことになりました．この事例をアセスメントして，援助のプロセスを一緒に考えていきましょう．

> **広夢ちゃんの出生時～生後1日の状態**
>
> ＜出生時～出生直後＞
> - 母親：あい子さん，初産婦，30歳，16時43分出産．
> - 在胎週数38週0日，経腟分娩，男児，分娩所要時間23時間．
> - 出生時体重3,048g，身長49.8cm，アプガースコア9/9点（皮膚色－1）．
>
> ＜生後1日＞
> - 体温36.8℃，呼吸28/分，リズムは整．肺音はクリア．心音98/分，雑音はない．
> - 全身色はピンク．チアノーゼや冷感はないが，中毒疹がみられる．
> - 羊水様のものを嘔吐，腹部膨満なし．腸蠕動音あり．排尿あり，胎便の排泄あり．
> - 体重2,891g，活気あり．授乳時なかなかうまく吸いつけない時があるが，哺乳力良好，吸啜は上手である．

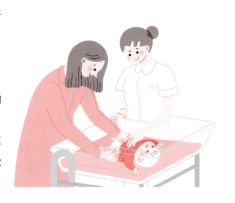

1 事例を分析・解釈するために必要な知識を整理しましょう

1 免疫機構が未熟な新生児にとって，感染予防は重要なケアの一つです．胎盤を介して母親から受ける免疫グロブリン，新生児と関連の深いその他の免疫グロブリンについて確認しましょう

- 免疫グロブリンには <u>IgA</u>，<u>IgG</u>，<u>IgM</u> がある．このうち，胎盤を介して母親から胎児へ移行するのは <u>IgG</u> である．分子量の大きい <u>IgA</u>，<u>IgM</u> は胎盤を通過しない．
- <u>IgA</u> は <u>母乳</u> を介して新生児に伝えられ，腸内での細菌の増殖抑制，気管支や腸管粘膜から体内への細菌の侵入防御に役立っている．
- <u>IgM</u> は感染防止に役立つ．出生時の血中 <u>IgM</u> 濃度が20mg/dL以上であれば，胎児が抗原刺激を受けたことを意味し，胎児感染が疑われる．

- 風疹，麻疹，水痘に対する抗体は IgG に属するため，母親が抗体をもっている場合，新生児はこれらの疾患に罹患しないか，罹患しても軽症ですむ．

2 新生児にみられる正常な皮疹について確認しましょう

- 中毒性紅斑：境界のはっきりした紅斑の中央に白色丘疹がみられる．通常，生後12時間頃から体幹，下肢，顔面に発生し，2〜3日で自然消退する．新生児に頻度の高い正常な皮膚変化で，成熟徴候の一つとみなされている．
- 稗粒腫（milia）：鼻，頬，額，眼瞼などに散在する1mmほどの白色または黄白色の丘疹．皮脂が皮脂腺に詰まってできたもので，数週間以内に自然消失する．
- 鼻皮脂：鼻尖，鼻背，頬部にみられる皮脂腺の肥大したもので，約1週間で消失する．
- サモンパッチ（正中部母斑）：境界不鮮明な淡紅色あるいは暗赤色の斑で，上眼瞼内側，眉間，額に好発する．半数は1週間以内に消失し，残りは約1年半以内に消失する．
- 単純性紫斑：分娩時の圧迫などでできる点状出血斑で，おもに顔面にみられる．3日前後で消失する．
- 蒙古斑：腰殿部などに認められる灰青色斑．

3 生後24時間以内の児の正常な排泄について確認しましょう

- 排尿：ほとんどの児で，出生後24時間以内に初回尿がみられる．
- 排便：新生児の9割が出生後24時間以内に胎便を排泄し，48時間以内にほとんどの児が暗緑色の胎便を排泄する．胎便は無臭，粘稠性で，羊水成分，腸内の分泌物，胆汁，剥離した上皮細胞からなる．排泄量は約60〜200g程度とされる．

4 母乳哺育に関連して，生後24時間以内に児にビタミンKが投与されます．新生児の特性とビタミンKの作用について理解しましょう

＜ビタミンK投与の目的＞
- 肝臓で産生される凝固因子のいくつかは，ビタミンKに依存している．しかし，新生児ではビタミンKが欠乏しやすく，出血傾向が起きやすい．よって，ビタミンK欠乏症による頭蓋内出血，新生児メレナを予防するために投与する．新生児ビタミンK欠乏性出血症は，生後2〜4日に起こることが多い．

＜新生児でビタミンKが欠乏しやすい理由＞
- ビタミンKは経胎盤移行性が低く，母体由来のビタミンKが少ないため，出生時の備蓄が少ない．
- 生後早期には腸内細菌叢が発達しておらず，成人とは異なり，ビタミンKを自力で産生することが困難である．
- ビタミンKの吸収能が低い．

＜ビタミンK投与方法＞
- 生後1日（出生後，数回の哺乳確立後），1週間後（退院時），1か月後に0.2％のビタミンK_2シロップを経口で1mL（2mg）投与することが推奨されている．

Ⅰ 正常例における援助

5 新生児の栄養に関連して，吸啜に関するアセスメント項目を確認しましょう

- 時期（在胎週数・生後日数）：37週未満の場合，吸啜・嚥下・呼吸の統合が未発達なため注意する．
- 覚醒レベル：state 4（輝きのある目つきをした敏活な状態で，外刺激に反応する．活動性は最小）の状態にあるか．児が眠っていれば吸啜できない．
- 全身状態：体重，健康状態，筋緊張，反射，姿勢
- 頭部：産瘤・頭血腫，顔面
- 顎の発達
- 口腔内の状態（口唇・口蓋・舌）：口唇口蓋裂の有無や舌小帯の付着部位，伸展性が吸啜に影響する．

6 母児の愛着形成に関連する情報を確認しましょう[1〜3]

- 母親の産褥経過（帝王切開，遷延分娩などによる疲労）
- 母子同室
- 早期授乳開始
- 育児への援助（授乳，脱気，抱き方，おむつ交換）

> **知っておきましょう**
>
> **母児の愛着形成に関するキーワード**
> ・アイ・トゥ・アイ・コンタクト（eye to eye contact）：母児が目線を合わせること
> ・エントレインメント（entrainment）：母児が互いの声や身振りに同調して反応すること
> ・アタッチメント（attachment）：母児の愛着，母から児への愛着
> ・エングロスメント（engrossment）：児へののめりこみ，没入感情
> ・ボンディング（bonding）：児から母への愛着

2　事例の情報を整理してアセスメントしましょう

　広夢ちゃんは出生後，移行期（〜生後12時間）の活動期，安静期，活動期を経て，胎外生活への適応を始めたところです．出生直後から24時間は，このような胎外生活に適応し，安定した状態を維持できていることが重要になります．

＜胎外生活への適応状態をアセスメントする際のポイント＞
- 肺呼吸の確立
- 肺循環へのスムーズな移行
- 体温の安定と維持
- 排泄
- 母子の早期接触

＜新生児の全身状態のアセスメントに必要な情報＞
- 体重
- 哺乳の種類と回数・量
- 嘔気・嘔吐の有無
- 排尿・排便（初回の便・尿の時期，回数と性状）
- 清潔（沐浴・清拭，臍処置）
- 睡眠・覚醒の状態
- 母子の相互作用

では，生後1日の広夢ちゃんの状態をアセスメントしてみましょう．

☞解答例　正常例－新生児2－アセスメント

<全身状態>
- 体温
  ⇒

- 呼吸
  ⇒

- 心音，心雑音
  ⇒

- 皮膚色
  ⇒

- 体重
  ⇒

- 排泄
  ⇒

- 嘔吐・哺乳
  ⇒

 アドバイス

直接哺乳（吸啜）の援助のために必要な情報
授乳時に新生児がうまく吸いつけない場合は，母親側の要因，母子の相互作用について以下のような情報を収集し，原因に合わせて援助していきましょう．
・母親の乳房の形・大きさ，乳首の長さ，形，伸展度
・母親の授乳方法の選択（母乳哺育への意欲の有無）
・乳房，乳首の状態に合った児の抱き方，乳首のくわえさせ方
・児の吸啜意欲の有無
・吸啜頻度（児が泣いたら乳首をくわえさせることができる状況であるか）
母親と児が相互作用の能力を存分に発揮して母乳育児を進めるためには，母乳分泌メカニズムに基づいた支援環境を整えることが大切です．文献[4, 5]も参考にしながら考えてみましょう．

I 正常例における援助

　以上のアセスメントを統合すると，広夢ちゃんの出生直後から24時間後までのアセスメントは次のようにまとめられます．

- 広夢ちゃんの出生直後から24時間までの健康状態は，肺呼吸が確立し，体温も安定し，排尿・排便もみられ，順調に経過していると考えられます．
- 母子の早期接触もでき，授乳時にうまく吸いつけない時はあるものの哺乳力良好で，上手に吸啜できています．

3　事例の健康課題を導き，決定しましょう

　生後1日の広夢ちゃんは，子宮外の生活へ適応し，安定した状態を維持することが可能になってくる頃ですが，まだまだ油断は禁物です．

■ 広夢ちゃんの出生直後～24時間の健康課題
広夢ちゃんは胎外生活に適応しつつある．しかし，胎内生活から胎外生活に適応していく過程で健康状態が変化しやすい時期にあるので，引き続き観察が必要である

4　健康課題に沿って看護計画を立てましょう

❶ 広夢ちゃんの出生直後から24時間までの看護目標
1. 母体外の生活への適応過程が順調に進行する
2. 母子相互作用が促され，直接哺乳（吸啜）が上手にできる

❷ 看護目標に基づく観察プラン・ケアプラン
　上記の看護目標に基づくケアのポイントは，全身状態の観察とその評価，保温，保清，感染予防，直接哺乳の支援と母子の接触促進です．では，看護目標1，2それぞれに対する具体策を考えていきましょう．

☞解答例　正常例 - 新生児2 - 看護計画

看護目標1「母体外の生活への適応過程が順調に進行する」に対する看護計画

＜観察プラン＞

＜ケアプラン＞

看護目標2「母子相互作用が促され，直接哺乳（吸啜）が上手にできる」に対する看護計画

＜観察プラン＞

＜ケアプラン＞

文献

1) Bowlby, J：Attachment and loss.Vol.1, Attachment. 1982.／黒田実郎 訳：母子関係の理論 新版Ⅰ 愛着行動．岩崎学術出版社，1991．
2) Winnicott, DW：Babies and their mothers. 1993.／成田善弘，他訳：ウィニコット著作集（1）赤ん坊と母親．岩崎学術出版社，1993．
3) Klaus, MH, et al：Bonding. 1995.／竹内　徹訳：親と子のきずなはどうつくられるか．医学書院，2001．
4) NPO法人日本ラクテーション・コンサルタント協会編集：母乳育児支援スタンダード．第2版，医学書院，2015．
5) American Academy of Pediatrics：Abstract of Policy statement Breastfeeding and the use of Human Milk Policy Statement：http：//pediatrics.aappublications.org/content/early/2012/02/22/peds.2011-3552.full.pdf+html（2019/3/18アクセス）／NPO法人日本ラクテーション・コンサルタント協会翻訳：母乳と母乳育児に関する方針宣言 2012年版 executive summary．http：//www.jalc-net.jp/dl/AAP2012-1.pdf（2019/3/18アクセス）

Ⅰ 正常例における援助

新生児の援助 3. 生後3日

　あなたは病棟で、あい子さんの新生児 広夢ちゃんを受け持つことになりました．この事例をアセスメントして、援助のプロセスを一緒に考えていきましょう．

広夢ちゃんの出生時～生後3日の状態

<出生時～出生直後>
- 母親：あい子さん，初産婦，30歳．
- 在胎週数 38 週 0 日，経腟分娩，男児，分娩所要時間 23 時間．
- 出生児体重 3,048g，身長 49.8cm，アプガースコア 9/9 点（皮膚色－1）．

<生後3日>
- 体温 37.6℃，呼吸 48/分，リズムは整，肺音はクリア．心音 108/分，雑音なし．
- 全身色はピンク，チアノーゼ・冷感なし，経皮黄疸計[*4]では 10.9mg/dL．
- 嘔気・嘔吐なし，腹部膨満なし，腸蠕動音あり．排泄問題なく，移行便の排泄あり．
- 体重 2,820g．哺乳量測定で 1 回 14g 哺乳．
- 臍部に軽度発赤があるが臭気，腫脹なし．大泉門は正常．

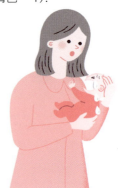

1　事例を分析・解釈するために必要な知識を整理しましょう

❶ 新生児で体重減少がみられる理由と判断の目安を確認しましょう

- **体重減少の理由**：<u>不感蒸泄</u>，<u>尿・胎便の排泄</u>により生理的に起こる．母乳が分泌され始める生後 <u>3</u> 日前後まで減少するが，その後は哺乳量の増加とともに増加するため，一過性の現象である．
- **生理的な体重減少の目安**：成熟児では一般に出生体重の <u>7～10</u>％以内[*5] である．
- **体重減少率の算出**：<u>〔（現在の体重－出生時体重）／出生時の体重〕×100</u> で算出される．

[*4] 経皮黄疸計：ビリルビン値測定器．近年では血清ビリルビン相当値（mg/dL）が示されるものが多く使用されるようになってきている．
[*5] 国際ラクテーションコンサルタント協会は，出生直後からの授乳をきちんと行うことによって7％前後の減少にとどめるようにケアすべきであるとの見解を出している．

2 新生児の体重減少をアセスメントする際のポイントを確認しましょう

- 児の全身状態：口腔内の乾燥状態や水分不足による飢餓熱の有無など
- 体重減少の程度：体重減少率の算出
- 哺乳量：回数，頻度，1回哺乳量
- 排尿：1日の排尿回数，性状
- 排便：1日の排便回数，性状，出血の有無

3 新生児の栄養摂取に関連する知識を確認しましょう

- 新生児の栄養摂取は，吸啜と嚥下によって行われる．この吸啜反射と嚥下反射の協調運動は，ほとんどの新生児で生後数日後に安定する．
- 新生児の胃の容量は，成熟児でも30〜60mLであり，噴門部の括約筋が十分に発達していない状態にある．
- 新生児は哺乳時に乳汁とともに空気を飲み込みやすく，これを排気する必要がある．この排気時に溢乳したり，嘔吐しやすい．よって，通常，新生児のこれらの現象は一般状態が良ければ異常ではない．
- 出生直後は，協調運動や消化・吸収能力が十分でないため，徐々に栄養摂取量を増やしていく必要がある．母乳の分泌量や成分は新生児の状態に適している．

4 母乳不足のサインを理解しておきましょう

- 飲み終わっても欲しがる．30分以上母乳を吸っていても，乳首を離そうとしない．
- 授乳間隔が短くなる．1〜2時間以内で欲しがることが多い．
- 排便の回数が減少している．
- 眠りが浅く，機嫌が良くない．あるいは眠ってばかりいる．
- 吸啜する力が弱く，元気がなくなる．
- 体重増加不良（生後3日過ぎても体重が減少し続ける，生後10日までに出生時体重に戻らない）

5 新生児にみられる生理的黄疸の症状と出現する要因を確認しましょう

＜症状＞

- 黄疸とはビリルビンによって皮膚が黄染された状態であり，生理的な現象としてほぼすべての新生児に出現する．
- 生理的黄疸は，生後日数を経るにしたがって徐々に上昇し，3〜5日でピークとなる．皮膚黄染の進行部位は頭部・頸部に始まり，胸部，腹部，四肢へと広がっていく．

＜要因＞

- 新生児は生理的に多血である．新生児の赤血球の寿命は約60〜90日であり，成人の120日に比べてサイクルが短く，壊れる赤血球の割合が高い．赤血球の破壊によりビリルビンの産生が亢進する．
- 新生児は肝臓におけるビリルビン代謝に必要なグルクロン酸抱合酵素の活性がかなり低い．ビリルビンを肝細胞に取り込むY蛋白が少ない．
- 新生児は腸肝循環が亢進しており，腸管壁より再吸収された間接ビリルビンが血中に戻り，肝

Ⅰ 正常例における援助

臓で再度処理される．
- 動脈管の閉鎖が遅れた場合，肝血流量が減少し，ビリルビンの肝細胞への取り込みが低下する．

新生児の生理的黄疸については文献 3)〜7) を参考に理解を深めましょう（新生児の病的黄疸については，「Ⅱ．正常から逸脱した例における援助　新生児の病的黄疸への援助」参照のこと）．

6 生後3日前後の新生児における，一見異常のようにみえる正常な生理的反応を知っておきましょう

- 尿：生後数日の間に，尿中へ尿酸塩が排泄されるため，ピンク色あるいはレンガ色の着色した尿が排泄されることがある．
- 魔乳：生後2〜3日に乳房が膨隆し，数日間，乳汁を分泌することがある．母親のエストロゲンが胎児期に作用したものであると考えられる．
- 新生児月経：生後1週間前後の女児に，月経様出血や白色粘液分泌を認めることがある．母親のエストロゲンの影響によるものと考えられる．

7 新生児の全身状態の観察ポイントを確認しておきましょう

- 皮膚：チアノーゼ，蒼白，冷感，紅斑，湿疹，乾燥，落屑，膿疱，母斑
- 臍：臍出血，臍ヘルニア，発赤，臍脱の有無（臍帯脱落している場合は，分泌物の有無，乾燥状態，肉芽の有無）

新生児の活気や機嫌も，アセスメントにおいて有意義な情報です．全身状態と合わせて観察しましょう．

2　事例の情報を整理してアセスメントしましょう

☞解答例　正常例－新生児3－アセスメント

＜全身状態＞
- 体温
  ⇒

- 呼吸数・リズム・肺音
  ⇒

- 心音・全身色・チアノーゼ・冷感
  ⇒

- 体重・哺乳量
  ⇒

- 経皮黄疸計によるビリルビン測定値
  ⇒

- 臍部の状態
  ⇒

以上のアセスメントを統合すると，広夢ちゃんの生後3日のアセスメントは次のようにまとめられます．

- 徐々に胎外生活が安定してきて，生理的な体重減少や黄疸などがもっとも顕著に現れる時期にあります．
- わずかな発熱や7.5%の体重減少はみられますが，well-being は許容範囲内に保たれている状態にあるといえます．

3 事例の健康課題を導き，決定しましょう

　広夢ちゃんの胎外生活は安定してきていますが，この時期は生理的体重減少や黄疸などがもっとも強く出現しています．正常範囲から逸脱しないようにケアしていくことが課題となります．
　広夢ちゃんの生後3日の健康課題を優先順位の高いものから2つあげましょう．

■ 広夢ちゃんの生後3日の健康課題

1. 7.5%の生理的体重減少がみられる
2. 黄疸の増強に注意する必要がある

4 健康課題に沿って看護計画を立てましょう

１ 広夢ちゃんの生後3日の看護目標

1. 母乳哺育が確立され始め，体重が増加傾向になる
2. 全身状態が良好に維持され，特に黄疸の発現が生理的範囲内にとどまる

2 看護目標に基づく観察プラン・ケアプラン

☞解答例　正常例 - 新生児3 - 看護計画

看護目標1「母乳哺育が確立され始め，体重が増加傾向になる」に対する看護計画

＜観察プラン＞

＜ケアプラン＞

看護目標2「全身状態が良好に維持され，特に黄疸の発現が生理的範囲内にとどまる」に対する看護計画

＜観察プラン＞

＜ケアプラン＞

文献

1) 瀬川雅史：新生児黄疸と母乳育児．特集　新生児黄疸．母と子のケア．助産婦雑誌，56（3）：192-196，2002．（新生児黄疸と関係がある母乳育児について）
2) 蛭田明子：新生児の看護．「母性看護学Ⅱ　周産期各論」．有森直子編，pp.428-444，医歯薬出版，2015．（新生児の消化・吸収機能について）
3) 蛭田明子：新生児の看護．「母性看護学Ⅱ　周産期各論」．有森直子編，pp.372-375，pp.428-444，医歯薬出版，2015．
4) 細野茂春，他：新生児の検査値アセスメント．ペリネイタルケア，37（5）：410-462，2018．
5) 安田真之，他：特集　ちょっと気になる新生児：搬送すべき判断は？　周産期医学，47（10）：1251-1343，2017．
6) 河野寿夫：新生児期早期の黄疸の機序と治療．特集　新生児黄疸．母と子のケア．助産婦雑誌，56（3）：187-191，2002．
7) 山内芳忠：生理的黄疸と病的黄疸．「新生児黄疸のすべて」．中村　肇編，ネオネイタルケア秋季増刊：85-96，1994．

新生児の援助　4. 生後5日

あなたは病棟で，あい子さんの新生児 広夢ちゃんを受け持つことになりました．この事例をアセスメントして，援助のプロセスを一緒に考えていきましょう．

広夢ちゃんの出生時〜生後5日の状態

＜出生時〜出生直後＞
- 母親：あい子さん，初産婦，30歳．16時43分出産．
- 在胎週数38週0日，経腟分娩，男児，分娩所要時間23時間．
- 出生時体重3,048g，身長49.8cm，アプガースコア9/9点（皮膚色－1）．

＜生後5日＞
- 体温36.8℃，呼吸44/分，リズムは整，肺音はクリア．心音112/分，雑音なし．
- 全身色はピンク．チアノーゼ・冷感なし．臍部発赤なし．経皮黄疸計で11.9mg/dL．
- 嘔気・嘔吐なし，腹部膨満なし，腸蠕動音あり．排泄は良好，便は普通便．
- 体重2,882g．哺乳量測定で1回58g哺乳．吸啜は上手である．

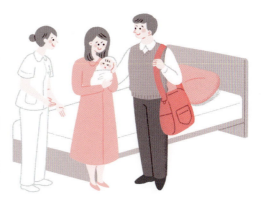

1　事例を分析・解釈するために必要な知識を整理しましょう

■ 哺乳開始から数日後に実施される新生児マス・スクリーニング検査について確認しましょう

- **実施時期**：児が母乳を摂取できるようになり，哺乳量が安定してきた生後 <u>4</u> 〜 <u>6</u> 日に行う．
- **方法**：足蹠部より血液を採取し，指定された乾燥ろ紙に吸収させる．
- **目的**：代謝に関連する<u>酵素</u>の欠損や異常等を発見するために実施される．成長や活動に働きかける<u>酵素</u>や，身体の発育，働きを調整する<u>ホルモン</u>が先天的に欠乏していたり，つくる力の弱い児がいる．そのことによって，知能障害・発育障害，ときに生命にかかわる症状を引き起こす場合もある．これら先天性代謝異常症等を早期に発見し治療を行うことによって障害の発生を未然に防ぐ．

表5 新生児マス・スクリーニングの対象疾患

アミノ酸代謝異常	フェニルケトン尿症／メープルシロップ尿症／ホモシスチン尿症／シトルリン血症Ⅰ型／アルギニノコハク酸尿症
有機酸代謝異常症	メチルマロン酸血症／プロピオン酸血症／イソ吉草酸血症／メチルクロトニルグリシン尿症／ヒドロキシメチルグルタル酸血症／複合カルボキシラーゼ欠損症／グルタル酸血症1型
脂肪酸代謝異常症	中鎖アシルCoA脱水素酵素欠損症（MCAD欠損症）／極長鎖アシルCoA脱水素酵素欠損症（VLCAD欠損症）／三頭酵素／長鎖3-ヒドロキシアシルCoA脱水素酵素欠損症（TFP/LCHAD欠損症）／カルニチンパルミトイルトランスフェラーゼ-1欠損症（CPT-1欠損症）
糖代謝異常症	ガラクトース血症
内分泌疾患	先天性甲状腺機能低下症（クレチン症）／先天性副腎過形成症

- **対象疾患**：本検査は日本では1977年から実施され，2011年までは6疾患が対象であったが，タンデムマス法の開発によって2011年以降は19種類の代謝異常症（アミノ酸代謝異常，有機酸代謝異常症，脂肪酸代謝異常症，糖代謝異常症）と内分泌疾患が検査できるようになった（表5）．

2 事例の情報を整理してアセスメントしましょう

☞解答例　正常例－新生児4－アセスメント

＜全身状態＞
- バイタルサイン
  ⇒
- 全身色・チアノーゼ・冷感
  ⇒
- 体重
  ⇒

- 1回哺乳量
  ⇒

- ビリルビン値
  ⇒

- 排泄
  ⇒

以上のアセスメントを統合すると，広夢ちゃんの生後5日のアセスメントは次のようにまとめられます．

- 広夢ちゃんは胎外生活がほぼ安定してきて，生理的な体重減少や黄疸なども改善され，退院に向けて準備を進める時期といえます．

3　事例の健康課題を導き，決定しましょう

広夢ちゃんの生後5日の健康課題を優先順位の高いものから2つあげましょう．

■ 広夢ちゃんの生後5日の健康課題
1. 母乳栄養が順調に進み，全身状態が安定している
2. 退院に向けて大きく生活環境が変わり，母乳哺育や睡眠などの動静がスムースに移行するか懸念がある

4　健康課題に沿って看護計画を立てましょう

■1 広夢ちゃんの生後5日の看護目標
1. 子宮外生活に適応し，全身状態（生理的体重減少や生理的黄疸）が改善し，安定する
2. 広夢ちゃんのあい子さんへの愛着行動が認められ，退院まで適切な保育が行われる

■2 看護目標に基づく観察プラン・ケアプラン　　　☞解答例　正常例－新生児4－看護計画

看護目標1「子宮外生活に適応し，全身状態（生理的体重減少や生理的黄疸）が改善し，安定する」に対する看護計画

＊全身状態の観察，栄養方法の確立への援助，保清，母子および家族の愛着形成への援助などが必要です．

<観察プラン>

I 正常例における援助

<ケアプラン>

看護目標2「広夢ちゃんのあい子さんへの愛着行動が認められ,退院まで適切な保育が行われる」に対する看護計画

<観察プラン>

<ケアプラン>

　退院してから2週間健診までは,入院中のようにすぐに医療者にアクセスできない環境となり,子どもの睡眠,機嫌など不安を感じる場面も多くなることが予想されます.文献[1]を参考に退院後の育児期の支援について理解を深めましょう.

文献
1）堀内成子編：産褥・退院支援ガイドブック.ペリネイタルケア 2003年夏季増刊,メディカ出版,2003.

退院後の援助　退院後3日の電話相談

　あい子さんは，産褥6日目に広夢ちゃんとともに無事退院となりました．退院から3日目，あい子さんから入院していた病院に相談の電話がありました．相談内容やあい子さん・広夢ちゃんの情報をアセスメントして，援助のプロセスを一緒に考えていきましょう．

あい子さん・広夢ちゃんの入院中の記録と電話相談の内容

＜あい子さん＞
- 初産婦，30歳．妊娠38週0日，男児娩出（体重3,048g）．分娩所要時間23時間，出血量355mL＋80mL．
- 入院中のバイタルサインは安定．食事は全量摂取し，排泄にも問題はなかった．
- 産後早期から児への話しかけやタッチングが多くみられ，母子関係は良好．
- 産褥5日の退院時診察では，子宮収縮良好で創部に問題なし．
- 産褥6日の退院日，乳房緊満はややあるが授乳後には楽になり，乳汁分泌量は日々増加し，授乳後の搾乳は行っていない．乳管開口は良く，乳汁のうっ滞はない．授乳手技も問題なし．退院後の約1か月間は実家で過ごす予定であり，「退院してからもこの調子でやってみます」と明るい表情で話す．
- 退院の前日くらいからやや睡眠不足であったが，退院日も特に不安やストレスの訴えや様子はみられず，母児ともに問題なく，退院となった．

＜広夢ちゃん＞
- 在胎週数38週0日，出生時体重3,048g，アプガースコア1分後9/9点（皮膚色－1），5分後9/9点（皮膚色－1）．
- 入院中の体温36.5〜37.6℃．心音は出生直後130〜148/分で，その後は98〜112/分で雑音なし．呼吸数42〜48/分．
- 原始反射あり，姿勢は正常．
- 退院時の体重は2,912g．臍部発赤なし．哺乳量測定で74g哺乳．吸啜力は良好．排泄状態も問題なし．退院後は体重を測定していない．おむつ交換のたびにおむつに付着する程度の黄色便あり．体温は正常．

＜退院後3日（産褥9日）の電話相談の内容＞
- あい子さんは元気のない声で，次のように話した．

- 「退院してから，広夢ちゃんはお乳を飲んで1時間も経たないうちに泣くため，そのたびに母乳を与えているが，3～4分授乳すると寝てしまう．刺激すると2～3回吸啜するが，乳頭をくわえたまま寝てしまい，入院していた時とは違って授乳に時間がかかっている」
- 「授乳前後におむつ交換をするので，一日中授乳とおむつ交換をしている感じがする．自分自身十分な睡眠がとれず，横になる時間もあまりないためか疲労感が強く，今朝くらいから食欲もあまりない」
- 「乳汁分泌が悪く，必要量を飲めていないのではないか心配している．実母に相談したら"じきに慣れてくるから大丈夫ではないか"と言うが，心配でたまらなくなり電話した」

1 事例を分析・解釈するために必要な知識を整理しましょう

　退院後，特に問題なく経過している場合は，産後2週間健診と1か月健診が一般的な退院後の健診・相談の時期になります．しかし産後2週間健診まで待つことができないような心配事や不安がある場合，今回のような電話での相談が病院に寄せられます．

　あい子さんと広夢ちゃんの退院後3日（産褥9日，生後9日）の状態を理解し，電話相談に適切に対応するために必要な知識を整理しましょう．

1 電話での情報収集や指導における留意点を理解しましょう

- 電話相談は voice to voice であるため，声の調子や声の高さなど，声を通して対象者の感情や状況を把握することになるので，対象者の訴えに丁寧に耳を傾ける．
- 電話相談は言語的コミュニケーションのみとなるので，相談を受ける側は，対象者が聞きたいこと，伝えたい情報，わかってほしいことに対して受容的に，また回答を提供できるようにコミュニケーションを進めていく必要がある．
- 対象者が，自分のニーズ（知りたい情報，確認したい内容，誰かに聞いてほしい欲求，困りごとなど）を要領良く，短時間で系統的に話せるような質問のしかたをする．
- 対象者が事実をできるかぎり的確な言葉で話せるような聞き方（尋ね方）に努め，相談を受ける側が正しく状況把握できるようにする．

2 退院から産後2週間健診までの母親と児の一般的な心身の状態を確認しましょう

＜母親の心身の状態＞

- 子宮の復古状態：子宮底は産褥7～10日でわずかに触れる程度．10～14日頃には腹壁上から触知できなくなる．
- 悪露の変化：出産直後の赤色悪露から，産褥4～8日で褐色悪露となる．その後，赤血球成分が減少し白血球が増加することにより，クリーム色の黄色悪露となる．悪露の性状の変化は生殖器の創傷面の治癒過程を反映するので，悪露の量や体温の変化などとともに観察し，子宮復古の状態の評価の目安とする．

- 産褥10日前後の発熱：産道や子宮の損傷に伴う細菌感染による産褥熱か，それとはまったく関係のない腎盂腎炎，乳腺炎，血栓性静脈炎などを疑う．
- 乳汁の成分と産生量の変化・調整：初乳は産褥4日頃から退院時頃まで移行乳となり，産褥8～10日頃になると乳糖と脂質の割合が増加する成乳へと変化する．この時期，乳房内に乳汁が貯留すると乳腺細胞から乳汁産生抑制因子が分泌され，乳汁産生が抑制される．血中プロラクチン濃度は産褥経過とともに低下していくが，授乳によって上昇し，乳汁は産生される（エンドクリン・コントロール）．児の吸啜や搾乳によって乳房内の乳汁が排出されることにより，乳汁の産生量は調整される（オートクリン・コントロール）．つまり，乳汁の産生量は児の哺乳量によって決まる．
- 母親の心理的に適応していく過程：ルービン（Rubin）の母親役割獲得過程でみると，産褥3～10日は「保持期」（taking-hold phase）にあたり，母親が自立的な状態に移行する段階である（詳細は「Ⅰ．正常例における援助　産褥期の援助　1．産褥1日・生後1日」参照）．心理的な安定を得て，依存性は減少し，自己コントロールができるようになる．育児技術の習得，児の世話を積極的に行うようになる時期でもある．
- 授乳時がもっとも重要な場面となり，母子相互作用のなかで児との適合性を確認していく．授乳は児と母としての自己価値観の基準となるので，母親は授乳に一生懸命努力し，児の反応に敏感になる．授乳がうまくいくと満足感を味わい，うまくいかないと失敗感をもってしまい，精神的に追い込まれていく．
- この時期の心理的ハイリスク状態として，マタニティ・ブルーズがある．産褥3～5日頃に生じ，早期に消失することが多く，軽度のうつ症状，気分の変わりやすさ，不安，不眠，焦燥などがある（詳細は「Ⅰ．正常例における援助　産褥期の援助　2．産褥3日・生後3日」参照）．また，産後うつ病は産後2～3週間頃から抑うつ症状，意欲低下，不眠，易疲労性，思考力や集中力の減退などが出現し，うつ状態が進行すると育児や家事などが困難となる．産褥精神病は，産褥2～3週間以内に不眠，抑うつ，焦燥などがみられ，その後幻覚，妄想などが急激に出現する．
- 新しい子どもを迎えることによる生活や関係性の変化から生ずる育児不安は，生活に適応していくプロセスにおいて軽減されることが多い．

＜児の状態＞
- 皮膚：生理的黄疸は生後5～6日をピークとして，その後徐々に減少し，10日～2週間で消失し，総ビリルビン濃度は15mg/dLをこえない．
- 便：出生直後は胎便，次に移行便，そして生後4日頃から乳便が排泄される．乳便は母乳栄養と人工栄養によって性質が異なり，母乳の場合，黄色が強く軟便から強軟便で，やや酸っぱいにおいがする．人工栄養の場合は，黄色からやや茶色がかった色で，やや硬い便である．
- 尿：出生後72時間以降は，1日10～15回の排尿がある．
- 体重：生理的体重減少は生後3～4日までに出生体重の5～10%の範囲で体重が減少し，生後7～14日程度で出生体重に戻る．
- 栄養必要量：エネルギー必要量は120kcal/kg/日であり，母乳または人工乳による必要量は180mL/kg/日程度で，この目標量の達成には生後7～10日間くらいかけて徐々に増やす．

3 退院後1週間以内の児に頻繁な啼泣がみられる場合に考えられる原因をあげてみましょう

- 授乳量の不足
- 授乳量が多すぎることによる気分不快
- 排便量が少ない（1日の回数と量の不足）
- 環境への不適応（室温，湿度，騒音，寝具，衣類など）
- 一般状態に問題がある（バイタルサインなど）

2 事例の情報を整理してアセスメントしましょう

前項の❶で述べたように，電話相談では医療者が相談者を直接観察できず，対象者の訴えを通して情報を収集します．電話を受けた際は，入院中の診療記録をすぐに確認できる場合は確認しながら，電話によって次々と得られる情報を瞬時に整理・アセスメントし，全体像を明確にしていきます．

あい子さんが相談したいこと，訴えたいことをアセスメントにより整理し，課題を明確にしましょう．

＜あい子さんの相談内容に対応するために追加して収集すべき情報＞

- 母親の産後の身体回復状況の見極め
  ⇒復古状態（生殖器・全身）．具体的には，生殖器の復古状態として，悪露の色，量，縫合部の痛み．全身の復古状態として，バイタルサイン，排泄状態，睡眠時間と残っている疲労の程度，昼間の休息のとり方．

- 母親の精神状態，心理的変化
  ⇒産後うつ症状，マタニティ・ブルーズなどの把握と日常生活への適応状況，児に対する気持ち，育児に対する思い（育児不安）．

- 乳汁分泌状態と授乳の状況
  ⇒乳房・乳頭の状態，授乳後の乳房の状態，母乳栄養への意欲の継続状況，児の吸啜状態，授乳時間．

- 児の一般状態
  ⇒児の機嫌，排泄の性状や量，腹部の状態，嘔吐の有無，皮膚の色，体重の増減など．

- 退院後の生活環境（物理的，人的）
  ⇒部屋の温度，騒音，児の寝具と衣類の状態，周囲の人々の役割と家族の協力状況．

上記に基づいて得た追加情報は以下のとおりです．

追加情報
- 「悪露の色はクリーム色になっており，量も少なくなってきた」
- 「1回の授乳時間は平均15分以上かかる．飲み残しがないように，授乳後は搾乳するよ

退院後の援助　退院後3日の電話相談

- うに指導を受けたが，授乳後は特に残っている感じはなく，いつ搾乳してよいかもわからない．授乳の仕方がこのままでよいのか心配で，授乳のことで頭がいっぱい」
- 「児の便は黄色で，おむつ交換の2回に1回，おむつに付着する程度ではあるが，つねに排便がある．特に強いにおいはない」
- 「沐浴後，児は2時間くらいよく寝る．沐浴時に全身を観察するが，皮膚の色や状態，腹部の状態は退院時と特に変わらず，嘔吐もみられない．臍部の発赤などの異常もない」
- 「退院後，実母が児の沐浴，洗濯，掃除，食事の準備など家事一切をしてくれている」
- 「児のいる環境は室温，湿度など特に問題となることはない．授乳のため抱っこすると，気持ち良さそうに寝ている」

退院後3日（産褥9日・生後9日）のあい子さんと広夢ちゃんについて，電話相談の内容や情報をもとにアセスメントしましょう．

☞解答例　正常例−退院後−アセスメント

- 母親の身体の復古状態
  ⇒

- 母親の精神状態
  ⇒

- 児の健康状態
  ⇒

- 授乳
  ⇒

133

I 正常例における援助

　以上のアセスメントを統合すると，あい子さんの退院後3日（産褥9日）の電話相談のアセスメントは次のようにまとめられます．

- あい子さんが心配している乳汁分泌量は，現段階で不足しているとは考えられません．あい子さんの身体の復古状態にも問題はなく，周囲の人の支援も受けられている状態にあります．
- しかし，このまま眠れない状態が続くと，今後，乳汁分泌量に影響が出てきたり，復古が順調に進まなくなる可能性もでてきます．
- 退院後まだ3日目で，母児ともに環境に慣れず，母児の関係も緊張状態にあることが予想されます．
- 児は，沐浴後は眠れているものの，それ以外の時間は眠りが浅くなっており啼泣するため，「泣くので授乳する」というパターンができあがっていると思われます．
- あい子さんの電話の声は元気がなく，「心配」という言葉を口にしています．今後，育児不安がさらに強くなり，育児全体に自信がもてなくなり，結果として児がかわいいと思えなくなる可能性もでてきます．入院中の母子関係は良好でしたが，退院後に育児不安が増すことにより，睡眠不足から疲労，抑うつ気分となり，産後うつ状態に陥ることも考えられますので，心理的側面からも経過観察しながら継続的に支援していくことが必要です．

3　事例の健康課題を導き，決定しましょう

　あい子さんは，入院中と比較して退院後の授乳回数が多くなっており，育児について心配していますが，今のところ特に児の健康状態は問題ないと思われます．しかし，あい子さんが疲れを感じ，睡眠，休みがとれないことは今後の復古状態や精神・心理状態に影響を与え，育児行動にも関係してきます．そこで，電話での相談が解決し，母児ともに順調に日常生活を過ごすことができるよう支援していくことが課題となります．

■ あい子さんの退院後3日（産褥9日）の健康課題
1. 授乳の方法，授乳の量に対する不安や心配がある
2. 今の気持ち，状況を吐き出すが，落ち着いた気持ちになれない
3. このままの状態では，睡眠不足による身体復古の遅れ，特に精神的なリスクが高まるおそれがある

4 健康課題に沿って看護計画を立てましょう

電話であい子さんが不安と感じていることに応えるケアを行うとともに，産後2週間健診について確認しましょう．また，産後2週間健診の前に心配なこと，不安に思うこと，気になることがあった場合の対応についても支援しましょう．

あい子さんの状態から，次のような看護目標と具体的なケアプランを立てました．

1 あい子さんの退院後3日（産褥9日）の看護目標

1. <u>自律授乳を目指しながら，あい子さん自身の授乳パターンができ，授乳に対する不安や心配がなくなる</u>
2. <u>今の自分の感情，気持ち，状況を十分に吐き出すことができ，落ち着いた気持ちになれる</u>
3. <u>あい子さんと広夢ちゃんがともに身体的，心理的に問題なく，産後2週間健診まで過ごすことができる</u>

2 看護目標に基づくケアプラン

☞解答例　正常例 – 退院後 – 看護計画

看護目標1「自律授乳を目指しながら，あい子さん自身の授乳パターンができ，授乳に対する不安や心配がなくなる」に対する看護計画

＜ケアプラン＞

看護目標2「今の自分の感情，気持ち，状況を十分に吐き出すことができ，落ち着いた気持ちになれる」に対する看護計画

＜ケアプラン＞

看護目標3「あい子さんと広夢ちゃんがともに身体的,心理的に問題なく,産後2週間健診まで過ごすことができる」に対する看護計画

＜ケアプラン＞

　もし,電話相談による解決が困難であると判断された場合は,直接医療機関を受診してもらう,または家庭訪問を行い,訴えの内容を直接確認することが必要になります.

文献

1) 佐々木くみ子:褥婦の正常経過からの逸脱と援助.「母性看護学Ⅱマタニティサイクル」.改訂第2版,大平光子,他編,pp.318-328,南江堂,2018.
2) 松本弘子:コミュニケーション(対人関係).「新版 助産師業務要覧 実践編」.第3版,福井トシ子編,pp.223-228,日本看護協会出版会,2017.
3) 森 恵美:子どもを産み育てることとその看護を学ぶにあたって.「母性看護学2 母性看護学各論」.森 恵美,他編,pp.2-9,医学書院,2016.
4) 渡辺 博:生後1か月健康調査に向けた退院時の看護.「母性看護学2 母性看護学各論」.森 恵美,他編,pp.303-306,医学書院,2016.
5) 工藤美子:施設退院後の看護.「母性看護学2 母性看護学各論」.森 恵美,他編,pp.351-354,医学書院,2016.
6) 井村真澄:母乳育児と看護.「ナーシンググラフィカ 母性看護学② 母性看護の実践」.小林康江,他編,pp.218-240,メディカ出版,2019.

II 正常から逸脱した例における援助

Ⅱ 正常から逸脱した例における援助

不妊治療後妊娠の妊産婦の援助

あなたは，不妊治療を受けて妊娠し転院してきた，たか子さんを受け持つことになりました．この事例をアセスメントして，援助のプロセスを一緒に考えていきましょう．

 たか子さんの妊娠期の状態

<基礎情報>
- 39歳（結婚30歳），自営業（旅館業）手伝い．
- 身長158cm，非妊時体重70kg（BMI 28.0），既往歴なし．
- 夫（40歳），義父，義母（ともに70歳代）の4人暮らし．
- 性格は，他人を気遣い，人の話を素直に受け入れる．自分で努力して乗り切るタイプ．

<不妊治療経過>
- 不妊期間7年．治療期間5年（32歳から2年間治療を受け，3年間の休止後に再開）．
- 34歳で体外受精により妊娠したが，妊娠7週で自然流産した．
- 下垂体性排卵障害および乏精子症にて人工授精6回，体外受精5回（5回目の体外受精により妊娠）．
- 今回の妊娠について，「ここまでが長く，流産したこともあったから，嬉しいというより，本当に妊娠しているのか，間違いではないのか，信用できないと思った．卵の状態は良くないと聞いていたので，運が良かったのだと思った」と話す．
- 夫は不妊治療中よりたか子さんの心身をサポートしてきた．妊娠を心から喜んでいる．両父母には不妊治療を受けることを伝えており，何も言わずに見守ってくれていた．
- 不妊治療を受けていたことは友人には伝えていない．同世代の友人らの妊娠・出産のラッシュは10年前．

<妊娠経過>
- 不妊治療施設にて妊娠4週0日に妊娠反応（＋），妊娠6週0日に胎児心拍（＋）．妊娠8週0日の最終診察後に転院．
- 妊娠中期に収縮期血圧が110mmHgから130mmHgまで上昇し，医師や助産師の指導を受け，主食の量を減らし減塩に努めた．妊娠24週で，非妊時体重より3kg増加．
- 妊娠16週に羊水検査を受け，異常なし．

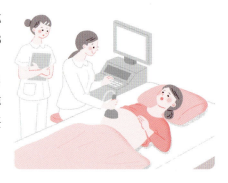

- 妊娠24週の助産師外来で，助産師に「羊水検査の結果を聞くまでは子どものことを考えないようにしていた．胎動を強く感じられるようになるまで，妊娠したことを周囲に伝えずにいた」と，不妊治療を受けていた頃や妊娠がわかってからの気持ちを表出した．その後，「聴いてもらったことで気持ちが落ち着いた．出産準備教室を受講してみようかな」と話す．

1-1 妊娠期を分析・解釈するために必要な知識を整理しましょう

1 妊娠の成立に関する知識を確認しましょう（図1）

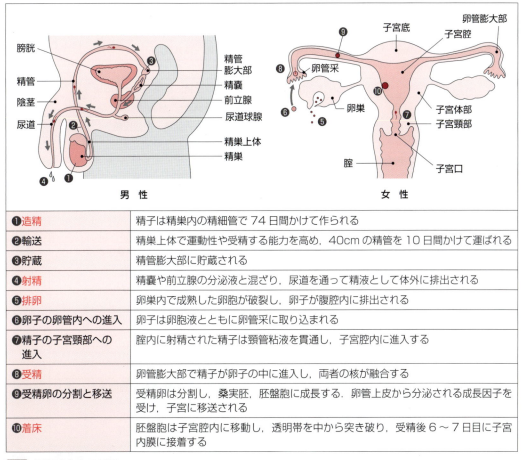

❶造精	精子は精巣内の精細管で74日間かけて作られる
❷輸送	精巣上体で運動性や受精する能力を高め，40cmの精管を10日間かけて運ばれる
❸貯蔵	精管膨大部に貯蔵される
❹射精	精嚢や前立腺の分泌液と混ざり，尿道を通って精液として体外に排出される
❺排卵	卵巣内で成熟した卵胞が破裂し，卵子が腹腔内に排出される
❻卵子の卵管内への進入	卵子は卵胞液とともに卵管采に取り込まれる
❼精子の子宮頸部への進入	腟内に射精された精子は頸管粘液を貫通し，子宮腔内に進入する
❽受精	卵管膨大部で精子が卵子の中に進入し，両者の核が融合する
❾受精卵の分割と移送	受精卵は分割し，桑実胚，胚盤胞に成長する．卵管上皮から分泌される成長因子を受け，子宮に移送される
❿着床	胚盤胞は子宮腔内に移動し，透明帯を中から突き破り，受精後6～7日目に子宮内膜に接着する

図1 妊娠成立までの流れ

2 不妊因子に関する知識を確認しましょう（表1）

表1 おもな不妊因子と診断名（丸数字は図1に対応）

不妊因子	妊娠成立の阻害箇所	代表的な診断名
排卵因子	❺	排卵障害（視床下部・下垂体性，卵巣性），乳汁漏出症，黄体機能不全
卵管因子	❻❾	卵管閉塞・卵管周囲癒着，子宮内膜症，クラミジア感染症
着床因子	❿	子宮因子（子宮筋腫，子宮腺筋症），免疫因子
男性因子	❶❷❸❹❼❽	精巣機能障害，精索静脈瘤，無精子症，乏精子症，勃起障害・射精障害
免疫因子	❼❽❿	抗精子抗体，抗透明帯抗体
原因不明		

3 不妊治療の方法について確認しましょう（表2，表3）

表2 不妊因子別のおもな治療法

不妊因子	代表的な治療法
排卵因子	薬物療法
卵管因子	卵管形成術，卵管開口術，癒着剥離術，体外受精
着床因子	子宮形成術，免疫療法
男性因子	薬物療法，人工授精，体外受精，顕微授精，精巣内精子採取術
免疫因子	人工授精，体外受精，顕微授精，免疫療法
原因不明	タイミング法，薬物療法，人工授精，体外受精，顕微授精

表3 代表的な不妊治療

一般不妊治療	タイミング法		排卵日を診断して性交のタイミングを合わせる
	人工授精		採取した精液から成熟精子を洗浄・回収し子宮内に注入する
生殖補助医療	体外受精		採卵で取り出した卵子に精子をふりかけ，受精させる
	顕微授精		顕微鏡下で精子を卵細胞質内に注入し，受精させる
	胚移植		受精卵を培養し，適切な細胞分裂を遂げた胚を子宮内に戻す

4 不妊治療が心身に及ぼす影響について確認しましょう

- 検査・治療に伴う苦痛や疼痛，恐怖などの身体的・心理的負担
- 薬物治療や診察による生活スタイルの変更に伴う食事・睡眠・排泄などへの影響
- 性交のタイミングを意識するなど性生活への影響に伴う身体的・心理的負担
- 妊娠への期待とあきらめといった，不妊経験に伴うさまざまな喪失感情
- 治療や診察に伴う仕事役割の変更など，社会的役割における負担
- 検査・治療に伴う経済的負担

5 不妊治療が妊娠に及ぼす影響について確認しましょう

- 流産率が高いとされるが，年齢や親の遺伝的素因，不妊症となった機序が影響している．
- 胎児に Beckwith-Wiedemann 症候群[*1] など一部の遺伝子異常の発症頻度がやや高い．

＊以上のような影響が指摘されているが，解明されていないことも存在する．

6 不妊治療を受けて妊娠した女性の心理について確認しましょう

- 妊娠初期に流産や胎児の健康への不安が強い傾向にある．
- 不妊と妊娠にまたがる不確かさを感じており，それを乗り越える作業が必要である．また，治療中に不妊経験は自分にどのような意味を与えているのかという意味づけができていない場合はその作業が必要である．よって，「親への移行」の過程が自然妊娠の場合とは異なる可能性がある．
- 胎児への愛着や夫婦関係の満足は自然妊娠の場合と違いはない．しかし，妊娠初期の流産への過度な不安は，妊娠後期の胎児を回避する感情につながりやすい．

7 高齢であることが妊娠・出産に及ぼす影響について確認しましょう

- 35歳以上で出産する初産婦は高年初産婦と定義される．
- 35歳を過ぎると妊娠率・生産率の低下が現れ，40歳を過ぎると急速に低下する．生殖補助医療を用いても同様である．
- 卵子の異常の確率が高くなり，児の染色体異常や流産が起こりやすい．
- 加齢による血管障害，代謝障害から，妊娠高血圧症候群や妊娠糖尿病が起こりやすい．
- 軟産道強靭により，微弱陣痛や遷延分娩が起こりやすく，帝王切開の頻度が増加する．
- 周産期死亡率，死産率，早期新生児死亡率の上昇がみられる．

1-2 妊娠期の情報を整理してアセスメントしましょう

- 年齢
  ⇒ 39歳であり，高年初産婦に該当する．
- 身長・体重
  ⇒ 身長 158cm，非妊時体重 70kg，BMI は 28 で肥満にあたり，妊娠高血圧症候群や妊娠糖尿病のリスクが高い．

[*1] Beckwith-Wiedemann 症候群：巨舌，腹壁欠損，過成長を三主徴とする先天奇形症候群．

- 過去の不妊治療経過・妊娠・分娩歴
  ⇒不妊期間7年，治療5年で流産歴があり，5回目の体外受精での妊娠である．長い不妊期間を経て妊娠していることから，さまざまな身体的・心理的負担を経験していると考えられる．

- 今回の妊娠の受け止め方
  ⇒「妊娠までが長く，過去の流産経験もあり，信用できないと思った．卵の状態は良くないと聞いていたので運がよかった」などのコメントからは，過去の喪失経験により妊娠の現実を受け入れがたい気持ちとなっていることがわかる．また，卵の状態は良くないという言葉から，妊娠の継続や胎児の健康状態への気がかりをもっている可能性がある．

- 今回の妊娠経過
  ⇒妊娠24週の体重増加は3kg．妊娠中期に収縮期血圧が110mmHgから130mmHgまで上昇したため食生活の改善を図っている．流産や胎児の健康状態に敏感になっていたと考えられるが，不安な状況下でも，妊娠中期の血圧上昇を受けてセルフケアにより体重増加を最小限に抑えた．体重増加からくる正常経過の逸脱が生じないようサポートすること，適切なセルフケアについて承認することは不安の軽減にもつながる．

- ソーシャルサポート
  ⇒自分で努力して乗り切るタイプの性格で，つらい時も自分で乗り切り，助けを求めることが苦手な可能性がある．妊娠中期に助産師とかかわり，不妊経験や妊娠後の気持ちの整理ができたことで，子どもを迎える準備を始めるようになった．サポートの質を高め，量を増やしていくことは，たか子さん自身が妊娠・出産・育児の悩みを解決できることにつながる．

以上のアセスメントを統合すると，たか子さんの妊娠期（妊娠24週）のアセスメントは次のようにまとめられます．

- 妊娠初期に流産や胎児の健康への不安を抱えていましたが，遅れながらも子どもを迎える準備を開始するに至っています．
- 不安が完全に消失することはないでしょうが，感情の表出やセルフケアの継続を支え，たか子さんが自信を取り戻していけること，また，問題解決のために適切なタイミングで助けを求められるようになることが大切です．

1-3 妊娠期の健康課題を導き，決定しましょう

■ たか子さんの妊娠期の健康課題
1. 妊娠継続や胎児の健康への不安がある
2. 親役割に向けた準備が遅れながら始まったところである

1-4　健康課題に沿って妊娠期の看護計画を立てましょう

1 たか子さんの妊娠期の看護目標

1. 妊娠継続や胎児の健康について正しい判断ができ，不安の軽減が表出される
2. 妊娠・出産・育児に向けての希望や計画について表出できる
3. 妊娠37週までに育児用品の準備や育児技術の習得など育児についての準備ができる

2 看護目標に基づく観察プラン・ケアプラン

看護目標1〜3に対する看護計画

＜観察プラン＞
- メンタルヘルス（笑顔の有無などの表情，流涙などの行動，不安や焦りなどの発言）
- 妊娠や胎児の健康に対するとらえ方
- 胎児への愛着（児への愛情，話しかけや触れる時の表情や行動）
- 出産や育児，母親のイメージや理想
- 出産や育児に関する知識，出産・育児用品の準備や育児技術の習得状況

＜ケアプラン＞
- 妊娠経過や胎児に関する情報を伝える．
- 必要であれば不妊経験のレビューを行う．
- バースプランの作成をサポートする．
- 家族での出産・育児用品の準備や育児技術の習得を勧め，教育する．
- 家族での出産や育児の役割分担などの空想を奨励する．

 たか子さんの分娩入院〜産褥3日までの経過

＜分娩期＞
- 妊娠38週5日2時に破水し，8時に自然陣痛が発来．翌日5時に子宮口10cm開大，下降度−1．8時に下降度±0，陣痛間歇5分，発作30秒．子宮収縮の促進を開始した．
- 陣痛発来から20時間が経過する頃より「もう頑張れないかもしれない」と目を潤ませている．
- バースプランには「自然な出産となるよう夫とともに乗り越えたい」との記載あり．
- 妊娠38週6日9時30分，3,028gの男児を分娩．アプガースコア8/9点（皮膚色−1）．会陰裂傷Ⅱ度にて縫合．出血量560mL．

＜産褥期＞
- 産褥3日の体温36.7℃，血圧132/80mmHg．
- 子宮底の高さは分娩直後に臍高，産褥3日に臍下3横指．硬さは硬式テニスボール様．赤色悪露が中パッドに中等量．
- 座位および歩行時に創部痛あり．鎮痛剤の使用なし．
- 産褥3日の食事摂取量7割，産褥3日より自然排便あり．

- 乳頭の長さ0.8cm，大きさ1.0cm．産褥3日より乳房緊満軽度出現．発赤，疼痛なし．乳管開口5〜6本，射乳なし．乳頭を圧迫するとたらたらと分泌する．
- 出生直後の母子接触で，「しんどかったね．ごめんね」と児の顔をなでて涙を流す．
- 産褥1日より母子同室を開始．自律授乳に合わせた1〜2時間おきの睡眠．産褥3日より助産師による多少の援助でポジショニングや吸着ができている．
- 育児について，「痛みを我慢してでも頑張らなくてはいけないと思うが，何をしても時間がかかり，おっぱいも自分一人ではあげられない」と涙を流す．

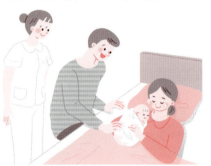

2-1 分娩期・産褥期を分析・解釈するために必要な知識を整理しましょう

1 不妊治療が分娩・産褥経過や産婦の心理に及ぼす影響について確認しましょう

- 分娩・産褥経過への影響：明らかな影響は指摘されていない．
- 産褥婦の心理への影響：明らかな影響は指摘されていないが，胎児の健康を願ってきた経過があるため，<u>分娩経過や胎児の健康への心配</u>が予測される．また，よりよい出産経験が不妊経験の肯定化や育児に向けた良いスタートにつながると考えられる．母子関係は自然妊娠と比べて違いはない．しかし，妊娠初期の過度の流産への不安は，<u>早期の親役割を獲得するうえでの困難感</u>や<u>自己効力感の低下</u>につながりやすい．
- 産後の<u>抑うつ</u>は，不妊治療年数や体外受精の回数，自己感情の抑制，夫婦関係の満足度の低さと関係している．

2 産褥期のメンタルヘルスに関する知識を確認しましょう（表4）

表4 産褥期にみられるメンタルヘルスの不調・障害

分類	育児不安	マタニティ・ブルーズ	産後うつ病	産褥精神病
特徴 発症頻度	正常，軽度	正常，一過性，軽度 7〜25%	遅発，長期化 13〜14%	急性，重篤
発症時期	不定	産褥3〜10日	産褥2〜3週以降	産褥2週間以内
症状	不安	易疲労感，食欲不振などの身体症状と涙もろさ，焦燥感などの精神症状	<u>抑うつ</u>，不眠，食欲不振，自責感，罪悪感，<u>希死念慮</u>などの気分障害	初発症状は不眠，焦燥感，奇妙な言動など．その後，<u>幻覚</u>，<u>妄想</u>，<u>錯乱状態</u>へと急激に悪化
スクリーニング	ー	マタニティ・ブルーズ自己質問票	<u>エジンバラ産後うつ病自己調査票（EPDS）</u>	ー

マタニティ・ブルーズや産後うつ病については，「Ⅰ．正常例における援助 産褥期の援助 2．産褥3日・生後3日」参照のこと．

2-2 分娩期・産褥期の情報を整理してアセスメントしましょう

分娩期では以下のケアプランのもと，援助を行いました．

- 分娩経過や胎児の健康が正常を逸脱しないように援助する．
- 分娩経過や胎児の健康に対する不安が最小限に抑えられるよう，産婦に分娩経過や胎児に関する情報を伝える．
- 出産への希望や計画がかなえられるよう，夫婦を主体とした遂行を援助する．

では，出産を終えたたか子さんの産褥3日のアセスメントをしましょう．
不足する情報はありますが，以下の情報を収集し，産褥3日以降の計画を立てることにしました．

追加情報

- 分娩について，「弱音を吐いて頑張り抜くことができなかった．自然な出産をすることができなかった」と話す．
- 「おっぱいが出ないのはお乳を出すホルモンが出ていないせいかもしれない」「傷は痛いし，授乳が頻回で昼も夜も眠れずつらい，疲れた」「でも，子どもは可愛い．母乳を与えていると母親になった実感が湧く」と話す．
- 沐浴・オムツ交換は，助産師の指導を受け，ゆっくりであるがていねいに行っている．わからないことは質問している．
- 新生児の体重や黄疸は正常経過をたどっている．
- 「夫は子どもが生まれるまでずっとそばにいて私を助けてくれた．毎日面会に来て，子どもに触れては可愛いと言う」と話す．
- 退院後は，自宅から歩いて5分ほどの実家に1か月戻る予定．

解答例　正常逸脱例 — 不妊治療後妊娠 — アセスメント

- 全身および生殖器の復古
  ⇒

- 乳汁分泌の状況
  ⇒

- 母親としての心理状況，役割適応
  ⇒

- 疼痛や疲労の状況，休息
  ⇒

- 周囲の人との関係，支援
  ⇒

以上のアセスメントを統合すると，たか子さんの産褥3日のアセスメントは次のようにまとめられます．

- たか子さんの復古および乳汁分泌の状況は正常です．
- 睡眠不足や創部痛，不安などからくる疲労が血圧の上昇に関係している可能性があります．
- 育児技術の獲得は順調ですが，陣痛促進を行う出産となったことを否定的にとらえ，マタニティ・ブルーズの症状があらわれています．
- 頻回授乳であることを分泌不良ととらえ，不妊原因と重ね，自信を失っている可能性があります．
- マタニティ・ブルーズはうつに移行する可能性がありますが，他者への感謝や児への愛情などの肯定的な感情もみられることより，力を抜きつつ，現状を適切にとらえ，自己効力感を高めて退院後の生活を見据えることが大切です．

2-3　産褥3日の健康課題を導き，決定しましょう

たか子さんの産褥3日の健康課題はどのように設定されるでしょうか．不妊治療がたか子さんの心理に影響を与えている可能性も考えてみましょう．

■ たか子さんの産褥3日の健康課題

たか子さんの産褥3日の健康課題を優先順位の高いものから4つあげましょう．

1. 児に愛着をもち育児行動を行っているが，出産を契機として自分を否定的にとらえ，情緒が不安定である
2. 疼痛や睡眠不足より安楽が妨げられる可能性がある
3. 全身および生殖器の復古は正常に経過している
4. 乳汁分泌は正常に経過している

2-4 健康課題に沿って産褥3日の看護計画を立てましょう

ここでは，不妊治療の影響があると推察される健康課題1「児に愛着をもち育児行動を行っているが，出産を契機として自分を否定的にとらえ，情緒が不安定である」に対する看護目標・看護計画を考えていきます．

■1 たか子さんの産褥3日の看護目標

1. 不妊治療や出産を経験した自分を肯定的に表現することができる
2. 育児行動における楽しみやできている部分を表現することができる
3. 周囲の協力を得て育児する生活を具体的にイメージし表現することができる

■2 看護目標1～3に基づく観察プラン・ケアプラン

☞ 解答例　正常逸脱例 – 不妊治療後妊娠 – 看護計画

<観察プラン>

<ケアプラン>

文献

1) Romundstad LB, et al：Effects of technology or maternal factors on perinatal outcome after assisted fertilisation：a population-based cohort study. Lancet, 372 (9640)：737-743, 2008.
2) van Montfoort AP, et al：Assisted reproduction treatment and epigenetic inheritance. Human Reproduction Update, 18 (2)：171-197, 2012.
3) Sandelowski M：A theory of the transition to parenthood of infertile couples. Research in Nursing & Health, 18 (2)：123-132, 1995.
4) 森　恵美，他：不妊・不妊治療経験が母性不安と対児感情に及ぼす影響. 日本不妊看護学会誌, 2 (1)：28-35, 2005.
5) 前原邦江，他：生殖補助医療（ART）によって妊娠した女性の母性不安と胎児感情および母親役割への適応との関連. 千葉大学大学院看護学研究科紀要, 34：1-8, 2012.
6) McMahon CA, et al：Psychosocial adjustment and the quality of the mother-child relationship at four months postpartum after conception by in vitro fertilization. Fertility and Sterility, 68 (3)：492-500, 1997.
7) Csatordai S, et al：Obstetric and sociodemographic risk of vulnerability to postnatal depression. Patient Education and Counseling, 67 (1-2)：84-92, 2007.
8) 医療情報科学研究所編：病気がみえる vol.9 婦人科・乳腺外科. 第3版, p.227, メディックメディア, 2013.

II 正常から逸脱した例における援助

妊娠高血圧症候群と診断された妊産婦の援助

あなたは病棟で，妊娠高血圧症候群と診断されたまいさんを受け持つことになりました．この事例をアセスメントして，妊娠期から産褥期までの援助のプロセスを一緒に考えていきましょう．

 まいさんの妊娠期の状態

＜基礎情報＞
- 35歳（結婚33歳），職業はインテリアコーディネーター・販売（勤務時間10〜18時）．帰宅時間が定時を過ぎることが多々ある．
- 身長152cm　非妊時体重58kg，BMI 25.1，血液型AB型Rh（+），既往歴なし，喫煙・飲酒歴なし．
- 夫は39歳，ITコンサルタント．一戸建ての家に夫と夫の両親との4人暮らし．
- 家族歴：実母が高血圧．母系家族の妊娠・分娩・産褥の異常なし．
- 血族結婚・遺伝性疾患：なし．
- 食事の味つけは全体的に濃い傾向．推定1日食塩摂取量は15g/日．朝食は義母が作る和食中心．まいさんは味噌汁，漬物が好物．昼食は洋食店での外食が主である．夕食は定時帰宅の時は夫婦2人分を手作りしている．夫の要望であっさりしたものを意識して作り，油は控えている．帰宅時間が遅い時は惣菜を買い，夫婦揃って摂る．
- 非妊時・妊娠中の睡眠時間は午前0〜7時．
- 毎日入浴しているが，シャワー浴が多い．
- 排尿5〜6回/日，排便1回/日．
- 休みの日は夫とウォーキングをしている．
- 今回がはじめての妊娠．家族皆で望んでいた妊娠である．

＜妊娠期の情報＞
- 妊婦健診はすべて受診している．
- 血液一般所見は正常で，感染症スクリーニング検査は問題なし．
- 胎児の発育は超音波検査法にてGS（+），FHR（+），CRL，BPDともに週数相当．
- 妊娠中期以降の体重増加が目立ってきた（妊娠21週61kg ⇒ 25週63kg ⇒ 27週65kg ⇒ 35週68kg）．

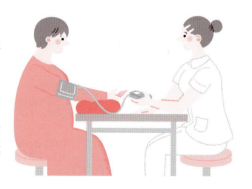

- 妊娠37週の胎児推定体重は2,780gで週数相当．付属物にも異常なし．BPSは10点で胎児発育遅延（FGR）や胎児機能不全はない．
- 妊娠初～中期までの血圧は102～120/64～74mmHg台で，尿蛋白（−），浮腫（±）．立ち仕事のため，夕方以降は足背周辺がむくむことがある．妊娠後期から収縮期，拡張期血圧ともに上昇し，妊娠35週には血圧140/92 mmHg，尿蛋白（−），浮腫（＋）で，妊娠高血圧症候群の遅発型妊娠高血圧と診断された．
- 降圧剤等の服薬はなし．軽度の頭重感あり，入院管理も視野に入れ，2回/週の妊婦健診で経過観察．

1-1 事例を分析・解釈するために必要な知識を整理しましょう

妊娠高血圧症候群（hypertensive disorders of pregnancy，HDP）は周産期に起こりやすい異常の一つです．

1 妊娠高血圧症候群の定義について確認しましょう
- 定義：妊娠時に高血圧を認めた場合，妊娠高血圧症候群とする．妊娠高血圧症候群は4つの病型に分類される．

2 妊娠高血圧症候群の4つの病型分類を確認しましょう
- 妊娠高血圧腎症：preeclampsia（PE）
- 妊娠高血圧：gestational hypertension（GH）
- 加重型妊娠高血圧腎症：superimposed preeclampsia（SPE）
- 高血圧合併妊娠：chronic hypertension（CH）

3 症候による分類について確認しましょう
- 重症の定義：下記の1，2のいずれかに該当するものを重症と規定する．なお，「軽症」という用語は，ハイリスクでない妊娠高血圧症候群と誤解されるため用いない．

  1. 4つの病型分類において，血圧が次のいずれかに該当する場合
     収縮期血圧が160mmHg以上の場合／拡張期血圧が110mmHg以上の場合
  2. 妊娠高血圧腎症・加重型妊娠高血圧腎症において，母体の臓器障害または子宮胎盤機能不全を認める場合

4 発症時期による病型分類について確認しましょう
- 早発型：early onset type（EO）．妊娠34週未満に発症．
- 遅発型：late onset type（LO）．妊娠34週以降に発症．

知っておきましょう

蛋白尿の診断基準について
妊婦の24時間尿でエスバッハ法などによって 300mg/日以上の場合，または，随時尿でプロテイン/クレアチニン（P/C）比が 0.3mg/mg・CRE 以上の場合を病的蛋白尿と診断します．
また，どちらも測定できず，ペーパーテストで2回以上連続して尿蛋白1＋以上を認めた場合と，1回でも2＋以上を認めた場合を蛋白尿スクリーニング陽性と診断します．

5 妊娠高血圧症候群の治療・管理について理解しましょう

- 妊娠高血圧症候群と診断された妊婦には，おもに，安静，食事療法，薬物療法による治療・管理が行われる．
- 妊娠高血圧症候群の管理では，重症度，妊娠週数，母児の危機的状況の有無を考慮する必要がある．
- 母体の病態評価（血圧測定，血液・尿検査など）と胎児 well-being 評価（NST，エコーなど）を定期的に行う．

6 妊娠高血圧症候群の症状の増悪に影響する因子を整理しましょう（表1）

表1 妊娠高血圧症候群の症状の増悪に影響する因子

妊娠前	妊娠関連
・母体年齢≧35歳　特に40歳以上	・初産
・高血圧，妊娠高血圧腎症家族歴	・妊娠間隔の延長（特に5年以上）
・糖尿病家族歴	・夫側リスク因子
・遺伝子多型，人種	・妊娠高血圧症候群の既往
・高血圧症，腎疾患，糖尿病	・妊娠初期母体血圧が比較的高値
・肥満，インスリン抵抗性	・尿路感染症，歯周病など
・自己免疫疾患	・生殖補助医療
・易血栓形成素因	
・甲状腺機能異常	

7 妊娠高血圧症候群が妊娠・分娩期の母児に与える影響を整理しましょう

＜母体への影響＞

- HELLP症候群，子癇，脳卒中，心不全，播種性血管内凝固症候群（DIC），肺水腫などが出現しやすい．
- 重症化すると妊娠の中断が選択（治療）される．
- 後遺症を残すことがある．
- 妊産婦死亡を起こすことがある．

<胎児への影響>
- 胎盤機能不全，胎児発育遅延（FGR），胎児ウェルネスの低下．
- まれに胎児死亡を起こすことがある．

1-2 妊娠期の情報を整理してアセスメントしましょう

　まいさんは妊娠 35 週に妊娠高血圧症候群を発症した遅発型（LO）の妊娠高血圧（GH）です．まいさんの基礎情報，妊娠期の情報から妊娠高血圧症候群にかかわる情報を抽出しアセスメントしましょう．

- 妊娠高血圧症候群の増悪に影響する因子
  ⇒増悪因子として，35 歳の高年初産婦，実母の高血圧症，非妊時 BMI25.1（肥満 1 度）があげられる．また，1 日の食塩摂取量が 15g と多く，立ち仕事による足背周辺のむくみを自覚しており，浮腫（＋）も出現している．妊娠中期ですでに非妊時より 7kg 体重が増えており，妊娠中の体重増加量指導の目安である 7 〜 10kg をこえる可能性が高い．これらの増悪因子は妊娠高血圧症候群を重症化させるリスクとなる．

- 妊娠高血圧症候群に伴う症状
  ⇒軽度の頭重感や浮腫に伴う不快症状があるため，軽減や対処方法を提供する必要がある．

- 今回の妊娠や妊娠高血圧症候群の診断に対する受け止め
  ⇒まいさんや家族にとって望んでいた妊娠，出産であり，必要な健診やクラスの受講行動はとれているが，食生活全般については課題がある．妊娠高血圧症候群に関する理解，食生活の見直し，体重管理を適切に行っていく必要がある．さらに，夫や家族に適切なサポート・協力を求める必要がある．

- 胎児の発育や健康状態
  ⇒今のところ順調であるが，母児の経過を十分に観察し，異常の早期発見，早期対応につなげる．

　以上のアセスメントを統合すると，**まいさんの妊娠期のアセスメント**は次のようにまとめられます．

- まいさんは妊娠 35 週に妊娠高血圧症候群を発症した遅発型（LO）の妊娠高血圧（GH）です．35 歳の高年初産婦であることや実母の高血圧症に加え，非妊時の BMI が 25.1 であることなどが妊娠高血圧症候群の発症に影響していると考えられます．

- 1日の食塩摂取量が多く，足背周辺の浮腫もみられ，これまでの経過から妊娠全期間の体重増加量指導の目安をこえる可能性が高く，妊娠高血圧症候群が重症化するリスクがあります．
- 健診やクラスの受講行動はとれており，胎児の発育や健康状態は順調です．
- 今後は，軽度の頭重感や浮腫に伴う不快症状への対応，妊娠高血圧症候群に関する理解・食生活の見直し・体重管理に向けたサポートに加え，まいさんの家族にも協力を求めていく必要があります．

1-3　妊娠期の健康課題を導き，決定しましょう

■ まいさんの妊娠期の健康課題
1. 妊娠高血圧症候群が重症化するリスク（胎児発育遅延，妊娠の中断など）がある
2. 妊娠高血圧に伴う軽度頭重感，浮腫に伴う不快症状がある

1-4　健康課題に沿って妊娠期の看護計画を立てましょう

■ まいさんの妊娠期の看護目標
1. 妊娠高血圧症候群が重症化しないように治療・管理のもと妊娠が経過する
2. 妊娠高血圧に伴う軽度頭重感，浮腫に伴う不快症状が軽減または消失する

■ 看護目標に基づく観察プラン・ケアプラン

看護目標1「妊娠高血圧症候群が重症化しないように治療・管理のもと妊娠が経過する」に対する看護計画

＜観察プラン＞
- 血圧・体重測定
- 浮腫の有無
- 尿検査（尿蛋白，尿糖），尿一般検査，血液一般所見
- 食事内容・時間，塩分摂取量
- 全身状態，子宮底長，腹囲，出血等その他の切迫徴候の有無
- 胎動の有無，CTG所見，羊水量，BPS

＜ケアプラン＞
- 妊娠高血圧症候群を発症した妊娠35週に，外来でまいさんや夫，家族の本疾患に対する知識を再確認する．
- まいさんと家族の基礎知識を確認後，妊娠高血圧症候群の病態，病型・症候，母子への影響，おもな治療と安静・食事療法，体重管理について説明する．
- 自宅で家庭用電子血圧計を使用し，毎日起床後1時間以内と夕食後1時間以上経過した就寝前の決まった時間の血圧測定・記録を勧める．

- 塩分の過剰摂取が血圧の上昇と関係することを説明し，食塩摂取量は1日あたり6.5g未満が望ましいことを説明する（極端な塩分制限は勧めない）．
- 非妊時BMI≧25の妊娠全期間の体重増加量の目安は7〜10kgであることを説明する．
  毎日のエネルギー摂取量は，非妊時BMI≧25の妊婦は30kcal×理想体重（kg）である．たとえば理想体重を52kg（BMI22.5）とすると，エネルギー摂取量は1,560 kcal＋450 kcal（妊娠後期付加量）＝2,010 kcalであることや体重との関係を説明する（対応は一例であり，非妊時BMI≧25の妊婦は個別対応が推奨される）．
- 水分摂取は，口渇を感じない程度，蛋白質摂取量は，理想体重（kg）×1.0g/日，動物性脂肪と糖質は制限し，高ビタミン食とすることが望ましい．
- 適切な食事のほか，運動（毎日のウォーキングは継続）・睡眠確保の重要性を説明する．
- 夫や義父母への説明と食生活に関する適切な協力の依頼をし，規則的な食事時間，睡眠2時間以上前の食事摂取，味つけの工夫を勧める．

看護目標2「妊娠高血圧に伴う軽度頭重感，浮腫に伴う不快症状が軽減または消失する」に対する看護計画

＜観察プラン＞
- 浮腫，頭重感・頭痛・眼華閃発などの有無や程度

＜ケアプラン＞
- 安静・休息の確保に関する説明（自宅での安静方法，勤労中の休息の確保，母性健康管理指導事項連絡カードの利用）．
- 頭重感がある時は，無理をせず休息や安静をとり，定期血圧測定以外に自己測定・記録することを勧める．
- 頭重感やむくみの症状の増強，子宮収縮，頭痛・嘔気・眼華閃発・動悸・倦怠感・眠気の随伴症状や急激な体重増加がみられた場合は，すぐに受診するよう説明する．
- 過剰なストレスを避ける．
- 足のむくみに対し，毎日の入浴（シャワーではなく）で血行促進のほか，就寝前の足首の回旋，屈曲・伸展運動，リンパマッサージや下肢の圧迫の実施，休息・就寝時はクッションなどを利用し，下肢を挙上するよう勧める．
- 定期受診，受講行動，ウォーキングの実施など適切な行動に対するねぎらいや継続の必要性を伝える．

まいさんの分娩入院時の状態

- 妊娠37週6日，自然陣痛発来のため入院．妊娠中の体重増加は＋10kg．
- 入院時の体温36.5℃，血圧118/68 mmHg，脈拍72回/分，尿蛋白（−），尿糖（−）．
- 頭重感や眼華閃発などの子癇前駆症状なし．
- 入院時未破水，FHR120〜130bpm, valiabilty（＋）, acceleration（＋）, CTG所見はwell-beingで胎児の健康状態に問題はなし．
- 妊娠35週に健康教育を受けた後から，塩分制限や体重管理に努め，家族の協力も得られた．
- 血圧の自己測定，記録を毎日継続していた．
- 勤務時間短縮や立ち仕事の軽減に努めた．

- 下肢の浮腫に関しては，毎日入浴をすることで予防行動をとり，頭重感や疲労感を自覚した際は，意識的に休息・睡眠の確保や血圧測定を行い，異常の有無を確認できた．頭重感はたまにあったが増強はなかった．
- 妊娠36週以降の妊婦健康診査では，血圧は118〜136/74〜90mmHg台，尿蛋白（−）〜（±），浮腫（−）〜（±）．その他の異常はなし．

2-1 事例を分析・解釈するために必要な知識を整理しましょう

妊娠高血圧症候群は，子癇のリスク因子の一つとしてあげられ，重症でなくても起こることがあり，妊娠，分娩，産褥のいずれの時期にも発症するので注意が必要です．

1 子癇の定義とリスク因子について確認しましょう
- 定義：妊娠20週以降にはじめて痙攣発作を起こし，てんかんや二次性痙攣が否定されるもの．
- リスク因子：初産婦，10代妊娠，子癇既往妊婦，妊娠高血圧／妊娠高血圧腎症（加重型含む）HELLP症候群，双胎など．

2 子癇の前駆症状を確認しましょう
- 子癇が発症する前の前兆としてみられる症状に，頭痛，視野・視覚異常・眼華閃発，上腹部痛，悪心・嘔吐，急激な血圧上昇などがある．

2-2 分娩入院時の情報を整理してアセスメントしましょう

- 分娩入院時までの情報をアセスメントし，まとめましょう．
  ⇒血圧は118〜136/74〜90mmHg台に落ち着き，増悪することなく分娩期を迎えた．妊娠高血圧は，妊娠高血圧腎症に比べ分娩期の母体合併症発症頻度は少ないとされるが，血圧コントロールの不良や分娩子癇を含む高血圧性脳症，HELLP症候群，播種性血管内凝固症候群（DIC），常位胎盤早期剥離，肺水腫や胸・腹水，胎児機能不全などのリスクが存在する．入院時の血圧や尿蛋白は正常範囲内で頭重感はなく問題はなかったが，引き続き注意が必要である．そのため，母児の継続的なモニタリング，異常時の医師への報告，薬剤投与時の指示，また，血圧コントロールの不良時，続発性微弱陣痛等による分娩遷延，胎児機能不全などが起こった場合の分娩様式の変更が速やかに行えるよう対応準備が必要である．分娩入院時の分娩進行および胎児の経過は順調である．

2-3 分娩入院時の健康課題を導き，決定しましょう

■ まいさんの分娩入院時の健康課題
1. 妊娠高血圧症候群（遅発型妊娠高血圧）に関連した多臓器障害やそれに伴う症状の併発・増悪のリスクがある
2. 胎児の健康状態は良好である

2-4　健康課題に沿って分娩入院時の看護計画を立てましょう

1 まいさんの分娩入院時の看護目標

1. 妊娠高血圧症候群（遅発型妊娠高血圧）に関連した多臓器障害やそれに伴う症状の併発・増悪のリスクが軽減される
2. 胎児の健康状態が悪化することなく分娩が進行する

2 看護目標に基づく観察プラン・ケアプラン

看護目標1「妊娠高血圧症候群（遅発型妊娠高血圧）に関連した多臓器障害やそれに伴う症状の併発・増悪のリスクが軽減される」に対する看護計画

＜観察プラン＞
- バイタルサイン，血圧測定（1時間ごと），SpO_2
- 浮腫の有無，頭重感・頭痛・上腹部痛・心窩部痛，眼華閃発等の有無や程度
- 全身・意識状態
- 排泄回数・時間・量・性状
- 陣痛周期，陣痛の強さ，分娩進行状況（3要素）・所要時間，ビショップスコア
- まいさんの生理的変化の受容・対処行動，産痛や不快症状に対し適切な対処はできているか
- 分娩時出血量，分娩期異常の有無
- 血液検査所見〔一般，Ht，Hb，肝機能（PLT，AST，ALT，LDH），腎機能（UA，BUN，Cr），FDP，ATⅢ活性値，蛋白／クレアチニン比 0.1mg/mg Cr

＜ケアプラン＞
- 血圧が上昇（160/110mmHg以上）し持続的あるいは反復する場合は医師へ速やかに報告する．
- 医師の指示に基づき降圧剤投与を開始する．
- 産科医師，小児科医師に分娩経過を報告し連携を図る．
- 高血圧やそれに伴う症状の併発・増悪のリスクがあることを説明し，継続的にモニタリングを行いながら異常の早期発見，対処を行う必要性を説明する．
- 頭重感・頭痛・上腹部痛・心窩部痛，眼華閃発等の自覚症状がみられた場合は，速やかに看護師や助産師に報告するよう伝える．
  ＊その他の分娩期看護については「Ⅰ．正常例における援助 分娩期の援助」を参照のこと．

看護目標2「胎児の健康状態が悪化することなく分娩が進行する」に対する看護計画

＜観察プラン＞
- 胎動の有無，CTG所見，胎盤所見など

＜ケアプラン＞
- 分娩監視装置を用い，出産まで継続的に胎児心拍数モニタリングする．
- 血圧のコントロール不良，分娩遷延，胎児機能不全などの異常時に備え，誘発分娩や帝王切開術に速やかに移行できるよう並行して準備しておく．
  ＊その他の出生直後の新生児の看護については「Ⅰ．正常例における援助 新生児の援助」を参照のこと．

Ⅱ 正常から逸脱した例における援助

 まいさんの産褥1日の状態

＜分娩2時間までの経過＞
- 妊娠37週6日，自然陣痛発来のため入院．CTG所見はwell-beingで胎児の健康状態に問題はなし．入院後の血圧は安定していたが，分娩第1期後半より産痛の増強に伴い変動し，120〜138/70〜98mmHg，脈拍78〜92回/分であった．頭重感や眼華閃発等の子癇前駆症状はなし．
- 妊娠37週6日，女児2,784g，夫立ち会いにて出産．アプガースコア9/10，羊水混濁（－），出血量298mL．
- 分娩所要時間11時間00分．
- 分娩後2時間までの血圧は116〜122/72〜78mmHg，脈拍74〜80回/分，SpO₂ 98%，出血量34g，子宮底臍下1.5横指，収縮良好，気分不快なし．
- 会陰切開縫合部の疼痛軽度あり，自然排尿あり．

＜産褥1日＞
- 午前6時の体温36.5℃，血圧134/90mmHg，脈拍80回/分．
- 「昨夜は興奮して眠れませんでした」との発言あり．
- 縫合部疼痛あり，疲労感，頭重感軽度あり，排便（－），排尿（＋），尿蛋白（－）．
- 母乳栄養を希望しており，本日授乳指導が予定されている．

3-1 事例を分析・解釈するために必要な知識を整理しましょう

1-1，2-2参照のこと．

3-2 産褥期の情報を整理してアセスメントしましょう

☞解答例　正常逸脱例 − 妊娠高血圧症候群 − アセスメント

- 血圧
  ⇒

- 蛋白尿
  ⇒

- 全身の臓器障害
  ⇒

- 血圧に関連した不快症状
  ⇒

- 全身状態および子宮復古
  ⇒

- 母乳育児
  ⇒

- 新生児の健康状態
  ⇒

以上のアセスメントを統合すると，**まいさんの産褥期のアセスメント**は次のようにまとめられます．

- 全身状態および子宮復古は良好です．
- 妊娠高血圧により妊娠期から食事や体重管理を行い，血圧は想定範囲内でコントロールされていましたが，産褥1日の朝の検温で血圧が再上昇し，疲労感や軽度の頭重感が出現し，睡眠不足による一時的なものか，妊娠高血圧症候群の増悪なのか，産褥子癇などの前駆症状かを鑑別する必要があります．
- まいさんは高年初産婦，母乳栄養希望であり，産褥1日には授乳指導を予定していますが，負担のないよう支援をします．
- 妊娠高血圧症候群既往女性の中高年は，高血圧，脳・心血管障害，メタボリックシンドローム，腎疾患などを発症しやすいので，産褥期にとどまらず長期的な視点で生活習慣の見直しや改善が必要です．

3-3 産褥期の健康課題を導き，決定しましょう

妊娠高血圧症候群の特徴をふまえ，入院中だけでなく，退院後の食生活，体重管理，血圧自己測定などの健康管理についても考えましょう．

■ まいさんの産褥期の健康課題
1. 遅発型妊娠高血圧に関連した多臓器障害やこれに伴う症状の併発・増悪のリスクがある
2. 長期予後を見据えた退院後の健康管理の準備状態である

3-4 健康課題に沿って産褥期の看護計画を立てましょう

1 まいさんの産褥期の看護目標
1. 妊娠高血圧やこれに伴う症状が軽快する
2. 生活習慣を見直し，継続可能な具体的健康管理方法を見出せる

2 看護目標に基づく観察プラン・ケアプラン ☞解答例　正常逸脱例 － 妊娠高血圧症候群 － 看護計画

看護目標1「妊娠高血圧やこれに伴う症状が軽快する」に対する看護計画

＜観察プラン＞

＜ケアプラン＞

看護目標2「生活習慣を見直し，継続可能な具体的健康管理方法を見出せる」に対する看護計画

＜観察プラン＞

＜ケアプラン＞

文献

1) 我部山キヨ子，武谷雄二編：助産診断・技術学Ⅱ［1］妊娠期．pp.99-105，医学書院，2013．
2) 日本産科婦人科学会，日本産婦人科医会：産婦人科診療ガイドライン－産科編2020．pp.168-176，日本産科婦人科学会，2020．
3) 日本妊娠高血圧学会，日本産科婦人科学会：妊娠高血圧症候群新定義・臨床分類．http://www.jsshp.jp/journal/pdf/20180625_teigi_kaiteian.pdf（2019/4/1アクセス）
4) 渡辺員支：妊娠高血圧症候群定義・臨床分類の up to date．日本産科婦人科学会雑誌，70（3）：1139-1163，2018．
5) 日本妊娠高血圧学会編集：妊娠高血圧症候群の診療指針2015 -Best Practice Guide-．メジカルビュー社，2015．
6) 日本高血圧学会高血圧治療ガイドライン作成委員会編：高血圧治療ガイドライン2019．日本高血圧学会，2019．
7) 山崎峰夫：妊娠高血圧症候群（PIH）．「病気がみえる vol.10 産科」．第3版，医療情報科学研究所編，p.104，メディックメディア，2015．
8) 厚生労働省：授乳時の食事摂取量基準．「日本人の食事摂取基準（2020年版）策定検討会報告書」．https://www.mhlw.go.jp/content/10904750/000586553.pdf（2020/7/27アクセス）
9) 日本妊娠高血圧学会編集：妊娠高血圧症候群 新定義・分類 運用上のポイント．メジカルビュー社，2019．
10) 大野泰正：重要！改訂CQ309-1・2「妊娠高血圧症候群」．ペリネイタルケア，39（6）：590-594，2020．

II 正常から逸脱した例における援助

妊娠糖尿病と診断された妊産婦の援助

あなたは，妊婦健診を受けに来院した妊娠25週4日のひろみさんを受け持つことになりました．この事例をアセスメントして，援助のプロセスを一緒に考えていきましょう．

ひろみさんの妊婦健診受診（妊娠25週4日）までの状態

- 34歳，元銀行員．第一子の出産前に仕事を辞めて現在は主婦．
- 身長164cm，非妊時の体重68kg（BMI 25.3）．
- 既往歴：4年前，第一子妊娠時に妊娠糖尿病と診断された．その時は食事療法のみで経過し，産後12週の耐糖能評価は正常であった．
- 産科歴：2妊1産，4年前に第一子出産．妊娠39週3日で自然分娩，3,400gの健康男児．
- 検査（前期）：不規則抗体（−），梅毒血清反応（−），HB抗体（−），HCV（−），HIV（−），HTLV-Ⅰ（−），風疹抗体（−），麻疹抗体（−），子宮腟部細胞診（陰性　NILM），RBC 358×10^4/μL，WBC 78×10^2/μL，Hb 12.1g/dL，Ht 36.0%．
- 妊娠経過
  妊娠8週2日　随時血糖値99mg/dL
  妊娠24週2日　50gGCT（glucose challenge test）150mg/dL，尿糖（＋），超音波診断法 BPD60mm，胎児推定体重660g
  妊娠25週4日　75g経口ブドウ糖負荷試験（OGTT）[*1] 空腹時 90 mg/dL，1時間値 192mg/dL，2時間値 151mg/dL．HbA1c 6.0%
  　　　　　　⇒妊娠糖尿病と診断される
- 現在の体重は72.2kg（非妊時＋4.2kg），妊娠24週の健診より体重増加＋1.2kg．管理栄養士による栄養指導を実施．
- 「前の妊娠の時も妊娠糖尿病だといわれたから心配はしていました．産後に血糖値が正常に戻ったから今回の妊娠は大丈夫だと思っていたのに」と話す．

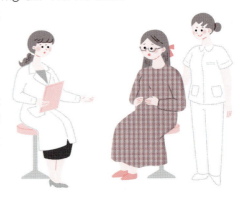

[*1] OGTT（oral glucose tolerance test）：ブドウ糖を経口的に投与した後，尿糖および血糖値の変動を調べることでブドウ糖の処理能力を検索する検査．

1-1 妊娠期を分析・解釈するために必要な知識を整理しましょう

1 妊娠糖尿病（gestational diabetes mellitus，GDM）の定義と成因を確認しましょう

- 定義：妊娠中にはじめて発見，または発症した，糖尿病に至っていない糖代謝異常．overt diabetes in pregnancy（妊娠時に診断された明らかな糖尿病）は妊娠糖尿病に含めない．
- 成因：妊娠すると，胎盤の形成とともに卵巣に代わって胎盤からエストロゲン，プロゲステロン，ヒト胎盤性ラクトーゲン，ヒト絨毛性ゴナドトロピンなどの産生が増加する．これらのホルモンはインスリン抵抗ホルモンでもあるため，インスリンが効きにくい状態（インスリン抵抗性）を引き起こす．この状態になることで，母体へのグルコースの取り込みを減らし，胎児へのグルコース供給を増加させることができる．この状況は，妊娠すると生理的な変化として起こるものである．しかし，インスリン分泌機能が不十分な妊婦は，妊娠の進行とともに耐糖能が低下し，妊娠糖尿病を発症する．

2 妊娠糖尿病の診断基準について確認しましょう（表1）

表1 妊娠中の糖代謝異常と診断基準

1) 妊娠糖尿病
　75gOGTTにおいて，次の基準の1点以上を満たした場合に診断する．
　　① 空腹時血糖値　≧ 92mg/dL（5.1 mmol/L）
　　② 1時間値　　　≧ 180mg/dL（10.0 mmol/L）
　　③ 2時間値　　　≧ 153mg/dL（8.5 mmol/L）

2) 妊娠中の明らかな糖尿病*註1
　以下のいずれかを満たした場合に診断する．
　　① 空腹時血糖値　≧ 126mg/dL
　　② HbA1c ≧ 6.5%
　随時血糖値≧ 200 mg/dL，あるいは 75 gOGTT で2時間値≧ 200 mg/dL の場合は，妊娠中の明らかな糖尿病の存在を念頭に置き，①または②の基準を満たすかどうか確認する*註2

3) 糖尿病合併妊娠
　①妊娠前にすでに診断されている糖尿病
　②確実な糖尿病網膜症があるもの

（日本糖尿病・妊娠学会，他：妊娠中の糖代謝異常と診断基準の統一化について．糖尿病と妊娠，15（1），2015.より引用）

註1：妊娠中の明らかな糖尿病には，妊娠前に見逃されていた糖尿病と，妊娠中の糖代謝の変化の影響を受けた糖代謝異常，および妊娠中に発症した1型糖尿病が含まれる．いずれも分娩後は診断の再確認が必要である．
註2：妊娠中，特に妊娠後期は妊娠による生理的なインスリン抵抗性の増大を反映して糖負荷後血糖値は非妊時よりも高値を示す．そのため，随時血糖値や75gOGTT 負荷後血糖値は非妊時の糖尿病診断基準をそのまま当てはめることはできない．
これらは妊娠中の基準であり，出産後はあらためて非妊娠時の「糖尿病の診断基準」に基づき再評価することが必要である．

3 妊娠糖尿病のリスク要因を考えてみましょう

①肥満　　　　　　　　②2型糖尿病の家族歴　　　③妊娠糖尿病の既往　　　④多胎妊娠
⑤多嚢胞性卵巣症候群　⑥巨大児分娩の既往　　　⑦35歳以上の高年齢出産

4 高血糖が母児へ与える影響を考えてみましょう

<母体への影響>
- 高血糖は細小血管障害を引き起こしやすく，これに起因する糖尿病合併症（糖尿病性網膜症・糖尿病性腎症など）を悪化させやすい．
- 妊娠高血圧症候群の合併が多い．

<胎児への影響>
- 母体の高血糖は，妊娠初期では先天性形態異常，中期から末期では胎児インスリン過多を引き起こす．
- 胎児のインスリン過多は胎児の成長を促進し，巨大児になる．巨大児では分娩時の肩甲難産に注意が必要である．
- 胎児の高血糖は血管内の浸透圧を上昇させ，浸透圧利尿のため多尿となり羊水過多症の原因となる．

<新生児への影響>
- インスリン過多は肺成熟を遅延させるため，新生児呼吸窮迫症候群の発生率が高まる．
- 新生児はインスリン過多のため低血糖を呈し，多血症による高ビリルビン血症や低カルシウム血症を伴う．

5 妊娠中の妊娠糖尿病のスクリーニング法について確認しましょう[1]

- スクリーニングは全妊婦に実施し，以下の2段階法を用いて行う．
  1. 妊娠初期の検査：随時血糖≧ 95 〜 100 mg/dL を陽性とする（カットオフ値は各施設で独自に設定）．
  2. 妊娠中期（妊娠24 〜 28 週）の検査：50gGCT ≧ 140mg/dL を陽性，あるいは随時血糖≧ 100 mg/dL を陽性とする．
- 血糖値が基準をこえた場合，妊娠初期は75gOGTT かHbA1C，妊娠中期は75gOGTT を行う．

6 妊娠糖尿病の治療についておもなものをあげてみましょう

食事療法や運動療法で目標血糖値[*2]を達成できない場合にインスリン使用が考慮されます．

<食事療法>
- 目的
  ・母体の血糖を正常化させる．特に食後の血糖を抑える．
  ・妊娠中の体重増加を適切にする．
  ・胎児の発育に必要なエネルギーを付加し，必要な栄養素を分配する．
  ・母体空腹時の飢餓によるケトーシスを予防する．
- 1日あたりの推定エネルギー必要量：非妊時BMI＜25の非肥満妊婦の場合，妊婦の摂取エネルギー量は標準体重［身長 $(m)^2 \times 22$］× 30kcal を基本とし，妊娠時期によってこれに付加量を加える（表2）．
- 分割食の導入：高血糖を予防し，食前後の血糖の変動を少なくするために，1日4 〜 6回に分けて食事を摂る方法．妊娠糖尿病では分割食により血糖コントロールが良好となり，食事療法のみで管理できる場合が多い．

表2 妊娠中の1日あたりの推奨付加エネルギー量

妊娠初期	妊娠中期	妊娠後期	授乳期
+50kcal	+250kcal	+450kcal	+350kcal

(厚生労働省：日本人の食事摂取基準2020年版[2])をもとに作成)
非妊娠時肥満例（BMI≧25）は個別対応．

＜運動療法＞
- 妊娠期は安静の必要がないかぎり，妊婦体操や散歩といった妊婦自身が実行できる運動を勧める．ただし，妊婦に対してどの程度の運動が適切であるかは定かではない．

＜自己血糖測定（self-monitoring of blood glucose；SMBG）＞
- 毎食前および食後2時間，早朝空腹時の1日7回の測定を基本とする．

＜インスリン療法＞
- **適応**：適正な食事療法や運動療法を行っても血糖管理目標が達成できない場合に行う．
- **種類**：通常は毎食前の速効型（または超速効型）および就寝前の中間型インスリン頻回皮下注射による強化インスリン療法[*3]，インスリン持続皮下注入療法を行う．
- **禁忌・注意点**：インスリン療法を導入する際は，妊婦が不安を抱かないように指導することが大切である．経口血糖降下薬は催奇形性などに関して胎児の安全性が確認されておらず，胎盤通過性もあるため，妊婦への投与は一般的に禁忌である．授乳中も，経口血糖降下薬は乳汁に移行するので使用しない．

1-2 妊娠期の情報を整理してアセスメントしましょう

ひろみさんの妊娠糖尿病について知るために必要な情報である家族歴，食事，運動に関して，以下の追加情報を得ました．

追加情報

- 家族歴：実母が2型糖尿病でスルホニル尿素剤内服．
- 食事：朝食と昼食を兼ねており，子どもの好きなスパゲッティなど単品で簡単に済ませることが多い．アイスやチョコレートが好きで，間食によく食べる．夕食は夫の帰りを待って夜22時以降に食べることもある．自分の食事以外に子どもの残り物ももったいないので食べてしまう．
- 運動：子どもの世話で忙しいため運動は特にしておらず，近所のスーパーの買い物も自転車を利用している．

[*2] **目標血糖値**：学術団体により若干異なるが，空腹時≦100mg/dL かつ食後2時間≦120mg/dL の基準が用いられることが多い[1]．
[*3] **強化インスリン療法**：生理的なインスリン分泌パターンに近づけるためインスリン注射の種類・回数・方法に力点をおいた方法．

Ⅱ 正常から逸脱した例における援助

では，ひろみさんの妊娠 25 週 4 日の状態をアセスメントしていきましょう．

- 産科歴・既往歴・家族歴
  ⇒ひろみさんは経産婦である．第 1 子妊娠時に妊娠糖尿病と診断され，実母が 2 型糖尿病であることから，今回も妊娠糖尿病を合併するリスクが高い．

- 身長，体重
  ⇒非妊時 BMI25.3 の肥満のため，妊娠糖尿病のリスクは高いといえる．

- 今回の妊娠経過
  ⇒血液検査結果から感染症や貧血はみられない．BMI25.3 の肥満であり，BMI が 25.0 以上 30.0 未満の場合は，妊娠全期でおおよそ 7〜10kg の体重増加が目安とされている．妊娠 24 週 2 日から 1 週間で体重が 1.2kg 増加しており，生活習慣や食事に関する保健指導が必要である．胎児の発育は在胎週数相当で良好である．

- 妊娠糖尿病の診断
  ⇒妊娠 8 週の血糖値は正常．妊娠 24 週 2 日の 50gGCT で血糖が基準値をこえている．妊娠 25 週 4 日の 75gOGTT で 1 時間値の血糖が基準値をこえたため，1 点陽性の妊娠糖尿病と診断された．

- 今回の妊娠糖尿病の受け止め
  ⇒産後の耐糖能検査で正常になったことで安心していたが，今回も妊娠糖尿病と診断され戸惑っている様子がうかがえる．前回妊娠時に経験しているとはいえ，今回ひろみさんはどのように妊娠糖尿病について受け止めて，解釈しているのか理解することが必要である．

- 妊娠中の食生活・運動
  ⇒ひろみさんの食事はバランスが悪く，炭水化物が多いようである．夫に合わせて夕食が夜遅くなることもあり，食事時間が一定ではない．また，間食や子どもの食事も食べてしまうことで，カロリーの過剰摂取も考えられる．分割食の提案や食品の選び方を一緒に検討する必要があるかもしれない．育児状況や生活習慣を確認し，近所のスーパーへは徒歩で行くなど日常生活のなかで活動量を増やす工夫を提案することも有意義である．自転車も良い運動になるが，妊娠中の腹部増大と買い物の荷物によってバランスを崩し，転倒の危険性もあるため，自転車は利用しないように指導する．

以上のアセスメントを統合すると，ひろみさんの妊娠 25 週 4 日のアセスメントは次のようにまとめられます．

- ひろみさんは第一子妊娠時に妊娠糖尿病と診断されており，産後に血糖値は正常に戻っていましたが，今回の妊娠で妊娠 25 週 4 日の 75gOGTT の結果から妊娠糖尿病と診断されました．
- ひろみさんの妊娠糖尿病の受け止めや思いを理解し，妊娠糖尿病による母児への影響を予防するための援助を行う必要があります．
- 妊娠中は血糖コントロールについての保健指導だけでなく，妊婦としての保健指導も忘れずに行うことが必要です．

1-3 妊娠期の健康課題を導き，決定しましょう

■ ひろみさんの妊娠期の健康課題
1. 妊娠糖尿病管理のために食事療法が必要である
2. 高血糖により胎児の発育に異常をきたす可能性がある

1-4 健康課題に沿って妊娠期の看護計画を立てましょう

1 ひろみさんの妊娠期の看護目標
1. 食生活を見直し，バランスの良い食事を摂取して血糖をコントロールできる
2. 胎児が順調に発育し，異常をきたすことなく妊娠が経過する

2 看護目標に基づく観察プラン・ケアプラン

看護目標1「食生活を見直し，バランスの良い食事を摂取して血糖をコントロールできる」に対する看護計画

＜観察プラン＞
・健診時の体重，血糖値，尿糖
・食事内容や嗜好，食事時間
・生活習慣
・ひろみさんの妊娠糖尿病に対する知識，受け止め状況
・家族の妊娠糖尿病に対する知識，療養生活の協力体制

＜ケアプラン＞
・妊娠糖尿病についての知識の提供や治療の必要性について説明する．
・生活調整を行う（食生活：食事内容，食事時間等を把握し，分割食やバランスのとれた食事に向けて何ができるのかを一緒に考える．運動：近所のスーパーは徒歩で行く，食後に30分程度散歩をする，食後に活動強度の高い家事を優先的にするなど，生活に取り入れられる運動を一緒に考える．ただし，無理をしないことも説明する）
・体重コントロール（妊娠期の推奨体重増加量については「Ⅰ．正常例における援助　妊娠期の援助　1．妊娠初期（妊娠14週未満）」参照）
・異常の早期発見（冷汗，脱力感，震えなどの低血糖症状など）
・家族へ妊娠糖尿病や治療の必要性についての説明と療養生活の協力を依頼する．

看護目標2「胎児が順調に発育し，異常をきたすことなく妊娠が経過する」に対する看護計画

＜観察プラン＞
・児の周産期合併症の早期発見・予防のため週数に合わせた胎児評価〔胎児形態異常，胎児発育，胎児健常性（well-being）の確認〕

＜ケアプラン＞
・児の周産期合併症発症への不安から血糖コントロールを厳格にしすぎないようひろみさんの気持ちを受け止めつつ適切な血糖コントロールについて説明する．

> **ひろみさんの分娩期・産褥1日の状態**
>
> **＜分娩期＞**
> - 妊娠40週3日，10時に陣痛発来のため入院．14時22分に3,020gの男児娩出．
> - アプガースコア9/10点（皮膚色－1点）．
> - 分娩所要時間は分娩第1期4時間20分，第2期25分，第3期5分，合計4時間50分．出血量210mL．
> - 妊娠中は食事療法のみで血糖値は良好に経過．分娩中の血糖コントロールも良好で，インスリンの使用はなし．
> - 分娩後，子宮底はテニスボール様に硬く触れ子宮収縮は良好，後陣痛は軽度で自制内．
> - 会陰切開・会陰裂傷なし．
> - 新生児の生後2時間の心拍数126/分，呼吸数45/分，血糖値55mg/dL．
>
> **＜産褥1日＞**
> - 「夜間は児を預けてゆっくり寝ることができた」と話す．少し疲労感はあるが，穏やかな表情．
> - 朝食は全量摂取．トイレは3～4時間ごとに行き，歩行の様子はスムーズである．
> - 体温36.1℃，血圧110/82mmHg，血糖値97mg/dL．
> - 子宮底は臍下2横指で収縮は良好，後陣痛は自制内で，悪露は血性悪露．
> - 乳房はⅡa型，乳管は左右とも5～6本開口している．圧乳すると乳汁がじわりと分泌する．
> - 前回は完全母乳育児で2歳まで続けた．今回は上の子どもの世話もあって忙しくなるため，混合授乳も考えている．
> - 退院後は自宅へ戻る予定．「夫は毎日帰宅が遅く，なかなか育児を手伝ってくれませんが，子どもが2人になるからこれからは協力してもらうつもりです」と話す．

2-1　分娩期・産褥期を分析・解釈するために必要な知識を整理しましょう

1 分娩期の血糖コントロールの注意点について確認しましょう

- 分娩進行中のインスリン必要量は，分娩第1期には<u>減少</u>し，第2期には<u>やや増加</u>する．さらに，分娩進行に伴い食事摂取が困難になるため，注意深い血糖管理が必要になる．
- 妊娠中の血糖コントロールが良好であっても，分娩進行中の血糖コントロールが不良であれば，新生児が<u>低血糖</u>を起こす可能性が高くなる．
- 分娩後は胎盤ホルモン低下に伴い，インスリン需要量が低下するので，<u>低血糖</u>に十分注意し，インスリンを使用している場合は適宜インスリンの減量，あるいは中止を行う．

2 新生児低血糖症について知っておきましょう

- **定義**：厳密な定義は確立していないが，日齢および正期産児・低出生体重児にかかわらず血糖が40mg/dL以下にならないよう管理することが一般的である．

- **症状**：痙攣，振戦，易刺激性，泣き声の異常，眼球上転，傾眠傾向，無欲様，無呼吸，多呼吸，チアノーゼ発作など．

3 妊娠糖尿病の褥婦の特徴や援助について理解しましょう

- 胎盤娩出後，インスリン抵抗性は改善されるため，分娩後には耐糖能が正常に戻ることが多い．しかし，妊娠糖尿病既往女性は，その後に<u>2型糖尿病</u>を発症するリスクが高い．
- 妊娠糖尿病では分娩後<u>6</u>～<u>12</u>週に75gOGTTを行い，耐糖能を評価する．その結果，糖尿病型か境界型であれば経過観察や治療を要するが，正常型であった場合でも，<u>2型糖尿病</u>のハイリスク者として<u>肥満</u>を避けるように努め，<u>定期的な検診の受診</u>を勧める．
- 次の妊娠前には必ず<u>耐糖能検査</u>を受けることも重要である．

4 妊娠糖尿病と母乳育児の関連を理解しましょう

- 母乳育児は糖尿病の治療的な役割を担っていることが明らかとなっており，授乳は<u>2型糖尿病の発症予防</u>につながる．
- 母乳を飲んでいた子どもは<u>1型糖尿病</u>の発症率が低いとされ，また，母乳育児により褥婦が妊娠前の体重に戻るまでの期間も短くなる．

2-2　分娩期・産褥期の情報を整理してアセスメントしましょう

☞解答例　[正常逸脱例] - [妊娠糖尿病] - [アセスメント]

＜分娩期＞
- 分娩経過
  ⇒

- 新生児の状態
  ⇒

＜産褥1日＞
- ひろみさんの全身状態
  ⇒

- 乳房状態・授乳　＊妊娠糖尿病の視点も含めてアセスメントしましょう．
  ⇒

II 正常から逸脱した例における援助

以上のアセスメントを統合すると，ひろみさんの分娩期から産褥1日までのアセスメントは次のようにまとめられます．

- 妊娠期の食事療法により適切に血糖コントロールされ，分娩中の血糖値も良好です．
- 正期産の分娩で，経産婦の順調な分娩経過であり，現在のところ，児にも妊娠糖尿病の影響はみられません．
- 産褥1日も順調な経過をたどっていますが，今後は乳汁分泌，復古状態，母親役割獲得が順調に経過していくように支援するとともに，妊娠糖尿病という視点を忘れず産後の生活支援を行っていく必要があります．
- 産後は良好な血糖コントロールを図りながらの母乳育児支援，産後の生活に向けた保健指導がポイントになります．

2-3 産褥期の健康課題を導き，決定しましょう

■ ひろみさんの産褥期の健康課題

1. 妊娠糖尿病の褥婦であるが血糖値は良好で，全身状態，復古状態も正常に経過している
2. 乳汁分泌も良好で，前回の母乳育児の経験から順調に授乳を進めつつある
3. 退院に向けた家族のサポート体制の調整と産後の生活に向けたイメージをもちつつある

2-4 健康課題に沿って産褥期の看護計画を立てましょう

1 ひろみさんの産褥期の看護目標

1. 血糖値は正常で経過し，産褥日数に応じて復古状態が進む
2. 乳汁分泌が促進され，意欲をもって母乳育児を継続することができる
3. 家族のサポート体制を調整し，産後の食事や生活を具体的にイメージできる

2 看護目標に基づく産褥期の観察プラン・ケアプラン

☞解答例　[正常逸脱例]－[妊娠糖尿病]－[看護計画]

看護目標1「血糖値は正常で経過し，産褥日数に応じて復古状態が進む」に対する看護計画

＊妊娠糖尿病であった褥婦に特徴的なケアについて考えてみましょう．

＜観察プラン＞

<ケアプラン>

看護目標2「乳汁分泌が促進され,意欲をもって母乳育児を継続することができる」に対する看護計画

<観察プラン>

<ケアプラン>
「Ⅰ.正常例における援助　産褥期の援助／新生児の援助」参照

看護目標3「家族のサポート体制を調整し,産後の食事や生活を具体的にイメージできる」に対する看護計画

＊妊娠糖尿病であった褥婦に特徴的なケアについて考えてみましょう.

<観察プラン>

<ケアプラン>

知っておきましょう

産後もインスリンを使用している場合の看護計画

産後もインスリンを使用している褥婦の場合は，食事や授乳間隔およびインスリン投与時間などさまざまな要因が重なり，授乳時に低血糖を起こすことがあります．インスリンを使用している褥婦の乳汁分泌促進・母乳育児継続に向けた観察プラン・ケアプラン例を以下に示します．

＜観察プラン＞
①低血糖症状（冷汗，脱力感，震え，眠気など）
②食事摂取量，時間
③インスリン投与量，投与時間
④授乳状況，授乳間隔

＜ケアプラン＞
①良好な血糖コントロールを図りながら母乳育児ができるように支援する．
②低血糖対策を行う．
・インスリンを打ったら，授乳より自分の食事を優先させる．
・血糖コントロールの状況に合わせて，授乳前に炭水化物や蛋白質を含む軽い補食を行う（補食にはおにぎりやサンドイッチ，果物，牛乳が適している）．
・授乳中に低血糖になった場合，初期対応としてアメや糖質の入ったジュースなどをすぐ摂取できるように準備しておく．
・夜間も授乳する際は，睡眠前に蛋白質を含む乳製品などを摂取する．
③インスリンを使用している褥婦の場合は，授乳時に低血糖を起こすこともあることを説明する．

文献

1) 日本糖尿病・妊娠学会編：妊婦の糖代謝異常 診療・管理マニュアル．改訂第2版，メジカルビュー社，2018．
2) 厚生労働省：「日本人の食事摂取基準（2020年版）」策定検討会報告書．2019．
3) 池田敏子：糖尿病のお母さんも母乳育児をすべきか．「Textbook 妊娠と糖尿病のケア学－基礎知識・ケアの実際・チーム医療」．福井トシ子編，メディカ出版，2012．
4) 難波光義，杉山 隆編：「妊娠と糖尿病」母児管理のエッセンス．金芳堂，2013．
5) 日本糖尿病学会編：糖尿病と妊娠．「糖尿病専門医研修ガイドブック」．改訂第6版，pp.342-347，診断と医療社，2014．
6) 日本糖尿病学会編：妊婦の糖代謝異常．「糖尿病診療ガイドライン2016」．pp.367-390，南江堂，2016．
7) 日本産科婦人科学会，日本産婦人科医会編集・監修：CQ 005-1 妊婦の糖代謝異常スクリーニングと診断のための検査は？ CQ010 妊娠前の体格や妊娠中の体重増加量については？「産婦人科診療ガイドライン－産科編2020」．pp.22-24，pp.45-48，日本産科婦人科学会，2020．
8) 仁志田博司編：新生児学入門．第4版，pp.208-218，医学書院，2015．
9) Schwarz, EB et al：Lactation and maternal risk of type 2 diabetes：a population-based study. American Journal of Medicine, 123（9）：863.e1-6, 2010.
10) 山田研太郎：妊娠糖尿病の成因と病態．「糖尿病治療のニューパラダイム 第1巻 ライフスタイルの改善～食事療法，運動療法を中心に～」．加来浩平，他編，pp.80-84，医学ジャーナル社，2014．

切迫早産の妊婦の援助

あなたは病棟で，妊娠 28 週に切迫早産のため入院したよし子さんを受け持つことになりました．この事例をアセスメントして，援助のプロセスを一緒に考えていきましょう．

 よし子さんの入院までの状態

- 32 歳，職業なし．今回の妊娠を含め 3 回経妊 1 回経産．身長 157cm，非妊時体重 55kg．
- 夫は 35 歳，会社員．
- 「1 歳の子どもがいるので，子どもを抱いたり走ったりすることが多かった．買い物や家事を行うと腹部緊満があり，安静の必要性は感じていたが，夫の帰宅時間が遅いため，ほとんど自分で行っていた」
- 妊娠 24 週頃より頻回に腹部緊満あり，子宮収縮抑制薬を内服し，自宅安静で様子をみていたが，妊娠 28 週 0 日の健診時にも腹部緊満あり，子宮頸管長の短縮（23mm），子宮口の開大（2cm）がみられたため入院．子宮収縮抑制薬の持続点滴，ベッド上安静の治療となる．
- 超音波検査法 BPD 70mm，胎児推定体重 1,150g．

1　事例を分析・解釈するために必要な知識を整理しましょう

1　早産，切迫早産の定義と症状を確認しましょう[1]

- **早産**：妊娠 <u>22</u> 週〜<u>37</u> 週未満までの期間における分娩（妊娠の中絶）．
- **切迫早産**：妊娠 22 〜 37 週未満までの妊娠中に規則的な子宮収縮が認められ，かつ子宮頸管の開大度，展退度に進行がみられるなど，早産の危険性がある状態[1]．
- **切迫早産初期の自覚症状**：<u>下腹部圧迫感</u>，<u>子宮収縮回数の増加</u>，<u>頻尿</u>，<u>便意・尿意の増加</u>，<u>粘稠性帯下の増加</u>，<u>羊水流出感</u>など．
- **切迫早産の臨床症状**：自覚的には増強する<u>子宮収縮（下腹痛）</u>，<u>性器出血</u>，<u>羊水流出感</u>．他覚的には<u>子宮口の開大</u>と子宮頸管の熟化，<u>羊水流出の確認</u>〔BTB 試験紙やエムニケーター®（pH 検査試薬を染み込ませた綿棒が青変する）〕，頸管長の短縮[*1]，<u>NST（ノンストレステスト）上で頻回な子宮収縮</u>が確認できる．

[*1] **頸管長の短縮**：子宮頸管長は妊娠 28 週未満で 35 〜 40mm である．頸管長が短いほど早産率は高くなる．一般に頸管長 25mm 以下は切迫早産の所見と判断する[2]．

知っておきましょう

子宮頸管の熟化

分娩が近づくと，子宮頸管（解剖学的内子宮口から外子宮口までの子宮頸部）が変化します．子宮頸管熟化の指標としてBaumgartenのTocolysis Index（表1）があり，合計3点以上で入院治療が必要となり，5点以上では1週間以内に分娩に至るとされます．

表1 Tocolysis Index

項目	1	2	3	4
陣痛	不規則	規則的	―	―
出血	少量	中等量以上	―	―
破水	―	高位	―	低位
子宮口	1cm	2cm	3cm	4cm

2 切迫早産の症状の増悪に影響する因子をあげてみましょう[2)]

- 子宮頸部円錐切除[*2]の既往
- 精神的ショック
- 頸管無力症[*3]の既往
- 心身の過労
- 早産の既往
- 重量物の挙上
- 腹部の過度の圧迫
- 流・早産に関する知識不足
- 便秘

3 切迫早産の原因を確認しましょう

早産の原因は母体側・胎児側の両側面から考えましょう[2)]．

＜母体側＞
- 生殖器の異常：子宮発育不全，子宮奇形，子宮筋腫，頸管無力症など
- 妊娠の異常：妊娠高血圧症候群，羊水過多，多胎妊娠など
- 全身性疾患：全身性エリテマトーデス（SLE），腎疾患，感染症など
- 外傷：過度な運動，打撲，墜落など
- 内分泌環境の異常：甲状腺機能亢進症など
- 心因性：精神的ショックなど
- その他：過度の性交，喫煙など

＜胎児側＞
- 胎児の異常：巨大児，多胎妊娠など
- 胎児付属物の異常：羊水過多，前置胎盤，胎盤機能不全など

[*2] 子宮頸部円錐切除：子宮頸がんの検査で，精密検査が必要と診断された場合，コルポスコピーでは子宮頸部のもっとも病変の度合いが強い部位から精検し，中等度異形成，高度異形成，上皮内癌などが疑われる時に子宮頸部円錐切除を行う．子宮頸部を円錐状に切除して確定診断（子宮頸部病変の広さ・程度）と治療（病変部位の切除）を行うもので，妊孕性を温存できる術式とされるが，その後の妊娠での切迫流早産の危険性は，手術していない妊婦より上昇するといわれる．

[*3] 頸管無力症：子宮頸管が妊娠12週以後にあまり下腹痛もないのに自然に開いてしまう疾患．流産予防のためには妊娠12～19週に頸管縫縮術（マクドナルド McDonald法，シロッカー Shirodkar法）により妊娠の継続を図る必要がある．

4 早産の診断・治療において重要な判断ポイントを知っておきましょう[2]

- 早産の症状と内診所見により早産の重症度が判断され，治療方針が決まる．
- 判断においては「前置胎盤・常位胎盤早期剥離ではないこと」，「妊娠継続が可能か不可能か（不可能な場合は児を娩出する）」を早期に確認することが重要である．
- 早産の重症度を判断する指標として早産指数（Tocolysis Index）がある（表1）．合計5点以上になると，多くの場合は1週間以内に分娩となる．

5 切迫早産の治療について，症状との関連もふまえて確認しましょう

- 切迫早産の治療の基本は，安静と子宮収縮抑制薬の投与である．
- 子宮収縮抑制薬には持続点滴と内服による投与がある．定期健診で症状がみられた場合，症状（子宮収縮状態，頸管長の短縮，子宮口の開大，出血など）によっては内服薬と自宅での安静が勧められる．それでも症状が持続する場合や，はじめから重症の場合は，入院で安静を保ち，持続点滴療法で子宮収縮を抑制する．そして，症状が軽減してきたら少しずつ安静度を拡大し，持続点滴による薬剤の投与量を減らし，内服による投与に変更する．

6 子宮収縮抑制薬の種類と副作用について理解しておきましょう

＜リトドリン塩酸塩＞

- 子宮収縮抑制薬として現在もっとも多く使用されているのはリトドリン塩酸塩である．リトドリンは選択的β_2刺激剤であるが，β_1刺激作用も残っているため，副作用として心拍出量を増加させ，頻脈，頭痛，手の振戦を起こし，体内に水分を貯留させるため，肺水腫，肝酵素上昇，血小板減少，発疹，高血糖などを起こすことがある．
- リトドリン塩酸塩使用開始時には心拍数を観察し，頻脈でないことを確認する．また，長期使用時には定期的な血液検査や心電図モニターなどによる観察，肺水腫の有無を観察する必要がある．
- リドトリン塩酸塩は血中半減期が短いため，内服でなく点滴による投与が原則である．基本量である50γ（リトドリン塩酸塩1アンプルを5％ブドウ糖液500mLで希釈したもの），または倍量100γを30mL/hで投与開始し，200γまでの間で増減する．

＜硫酸マグネシウム＞

- 硫酸マグネシウムは，カルシウムと拮抗して全身の筋肉を弛緩させる作用により子宮収縮を抑制する．速やかに有効血中濃度（4〜8mg/dL）にするため，単独投与では開始時に4g（40mL）を20〜30分以上，時間をかけて静脈投与する．その後，1〜2g/hで持続点滴を行う．
- リトドリン塩酸塩投与と併用の場合は増強作用があるので，開始時から持続点滴で1g/h投与する．静脈投与時には不穏感や嘔気を起こすので，妊婦に説明しておく必要がある．
- 持続点滴速度と血中濃度には個人差が大きいので，投与開始後，数日間は血中濃度を毎日測定する．
- 有効血中濃度内でも強いだるさを訴え，10mg/dLで中毒症状，15mg/dLで呼吸抑制を起こすので，日々の観察で腱反射を確認する．腱反射は9mg/dLで消失する．

❼ 切迫早産の治療の基本である「安静」と「子宮収縮抑制薬の投与」の援助における一般的なケアプランを理解しましょう

- トイレに行くこともできない絶対安静は，切迫症状がある以外は健康な妊婦にとって大変苦痛であり，十分な配慮が必要である．絶対安静の間は，症状に合わせてせっけん清拭や洗髪，シャワー浴の介助などを行い清潔を保つ．
- 安静により便秘になりやすく，切迫早産の症状を悪化させる因子でもある．必要であれば薬剤を使用しコントロールする．ベッド上の排泄を嫌って，排尿回数を減らすために水分摂取を控えている妊婦には，膀胱炎や便秘の予防のために水分摂取は大切であることを指導する．
- 持続点滴による子宮収縮抑制薬投与では，滴下数，腹部緊満の状態，薬剤の副作用（頻脈や動悸など）を観察する．持続点滴による妊婦のストレスも理解する．
- 毎日，NSTを行い，胎児の健康状態を把握する．

 気をつけて！

安静を保てるよう指導しましょう
近年では，持続点滴のストレスを考慮し，点滴ルートを確保したまま点滴を一時休み，シャワー浴を許可している施設や，点滴をしながらのトイレ歩行を許可している施設もあります．しかし，健康な妊婦にとってシャワー浴や歩行は当たり前にできることであり，つい油断してしまうため，安静が保てないことがないようにきちんと指導しましょう．

2　事例の情報を整理してアセスメントしましょう

　よし子さんの情報をアセスメントして，切迫早産の原因を考えます．切迫早産の看護に必要な情報やそれに影響するよし子さんの背景も整理しましょう．
　まず，よし子さんの状態をアセスメントするために不足している情報は何かを考えていきましょう．

＜不足している情報＞

- 家族背景に関する情報：上の子どもの世話をどうしているのか，夫は面会に来院できるのか，夫婦の実家の場所，サポート体制など
- 生活状況に関する情報：食事・睡眠・清潔・排泄など
- 安静に関する情報：身体的な安静・精神的な安静
- 第1子妊娠時の切迫徴候：症状や治療状態（安静の程度や入院の有無，薬の投与方法）

　不足している情報を収集し，アセスメントして計画を立てることにしました．

追加情報

- 家族構成は夫と子ども（1歳9か月）の3人暮らし，実家は他県で遠距離のため，普段のサポートはない．
- 食事の味つけは薄い．睡眠はよくとれている．毎日入浴・洗髪している．
- 排便は3〜4日に1回，排尿は1日5〜6回．
- 血液型 A 型 Rh（＋），RBC 363×10^4/μL，WBC 72×10^2/μL，Hb 12.0g/dL．
- 妊娠分娩歴（今回の妊娠含め3回）．5年前に妊娠8週自然流産．4年前に妊娠37週で経腟分娩にて男子出産（2,538g）．妊娠24週頃より腹部緊満あり，子宮収縮抑制薬内服，自宅安静後分娩に至る．

では，よし子さんの現在の状態をアセスメントしていきましょう．情報収集のための視点は，「Ⅰ．正常例における援助　妊娠期の援助」を参照してください．

☞ 解答例　正常逸脱例 − 切迫早産 − アセスメント1

- 既往歴⇒情報なし．確認しましょう．
- 過去の妊娠・分娩歴
  ⇒

- 今回の妊娠経過
  ⇒

- 排便
  ⇒
- 胎児の発育状態
  ⇒

- 今回の妊娠の受けとめ方⇒情報なし．確認しましょう．
- 周囲の人々との関係・支援
  ⇒

- 切迫早産の原因
  ⇒

Ⅱ 正常から逸脱した例における援助

　以上のアセスメントを統合すると，**よし子さんの現在の状態のアセスメント**は次のようにまとめられます．

- よし子さんは切迫早産の症状はありますが，胎児の発育は問題なく，妊娠貧血や妊娠高血圧症候群などのその他の異常もみられていません．
- 前回の切迫早産の経験から，切迫早産の予防については理解しており，安静にしようと考えていましたが，家庭の事情から難しかったと考えられます．
- 前回は自宅安静で分娩に至ったため，今回入院となったことに驚いており，入院中の子どもの世話などの問題もあり不安を感じていると予想されます．切迫早産の予防には，身体のみならず精神的な安静も必要であるため，そのための援助が必要です．
- 普段から排便が3〜4日に1回と便秘傾向にあり，安静によりさらに悪化することが考えられます．便秘にならないよう予防的な援助が必要です．

3　事例の健康課題を導き，決定しましょう

　よし子さんは切迫早産の症状がある以外は健康ですが，胎児のために安静や入院の必要があります．今後，安静により早産徴候症状の観察を行い，医師の治療方針や入院期間についての情報を得て，援助していく必要があります．これまでのアセスメントを活かして，よし子さんの健康課題を優先順位の高いものから2つあげましょう．

■ よし子さんの健康課題
1. 妊娠継続のために安静が必要である
2. 突然の入院により，家族のことなどが心配である

4　健康課題に沿って看護計画を立てましょう

　健康課題2は入院が長期化することによって生じる課題であるため，入院中に情報を得てアセスメントしていく必要があります．ここでは，健康課題1の看護計画について考えていきます．
　健康課題1「妊娠継続のために安静が必要である」を達成するための看護目標を設定しましょう．

■ よし子さんの看護目標
切迫症状が軽減することで妊娠を継続でき，胎児が異常なく順調に成長する
具体的には以下のような目標が設定されます．

- 安静の必要性を理解し，安静を保つことができ，安静によるストレスや他の問題が起こらない
- 子宮収縮抑制薬の副作用が起こらない

2 看護目標に基づく観察プラン・ケアプラン

　本項「1．事例を分析・解釈するために必要な知識を整理しましょう」の **7** で解説した一般的なケアプランに準じて，安静と薬物療法に対するケアを行います．

☞**解答例**　正常逸脱例 ─ 切迫早産 ─ 看護計画 1

看護目標「切迫症状が軽減することで妊娠を継続でき，胎児が異常なく順調に成長する」
　　　　　に対する看護計画

＜観察プラン＞

＜ケアプラン＞

5 追加情報をもとに，アセスメントや看護計画を見直しましょう

入院5日後のよし子さんの状態と追加情報は次のとおりです．

追加情報

- 体温 36.4 〜 36.8℃，脈拍 80 〜 90 回/分，呼吸 18 〜 20 回/分，血圧 100 〜 120/60 〜 70mmHg，動悸なし，四肢の振戦なし．
- 子宮収縮抑制薬の持続点滴中はベッド安静で，行動範囲はベッドサイド．ときどき腹部緊満はあるが，臥床すると消失することが多い．性器出血はない．
- 実家に預けている子どものことや夫の身の回りのことが心配で，なかなか眠れない．
- 食事は妊娠後半期食を2/3程度摂取．間食はしていない．
- 入院後は全身清拭，洗髪は週1回．
- 妊娠前から便秘傾向で，入院後排便はない．室内でポータブル便器を使用．4人部屋であるため同室者が気になる．

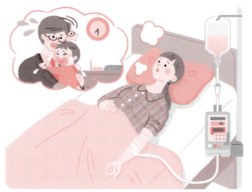

では，上記の追加情報に基づき，アセスメントや看護計画を見直しましょう．

☞ 解答例 　正常逸脱例 ─ 切迫早産 ─ アセスメント2

1 入院5日後のよし子さんの状態をアセスメントしましょう

2 目標の達成度，入院時計画の評価も含めて，看護目標や看護計画を追加・修正しましょう

よし子さんは安静の必要性を理解し，安静を保つことによって症状は軽減しましたが，安静による便秘という新たな問題が発生しています．また，精神的な安静を保つためには，不眠の原因である夫と子どもへの心配を軽減する必要もあります．看護目標として，追加すべき項目をあげてみましょう．

1. <u>便秘が解消される</u>
2. <u>不眠や家族に対する心配事が軽減され，精神的な安静を保つことができる</u>

では，これらの看護目標に対するケアプランを考えてみましょう．

☞解答例　正常逸脱例 ― 切迫早産 ― 看護計画2

看護目標1「便秘が解消される」に対するケアプラン

看護目標2「不眠や家族に対する心配事が軽減され，精神的な安静を保つことができる」に対するケアプラン

＜夫のかかわりについて＞

＜上の子どもの世話について＞

文献
1) 日本産科婦人科学会編：産科婦人科用語集・用語解説集 改訂第4版．日本産科婦人科学会，2018．
2) 五十嵐ゆかり：妊娠の早期中絶．「母性看護学Ⅱ 周産期各論」．有森直子編，pp.117-121，医歯薬出版，2015．

Ⅱ 正常から逸脱した例における援助

微弱陣痛の妊産婦の援助

あなたは病棟で，なお子さんを受け持つことになりました．この事例をアセスメントして，援助のプロセスを一緒に考えていきましょう．

なお子さんの入院時～分娩時の状態

- 29歳，初妊初産婦，身長158cm，体重60kg（非妊時＋10kg）．
- 会社員（事務職），産後1年間は育児休業予定．
- 夫（35歳・営業職）と2人暮らし．
- 血液型B型Rh（＋），梅毒血清反応（－），HB抗原（－），HCV（－），HIV（－），HTLV-Ⅰ（－），風疹抗体（＋），麻疹抗体（＋），トキソプラズマ抗体（－），子宮腟部細胞診（陰性NILM），クラミジア抗原（－）．
- 既往歴，家族歴なし．

＜妊娠中の経過＞
- 妊婦健診は定期的に受けていた．
- 妊娠32週時の検査　RBC 358×10^4/μL，WBC 75×10^2/μL，Ht 32.2%，Hb 10.6g/dL，血圧110～120/60～70mmHg，浮腫・尿蛋白・尿糖なし．
- 胎児発育は順調．推定体重2,380g（妊娠35週）．
- 夫の分娩立会い希望．夫と両親学級を受講した．

＜分娩経過＞
- 妊娠41週1日 午前5時：8～10分おきで陣痛開始．
- 同日 午前7時：夫に付き添われて入院．陣痛間歇7～8分，発作20～30秒，入院時の内診所見は子宮口3cm開大，展退50%，下降度－2，子宮口の硬さは中程度，位置は後方，未破水，第1頭位だった．胎児心拍数基線130bpm，基線細変動は中程度，一過性頻脈あり．一過性徐脈なし．
- 入院3日前より産徴と前駆陣痛があり，入院時，なお子さんは「もうすぐお産になるのかなと思うと，ここ2～3日は緊張してあまり眠れませんでした」と話す．
- バースプランには「薬を使わないで，自然（分娩）で産みたい」と記載されていた．

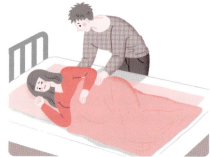

- 同日 20時：陣痛間歇5～6分，発作30秒，

内診所見は子宮口5cm開大，展退60％，下降度－1，子宮口の硬さは軟，位置は中央，卵膜が触れた．回旋は正常．胎児心拍数基線140bpm，基線細変動は中程度，一過性頻脈あり．一過性徐脈なし．
- 夫は仕事を休んでなお子さんに付き添い，腰部のマッサージをしている．なお子さんは「（夫のマッサージは）だんだんうまくなってきて，気持ちいい」と話す．
- 昼食は1/3程度摂取．なお子さんは「あまり食べたくない」と話すが，夫が「食べないと，赤ちゃんを産むときに力が出ないよ」と食事摂取を促し，夕食はおにぎり1個を摂取した．「まだ産まれませんか．母も私を産む時，1日がかりだったと言っていました．私もそうなるのかな」「できれば薬を使わず産みたいです．まだ頑張れます」と話す．
- 妊娠41週2日 午前7時：陣痛間歇6～7分，発作30秒，内診所見は子宮口6cm開大，展退80％，下降度－1，子宮口の硬さは軟，位置は前方，未破水，回旋は正常．胎児心拍数基線140bpm，基線細変動は中程度，一過性頻脈あり．一過性徐脈なし．
　昨日の夕食以降，食事摂取なし．「水ぐらいは飲んで」と夫に促され，水分摂取している．「こんなに痛いのに，なかなか進まないのはなんでだろう．ずっとよく眠れていないので疲れてきた．そろそろ限界……」と話す．陣痛発作時は呼吸法を行っているが，苦悶様表情で，間歇期も肩に力が入っている．発汗あり．

1　事例を分析・解釈するために必要な知識を整理しましょう

　なお子さんの分娩進行状態を理解するために必要な知識を「Ⅰ．正常例における援助　分娩期の援助　2．分娩第1期後半（減速期）」の**表4，5**を参考にしながら整理します．

1　微弱陣痛の定義を確認しましょう
- 微弱陣痛とは陣痛が微弱で陣痛発作持続時間が短く，かつ陣痛周期が長く，分娩が進行しない状態．
- 陣痛の強さは子宮内圧によって表現されるが，子宮内圧を測定することはほとんどないため，臨床的には外測法による陣痛発作持続時間と陣痛周期で表現される．

2　微弱陣痛の原因を確認しましょう
- 微弱陣痛は，分娩が開始した時から陣痛が微弱である原発性微弱陣痛と，はじめは正常であった陣痛が分娩経過中に微弱になる続発性微弱陣痛に分けられる（**表1**）．

表1 微弱陣痛の原因

分類	原因	例
原発性微弱陣痛	子宮筋の変化によるもの	子宮筋腫, 羊水過多, 多胎, 子宮発育不全, 子宮奇形
	子宮下部の神経への刺激伝達が十分でないもの	骨盤位, 横位, 狭骨盤, 前置胎盤
	子宮内感染	前期破水
	恐怖・不安	
続発性微弱陣痛	産道の異常	狭骨盤, 軟産道強靭
	胎児の過大・奇形	巨大児, 水頭症
	胎位・胎勢の異常	回旋異常
	膀胱・直腸の充満	
	疲労	全身性の疲労, 子宮筋の疲労
	麻酔	鎮静剤, 無痛分娩

2　事例の情報を整理してアセスメントしましょう

　なお子さんの状態をアセスメントしていきましょう．情報収集の視点は「Ⅰ．正常例における援助　分娩期の援助」を参照してください．ここでは，分娩の進行状況を中心にアセスメントしていきます．

☞解答例　正常逸脱例 - 微弱陣痛 - アセスメント

- 基礎的情報（産婦の年齢・体格），妊娠中の経過
    ＊分娩進行を左右する因子をアセスメントしましょう．
    ⇒

- 分娩進行状況（子宮口の開大度・陣痛の状態）
    ⇒

- 胎児の発育・健康状態
  ⇒

- 分娩進行に伴う産婦の心理や対処行動
  ⇒

- 産婦と周囲の人との関係
  ⇒

以上のアセスメントを統合すると，**なお子さんの分娩進行状況のアセスメント**は次のようにまとめられます．

- なお子さんの妊娠経過は順調で，分娩進行を妨げる因子はありません．
- 分娩が開始してから 26 時間経った時点で子宮口 6cm 開大，陣痛周期や陣痛発作持続時間の基準から，微弱陣痛により分娩進行が遅延していると判断できます．陣痛周期が長くなり，陣痛発作持続時間が短くなっていることから，今後も分娩が進まないおそれがあります．
- 微弱陣痛の要因としては睡眠不足・食事摂取量不足による疲労，不安や焦りなどの精神的ストレスが考えられます．
- マッサージや水分摂取の介助など，夫からサポートを受けながら産痛や疲労に対処しているのがなお子さんの強みです．しかし，効果的にリラックスできていないようなので，休息を促す援助が必要です．分娩が遷延し，夫も疲労しないように援助する必要があります．
- 胎児の健康状態は良好です．しかし，分娩遷延による胎児・胎盤機能低下に注意する必要があります．

3 事例の健康課題を導き，決定しましょう

なお子さんの分娩期の健康課題を，優先順位の高いものから2つあげましょう．

■ なお子さんの分娩期の健康課題
1. 疲労や精神的ストレスによる微弱陣痛のため，分娩に時間を要している
2. 夫のサポートを受けながら産痛や疲労に対処している

4 健康課題に沿って看護計画を立てましょう

1 なお子さんの分娩期の看護目標
1. 疲労や精神的ストレスが緩和され，陣痛が有効となり，母児ともに安全に分娩が進行する
2. 夫とともに安楽に分娩期を過ごし，満足のいく分娩ができる

2 看護目標に基づく観察プラン・ケアプラン　　　☞解答例　正常逸脱例－微弱陣痛－看護計画

看護目標1「疲労や精神的ストレスが緩和され，陣痛が有効となり，母児ともに安全に分娩が進行する」に対する看護計画

<観察プラン>

<ケアプラン>

看護目標2「夫とともに安楽に分娩期を過ごし，満足のいく分娩ができる」に対する看護計画

<観察プラン>

<ケアプラン>

文献

1) 厚生労働省：妊娠前からはじめる妊産婦のための食生活指針．2021．
2) 日本産科婦人科学会監修：産婦人科研修の必修知識 2016-2018．pp.257-264，日本産科婦人科学会，2016．
3) 日本産科婦人科学会，日本産科婦人科医会編集・監修：CQ010　妊娠前の体格や妊娠中の体重増加量については？「産婦人科診療ガイドライン－産科編2020」．pp.45-48，日本産科婦人科学会，2020．
4) 竹内正人：陣痛の異常．「病気がみえる vol.10 産科」．医療情報科学研究所編，第4版，pp.264-269，メディックメディア，2018．

Ⅱ 正常から逸脱した例における援助

遷延分娩後の褥婦の援助

あなたは病棟で，なお子さんを受け持つことになりました．この事例をアセスメントして，「微弱陣痛の妊産婦の援助」に引き続き，援助のプロセスを一緒に考えていきましょう．

 なお子さんの分娩～産褥1日の状態

＊入院時の状態は「Ⅱ．正常から逸脱した例における援助　微弱陣痛の妊産婦の援助」参照のこと．

＜分娩経過（妊娠41週2日）＞
- 8：00　オキシトシン（オキシトシン5単位＋500mLブドウ糖点滴）投与し，陣痛促進開始．
- 13：10　子宮口全開大
- 14：10　会陰切開（中央右側）
- 14：20　児娩出．第一前方後頭位，女児，3,210g．アプガースコア8/9点
（1分後：皮膚色－2点，5分後：皮膚色－1点）．
- 14：30　胎盤娩出
子宮底 臍下2横指．収縮不良のため子宮底部に輪状マッサージを行うと，凝血塊とともに血液が流出．出血量650g．血圧112/64mmHg．
オキシトシン点滴静注施行中．
- 15：30　子宮底 臍下1横指．やや軟らかかったので輪状マッサージ実施．出血量70g．
オキシトシン点滴1本（オキシトシン5単位＋500mLブドウ糖点滴）追加．
膀胱充満あり．導尿300mL．
- 16：30　子宮底 臍下2横指，硬度良好．出血量45g．

＜分娩所要時間＞
第1期：32時間10分，第2期：1時間10分，第3期：10分
計33時間30分

＜産褥1日（午前9時）＞
- 体温36.8℃，脈拍64回/分，血圧110/64mmHg，浮腫なし．
- 早朝の採血結果：RBC 333×10^4/μL，WBC 98×10^2/μL，Ht 31.4%，Hb 9.8g/dL．鉄剤が処方された．
- 子宮底 臍下1横指，硬度は良好．後陣痛は軽度でときどき感じる．悪露は赤色．トイレに行くたびにパッドを交換している．悪露の漏れや凝血塊の混入はない．
- 会陰切開縫合部に発赤・腫脹・浮腫・変色・離開なし．「動くと傷が痛みます」と話すが，

- 鎮痛薬は服用していない．
- 尿意はあり，3〜4時間おきにトイレに行っている．排尿はスムーズで残尿感はない．排便は入院1日前以降なし．
- 「お産後に3時間ぐらいぐっすり寝ました．そのせいか，夜はあまり眠れませんでした」と話す．
- 昨日の夕食，本日の朝食ともに全量摂取した．
- 診察室までゆっくりと歩いてきた．「ベッドから起きる時や歩き始める時は少しふらふらするので，気をつけています」
- 「今日から赤ちゃんと過ごすのが楽しみです．2歳の甥が赤ちゃんの頃，おむつを替えたり，おふろに入れる手伝いをしたりしました．でも，おっぱいをあげるのははじめてなので，うまくできるかちょっと心配です」と言い，表情は明るい．
- 乳房はⅡa型，乳頭は正常，乳汁分泌は左右とも2〜3本の乳口からにじむ程度．
- 分娩については「薬を使わずに産みたいと思っていたけれど，あれが限界でした．意外と夫も頑張ってくれたので心強かったです」と話す．

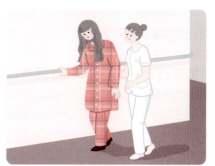

1 事例を分析・解釈するために必要な知識を整理しましょう

産褥期の身体的・心理的・社会的な変化や適応については「Ⅰ．正常例における援助　産褥期の援助」を参考にしてください．

■1 分娩所要時間に関する知識を確認しましょう

- 初産婦の平均分娩所要時間：分娩第1期 10〜12 時間，第2期 2〜3 時間，第3期 15〜30 分で合計 12〜15.5 時間．
- 遷延分娩：分娩開始後，初産婦で 30 時間，経産婦で 15 時間経過しても児娩出に至らないもの．分娩第2期の所要時間が，初産婦で 2 時間以上，経産婦で 1 時間以上の場合は分娩第2期遷延と診断される．
- 遷延分娩では吸引分娩，鉗子分娩，帝王切開，新生児仮死のリスクが高まる．

■2 遷延分娩が産褥期の経過に及ぼす影響を確認しましょう

- 遷延分娩は子宮筋の疲労による弛緩出血のリスクを高める．
- 全身および子宮筋の疲労，疲労による活動低下や母乳栄養開始の遅れは，子宮復古や乳汁分泌の遅れにつながることがある．
- 分娩第2期遷延では，児頭による膀胱・尿道の圧迫時間が長くなり，知覚神経麻痺を起こし

やすくなる．その結果，尿意の減少あるいは消失，尿閉が起こることがある．
- 疲労が強く，離床や母児同室開始が遅れたり，活動範囲やレベルが制限されたりすると，育児技術の習得が遅れ，母親としての自信が低下するなど，母親になる過程に影響を及ぼすおそれがある．

3 弛緩出血の定義と原因を確認しましょう

- 正常分娩の出血量は500mL未満で，それをこえた場合は分娩時異常出血[*1]であり，原因としては子宮収縮不全や軟産道の裂傷がある．
- 弛緩出血：子宮筋の収縮不全により起こる異常出血．子宮筋の収縮不良のため，生物学的結紮という胎盤剥離面の止血機序が障害され，多量に出血する．
- 弛緩出血の原因：遷延分娩による疲労，子宮腔内の遺残（胎盤・卵膜・凝血塊の遺残，癒着胎盤），子宮の過度伸展（多胎妊娠，羊水過多，巨大児），子宮筋腫や子宮の奇形，急速遂娩，膀胱・直腸の充満などがある．

4 子宮復古を促進する方法を確認しましょう

- 子宮復古を阻害する因子：全身および子宮筋の疲労，過度の安静による悪露の子宮腔内停滞，子宮内感染，膀胱・直腸の慢性的な充満など．
- 子宮復古を促進する方法：休息や栄養摂取による疲労からの回復，早期離床と適度な活動による悪露の流出促進，外陰部・創部の清潔保持，排尿・排便の促進など．
- 早期に授乳を開始し母乳育児を支援することは，吸啜刺激によるオキシトシン分泌を促進し，子宮復古を促す．

2 事例の情報を整理してアセスメントしましょう

なお子さんの状態をアセスメントしていきましょう．産褥期の情報収集の視点は「Ⅰ．正常例における援助　産褥期の援助　1．産褥1日・生後1日」を参照してください．

解答例　正常逸脱例 — 遷延分娩 — アセスメント

- 子宮復古状態
  ⇒

[*1] 分娩時異常出血：500mL以上の出血と定義されるが，正確な出血量の測定は困難であり，出血量のみで評価できないことから，計測された出血量に加えてバイタルサインの異常の有無も考慮し，総合的に判断する[1]．

- 子宮復古の阻害・促進因子
  ⇒

- 遷延分娩や弛緩出血が及ぼす身体的影響
  ⇒

- 遷延分娩や弛緩出血が及ぼす心理的・社会的影響
  ⇒

以上のアセスメントを統合すると，**なお子さんの産褥1日のアセスメント**は次のようにまとめられます．

- なお子さんは疲労のため遷延分娩となり，弛緩出血を起こしました．分娩前から続く睡眠不足による疲労や多量の分娩時出血による貧血が，子宮復古，乳汁分泌，母親になる過程に影響を及ぼすおそれがあります．

- 現在のところ子宮復古は正常に経過していますが，貧血の改善と休息がとれるよう援助しつつ，疲労状態をみながら活動範囲や量を増やし，復古をさらに促進する必要があります．さらに，創傷部の治癒や排便，直接授乳を促すことも復古促進には重要です．
- 乳汁分泌も順調に進行しています．母児同室が始まるので，授乳回数が増え，乳汁分泌量の増加が期待されます．しかし，睡眠不足が続き，疲労が蓄積するおそれもあるため，なお子さんの様子を観察し相談しながら，母児同室や直接授乳を進めていく必要があります．
- なお子さんは授乳がうまくできるか心配しています．なお子さんが退院するまでに，母乳育児に自信をもてるよう援助する必要があります．授乳以外の育児技術・知識についても同様です．
- なお子さんが疲労回復を図りつつ，新生児の世話をした経験を活かして，「わが子」を知り，育児の方法を学べるよう援助することが重要です．

3 事例の健康課題を導き，決定しましょう

なお子さんの産褥1日の健康課題を，優先順位の高いものから3つあげましょう．

■ なお子さんの産褥1日の健康課題
1. 遷延分娩・弛緩出血による疲労はあるが，子宮復古は正常に進行している
2. 遷延分娩・弛緩出血による疲労はあるが，乳汁分泌は順調である
3. 新生児の世話をした経験があり，育児に意欲的である

優先順位は生命の危険につながる課題がもっとも高くなり，次に基本的ニードの充足にかかわるものが続きます．子宮復古は現在のところ良好ですが，分娩後24時間経過しておらず，疲労や貧血状態次第では復古不全になるおそれがあるため，まずは上記の健康課題1を最優先課題とします．体力の回復と子宮復古が順調に進んでいけば，健康課題2，3のほうが優先順位は高くなります．

4 健康課題に沿って看護計画を立てましょう

1 なお子さんの産褥1日の看護目標
1. 休息と活動のバランスをとりながら，子宮復古が産褥日数相当に進む
2. 休息と活動のバランスをとりながら，乳汁分泌量・児の哺乳量が増える
3. わが子の養育のための技術・知識を習得し，安心して育児ができる

2 看護目標に基づく観察プラン・ケアプラン

ここでは，もっとも優先順位の高い，看護目標1の観察プラン・ケアプランを考えます．

＊看護目標2，3については「Ⅰ．正常例における援助　産褥期の援助」参照のこと．

看護目標1「休息と活動のバランスをとりながら，子宮復古が産褥日数相当に進む」に対する看護計画　☞解答例　正常逸脱例－遷延分娩－看護計画

＜観察プラン＞
①全身状態

②子宮復古状態

＜ケアプラン＞

文献

1) 日本産科婦人科学会編：産科婦人科用語集・用語解説集 改訂第4版．日本産科婦人科学会，2018．
2) 厚生労働省 e-ヘルスネット：便秘と食事．https://www.e-healthnet.mhlw.go.jp/information/food/e-02-010.html（2019/4/1 アクセス）
3) 小黒道子：産褥期の看護．「母性看護学Ⅱ　周産期各論」．有森直子編，pp.260-349，医歯薬出版，2015．
4) 森　恵美：母性看護に必要な看護技術．「母性看護学1　母性看護学概論」．森　恵美，他編，pp.146-178，医学書院，2016．
5) 日本産科婦人科学会監修：産婦人科研修の必修知識 2016-2018．pp.304-305，日本産科婦人科学会，2016．
6) 日本産科婦人科学会，日本産科婦人科医会編集・監修：CQ406-1　吸引・鉗子娩出術の適応と要約，および実施時の注意点は？「産婦人科診療ガイドライン－産科編 2020」．pp.206-210，日本産科婦人科学会，2020．
7) Laughon SK, et al：Neonatal and maternal outcomes with prolonged second stage of labor. Obstetrics and Gynecology, 124（1）：57-67, 2014.

Ⅱ 正常から逸脱した例における援助

予定帝王切開術を受ける妊産婦の援助

　あなたは病棟で，予定帝王切開のため入院してきた妊娠38週のりょう子さんを受け持つことになりました．この事例をアセスメントして，援助のプロセスを一緒に考えていきましょう．

 りょう子さんの入院時（手術前日）までの状況

<基礎情報>
- 36歳，栄養士．明るく我慢強い性格．会社員の夫（38歳）と長女（2歳）の3人暮らし．夫の健康状態は良好で，今回の妊娠も喜び，家事や育児に協力的である．長女の発育・発達は良好であり，日中は保育園に通っている．
- 身長160cm，非妊時体重54kg．既往歴・感染症・アレルギーなし．
- 実母（60歳）もりょう子さんを骨盤位のため予定帝王切開で娩出．おもに家事や育児をサポートしてくれ，自宅から車で10分程度の距離に実父と二人暮らし．両実家とも家族関係や家族の健康状態は良好である．

<妊娠分娩歴>
- 3年前，39週で3,105g女児を骨盤位のため予定帝王切開で娩出．妊娠経過，帝王切開後も母児ともに異常なく経過．

<今回の妊娠経過>
- 自然妊娠．妊娠後も栄養士の仕事を続け，妊婦健診はきちんと受けていた．
- 食事や運動に気を配り，産休に入ってからは長女と公園に行くなど意識的に動いていた．
- 妊娠36週時，血圧118/76mmHg．尿蛋白（−），尿糖（−）．血液検査でHb11.0g/dL，Ht35%，Plt30.2×10^4/μL，血液凝固能・生化学データに異常なし．胸部X線検査，心電図ともに異常はみられなかった．
- 胎児の経過は良好．妊娠経過中の体重増加＋8kg．

<入院時の状態（手術前日，38週4日）>
- 翌日の予定帝王切開術のため夫とともに来院し入院となる．長女は退院まで実家で両親が世話をする．
- 陣痛発来なし．子宮口閉鎖．NST所見異常なし．
- 超音波検査により，胎児所見，羊水量，胎盤付着部位に異常なし．児の推定体重3,100g，頭位．
- 落ち着いて医師からの手術についての説明を聞き，夫とともに同意書にサインをした．
- 「帝王切開は2回目だから大丈夫です．帝王切開も立派なお産だと家族も応援してくれています」と看護師に話す．

1-1 妊娠期を分析・解釈するために必要な知識を整理しましょう

■ 帝王切開術の適応について確認しましょう

- 帝王切開術には，あらかじめ日程を決め計画的に施行する<u>予定（選択的）帝王切開</u>と，母児の状態悪化による<u>緊急帝王切開</u>がある（**表1**)[1]．

表1 帝王切開術の適応

	予定（選択的）帝王切開	緊急帝王切開
母体適応	・既往帝王切開術 ・既往子宮手術後（筋腫核出術など） ・児頭骨盤不均衡 ・前置胎盤（未出血） ・癒着胎盤 ・母体合併症　など	・常位胎盤早期剥離 ・子宮破裂 ・妊娠高血圧症候群 ・子癇 ・HELLP症候群 ・前置胎盤（出血） ・母体合併症の増悪 ・母体感染症 ・分娩停止・遷延　など
胎児適応	・胎位異常（骨盤位・横位など） ・多胎妊娠 ・胎児異常　など	・胎児機能不全 ・臍帯脱出・臍帯下垂 ・子宮内感染 ・回旋異常　など

(村越 毅：母体適応・胎児適応，母児のリスクを鑑みた施行時期．「ペリネイタルケア新春増刊 帝王切開バイブル」．村越 毅編，p.13，メディカ出版，2018．を参考に作表)

1-2 妊娠期の情報を整理してアセスメントしましょう

りょう子さんの入院時の情報を整理してアセスメントします．

- **過去の分娩歴**
  ⇒ 39週，骨盤位のため予定帝王切開で娩出．陣痛や産道通過による胎児状態の悪化を回避するため正期産での予定（選択的）帝王切開が施行されている．そのため今回は，既往帝王切開となり，子宮破裂のリスクを回避するため予定（選択的）帝王切開の適応となっている．

- **今回の妊娠経過**
  ⇒ 栄養士として産休まで仕事をしながら，食事管理や運動に気を配ることができており，体重増加量は適正で，バイタルサインも異常なく妊娠経過は順調である．入院時に分娩開始徴候はない．

- **年齢**
  ⇒ 36歳で高齢出産に該当する．高齢出産であること，帝王切開であることより術後の静脈血栓塞栓症のリスクがある．

- **母体の検査所見**
  ⇒ 術前の検査に異常はみられず，妊娠合併症は起きていない．

- 胎児および胎児付属物の状態
  ⇒胎児の発育は順調で，健康状態，胎児付属物の状態も良好である．
- 帝王切開への受け止め
  ⇒2回目の帝王切開であり，適応や手術の概要等の理解，入院生活のイメージができている様子で，大きな不安は表出されていない．また，実母が帝王切開を経験していることや，家族からの励ましの言葉より，りょう子さんも家族も帝王切開による分娩を前向きに受け止めていると考えられる．

以上の情報を統合すると，りょう子さんの妊娠期のアセスメントは次のようにまとめられます．

- セルフケアにより良好な妊娠経過をたどっています．術前検査からも母児ともに異常は認められず，りょう子さん自身と家族の帝王切開への受け止め方も肯定的であるといえます．
- 現段階で，術中や産褥期の経過に影響を及ぼすような妊娠期の問題，健康課題は特にありません．しかし，高齢出産であることから，術後の静脈血栓塞栓症のリスクや疲労などに注意して観察していく必要があります．

1-3 妊娠期のケアのポイントを考えましょう

- 妊娠経過や母児の状態，術前検査等に異常がないことを伝え，セルフケアできていたことを労う．
- 帝王切開術の適応や手術の概要，入院から術前・術後および退院までのスケジュールについて説明し，理解度やイメージを確認する．
- 術後の静脈血栓塞栓症のリスクや早期離床の必要性について説明する．
- 予測されていなかった合併症が起こることや，予定していた手術日までに陣痛発来や破水などにより緊急帝王切開となることもあるので，注意深く観察を続ける．
- りょう子さん自身や家族に不安や疑問がないかを確認し，表出しやすい環境を作る．

りょう子さんの手術当日〜術後1日までの経過

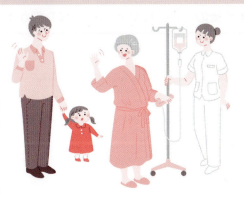

＜手術当日（38週5日）＞

- 9：30　手術室入室．
- 10：00　脊椎くも膜下麻酔を使用し帝王切開術で男児娩出．
- 出生直後弱く不規則な湿性の啼泣あり．筋緊張は良好．刺激と口腔内吸引により強い啼泣がみられた．アプガースコア8/9点（1分後：皮膚色－1点，呼吸－1点，5分後：皮膚色－1点），術中出血量550mL（羊水込み）．
- 出生5分後，早期母子接触を実施．りょう子さんは「かわいい」と涙ぐんでいた．
- 児は病棟に戻り全身状態の観察や計測が行われた．体重3,220g．新生児室で病院に来ていた家族とガラス越しに面会した．
- 11：45　帰室．血圧128/78mmHg，脈拍70/分，呼吸14回/分，SpO$_2$ 100%，体温36.6℃．
- 帰室から2時間後，バイタルサイン異常なし．IN-OUTバランス良好．意識清明．下肢を自力で動かせる．「痛みは大丈夫です」と話す．児と面会し，夫も大切そうに児を抱っこし，りょう子さんへ「産んでくれてありがとう」と声をかけていた．
- 臥床姿勢のまま看護師の介助により初回授乳．「上の子の時は最初，母乳があまり出なかったから，今回は母乳育児も頑張りたい」と話す．乳房の形はⅢ型（乳房のタイプ分類については「Ⅱ．正常から逸脱した例における援助　乳房にトラブルがある褥婦の援助」参照）．正常乳頭．児は乳頭をなめる程度で，しっかりとした吸着はみられなかった．

＜術後1日＞

- 9：30　バイタルサイン異常なし．IN-OUTバランス良好．子宮底臍高，硬度良好．出血はナプキン表面に付着程度．創部の離開・発赤なし．排ガスあり．悪心・嘔吐なし．下肢浮腫軽度．
- ベッドをギャッチアップし端座位へ．「傷が痛いけど我慢できます」と話し，看護師と一緒に初回歩行．前かがみでゆっくり歩行しているが呼吸困難感や気分不良はなし．自立歩行が可能であることを確認したため，膀胱留置カテーテルを抜去した．
- 11：00　ベッドへ児を連れていき看護師の介助で授乳．夜間も3〜4時間ごとに看護師が児を病室へ連れてきて介助にて授乳していた．「夜はあまり眠れませんでした．疲れているけど大丈夫です」と話す．
- 児の生後1日のバイタルサイン良好．努力様呼吸，チアノーゼなし．活気や哺乳意欲もみられ良好な吸着ができた．しばらくすると「お腹の痛みが強くて…赤ちゃんを預かってもらってもいいですか？」と訴えあり．苦痛様表情あり．

2-1 手術当日〜術後1日を分析・解釈するために必要な知識を整理しましょう

1 術後の合併症にはどのようなものがありますか [3]

- 帝王切開術後血腫
- 創部縫合不全・離開
- 麻酔合併症
- 膀胱・腸管の損傷
- 産褥熱
- 静脈血栓塞栓症・肺血栓塞栓症
- 腸閉塞
- 硬膜穿刺後頭痛　など

2 術後に早期離床を行うことでどのような効果がありますか [4]

- 静脈血栓塞栓症予防
- 体内の酸素化，血流の増大による創傷治癒促進
- 排尿・排便機能の回復
- 悪露の排出が促進されることによる子宮復古促進，子宮内感染予防
- 授乳や育児行動が容易になる．
- 静脈血栓塞栓症予防のためにも術後1日までに離床を促す [5] ことが推奨されている．

3 帝王切開で出生直後の新生児にはどのような特徴がみられますか

- 陣痛によるストレスや産道通過に伴う胸郭の圧迫がないため，肺胞内液の排泄・吸収不全による新生児一過性多呼吸（transient tachypnea of the newborn；TTN）のリスクが高まる．肺サーファクタントが欠乏することで起こる呼吸窮迫症候群（respiratory distress syndrome；RDS）と区別する．

4 帝王切開術後の褥婦にとって苦痛が少ない授乳姿勢を確認しましょう（図1）

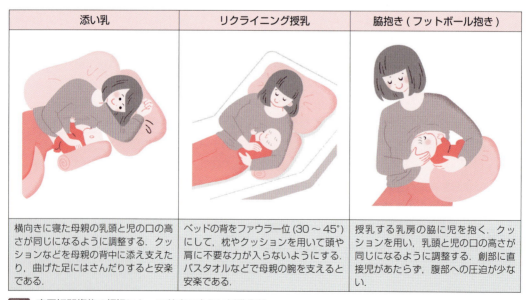

添い乳	リクライニング授乳	脇抱き（フットボール抱き）
横向きに寝た母親の乳頭と児の口の高さが同じになるように調整する．クッションなどを母親の背中に添え支えたり，曲げた足にはさんだりすると安楽である．	ベッドの背をファウラー位（30〜45°）にして，枕やクッションを用いて頭や肩に不要な力が入らないようにする．バスタオルなどで母親の腕を支えると安楽である．	授乳する乳房の脇に児を抱く．クッションを用い，乳頭と児の口の高さが同じになるように調整する．創部に直接児があたらず，腹部への圧迫が少ない．

図1　帝王切開術後の褥婦にとって苦痛の少ない授乳姿勢

2-2 手術当日〜術後1日の情報を整理してアセスメントしましょう

☞解答例　正常逸脱例 − 予定帝王切開 − アセスメント

- 子宮復古の状態
  ⇒

- 術後合併症
  ⇒

- 疼痛
  ⇒

- 母乳育児
  ⇒

- 新生児
  ⇒

- 親役割
  ⇒

- 分娩の受け止め方
  ⇒

- 創痛や後陣痛が術後のりょう子さんに及ぼす影響
  ⇒

Ⅱ 正常から逸脱した例における援助

　以上のアセスメントを統合すると，りょう子さんの産褥1日（術後1日）のアセスメントは次のようにまとめられます．

- 術後1日までバイタルサイン等の全身状態に異常はなく，子宮復古は良好であり，術後合併症を起こすことなく順調に経過しています．
- しかし，創痛や後陣痛などの強い疼痛や疲労によりセルフケア行動や育児行動，母乳育児が遅滞する可能性が考えられます．術後合併症の可能性を考慮しながら，本人の訴えや休息，睡眠の状況を観察し，鎮痛薬の種類・投与方法を検討したり，離床を拡大していく必要があります．
- 疼痛により母乳育児への意欲が減退しないよう，苦痛なく授乳ができる方法（図1）を工夫していく必要があります．

2-3　産褥期の健康課題を導き，決定しましょう

　りょう子さんの産褥期の健康課題を優先順位の高いものから4つあげましょう．

■ りょう子さんの産褥期の健康課題

1. 疼痛や疲労のためセルフケア不足や育児行動の遅滞の可能性がある
2. 授乳時に疼痛が増強する
3. 術後合併症を起こさず，子宮復古および創部の回復が正常に経過している
4. 帝王切開での分娩体験を肯定的に受け止めている

　術後合併症を起こさず子宮復古は正常に経過していますが，今後も正常に経過するためには，早期離床を促進することや，直接授乳を行うことが必要です．よってセルフケア行動や育児行動の制限につながり，母乳育児への意欲を低下させる可能性がある健康課題1，2を優先する必要があります．出産体験の振り返り（バースレビュー）は，産後の疲労や不快症状を軽減しながら行うことが望ましいため，優先順位はもっとも低いと考えられます．

2-4　健康課題に沿って産褥期の看護目標を立てましょう

1 りょう子さんの産褥期の看護目標

1. 疼痛や疲労が軽減し，セルフケア行動および育児行動を進めることができる（術後1～2日）
2. 授乳時の疼痛を軽減できる（術後1～2日）
3. 術後合併症を起こすことなく，子宮復古，創部の回復が順調に経過する（術後5日）
4. 帝王切開での分娩体験を振り返ることができる

2 看護目標に基づく観察プラン・ケアプラン　　☞解答例　正常逸脱例 - 予定帝王切開 - 看護計画

看護目標1「疼痛や疲労が軽減し，セルフケア行動および育児行動を進めることができる（術後1〜2日）」に対する看護計画

　具体的には以下のような状況を期待します．
- 疼痛が自制できる範囲（セルフケア行動や育児行動が制限されない）に軽減する．
- 疲労感の訴えが軽減する．
- 歩行や排泄，清潔などのセルフケア行動が拡大する．
- 抱っこや授乳などの育児行動がとれる．

＜観察プラン＞

＜ケアプラン＞

看護目標2「授乳時の疼痛を軽減できる（術後1〜2日）」に対する看護計画

　具体的には以下のような状況を期待します．
- 疼痛が自制できる範囲（授乳が制限されない）に軽減する．
- 苦痛の少ない授乳姿勢ができる．

＜観察プラン＞

＜ケアプラン＞

看護目標3「術後合併症を起こすことなく，子宮復古，創部の回復が順調に経過する（術後5日）」に対する看護計画

具体的には以下のような状況を期待します．
- 産褥日数に応じた子宮復古，創部の回復がみられる．
- 術後合併症の症状がみられない．

<観察プラン>

<ケアプラン>

看護目標4「帝王切開での分娩体験を振り返ることができる」に対する看護計画

具体的には以下のような状況を期待します．
- 帝王切開での分娩体験を語ることができる．
- 帝王切開での分娩体験を肯定的に受け止めている発言がある．

<観察プラン>

<ケアプラン>

文献
1) 村越　毅：母体適応・胎児適応，母児のリスクを鑑みた施行時期．「ペリネイタルケア新春増刊 帝王切開バイブル」．村越　毅編，p.13，メディカ出版，2018．
2) 日本産科婦人科学会，日本産婦人科医会編集・監修：CQ416　選択的帝王切開時に注意することは？「産婦人科診療ガイドラインー産科編 2020」．pp.254-256，日本産科婦人科学会，2020．
3) 山下亜貴子，他：術後合併症への対応．「ペリネイタルケア新春増刊 帝王切開バイブル」．村越　毅編，pp.176-196，メディカ出版，2018．
4) 五日市美奈，髙桑好一：早期離床．ペリネイタルケア，35（10）：955-959，2016．
5) 日本産婦人科医会：母体安全への提言 2014．http://www.jaog.or.jp/medical/ikai/project03/PDF/botai_2014.pdf（2019年4月1日アクセス）
6) 上澤悦子：産科手術．「周産期ナーシング」．村本淳子，高橋真理編，第2版，p.331，ヌーヴェルヒロカワ，2011．
7) 所　恭子：帝王切開・硬膜外鎮痛法（無痛分娩）．「母乳育児支援スタンダード」．日本ラクテーション・コンサルタント協会編，第2版，p.209，医学書院，2015．
8) 村上明美：母子関係確立への支援．「母性看護学 2 産褥・新生児」．今津ひとみ，他編著，p.63，医歯薬出版，2009．

乳房にトラブルがある褥婦の援助

　あなたは，産褥3日のゆりさんを受け持つことになりました．この事例をアセスメントして，援助のプロセスを一緒に考えていきましょう．

 ゆりさんの分娩から産褥2日までの状態

＜基礎情報と分娩経過＞
- 初産婦．31歳，妊娠38週3日，2,828g男児を出産，アプガースコア8/9点．
- 自然経腟分娩，第2前方後頭位，分娩所要時間10時間31分（第1期8時間15分／第2期2時間14分／第3期2分）．出血量300mL．会陰裂傷Ⅱ度．
- 妊娠中のゆりさんは，母乳育児について「絶対に母乳で」と考えるとプレッシャーになるので，できれば母乳で育てたいが，母乳でも人工乳でもどちらでもよいと考えていた．妊娠中，乳房の手当ては特にしていなかった
- 分娩直後に早期母子接触を行った．児は乳頭をなめる程度で，初回授乳は翌日の午前2時であった．

＜産褥1日の状態＞
- 体温36.7℃，脈拍78/分，血圧110/62mmHg，子宮底臍下1横指，子宮の硬さはコリコリしている．
- 乳頭柔軟（耳たぶ程度の硬さ），損傷なし．乳頭径0.5cm，乳頭長0.5cm，乳輪部柔軟，浮腫なし．乳房タイプⅡb，浅飲みあり，乳汁分泌未．

＜産褥2日の状態＞
- 体温36.8℃，脈拍80/分，悪露に塊なし．
- 浅飲みあり，歪み飲みあり，乳房に硬結[*1]部あり．頻回授乳[*2]をしている．
- 児は出生2日に3回25mLの糖水を摂取．嘔気，嘔吐なし．
- 児の心拍数120/分，呼吸40/分，体温37.4℃，体重減少率−6.4%．

[*1] **硬結**：乳管の開通が十分でない場合や乳管が狭窄しているために，乳汁のうっ滞により乳腺に乳汁が溜まったまま排出されず，部分的に硬くなっている状態．乳管の狭窄は児の不適切な吸着や吸啜が原因となることもある．
[*2] **頻回授乳**：1日の授乳回数は，一般的に出生0〜5日までは10〜12回／日程度であるが，それ以上になることもある．授乳回数としては出生2日がもっとも多いといわれているが，個人差が大きく，一概に回数では決められない[1]．

Ⅱ 正常から逸脱した例における援助

1 事例を分析・解釈するために必要な知識を整理しましょう

母乳栄養確立のためには，乳頭・乳房の状態，母乳分泌，授乳姿勢，吸着（ラッチ・オン），児の状態などいくつかのポイントがあります（ラッチ・オンについては「Ⅰ．正常例における援助　産褥期の援助　1．産褥1日・生後1日」参照）．

■1 乳頭の形態と，形態によって起こりやすい異常について確認しましょう（表1）

表1 乳頭の形態

名称		乳頭の形態・特徴	起こりやすい異常
正常乳頭		乳頭の長さ：0.7 ± 0.3cm 乳頭の直径：1.0 × 1.0 ± 0.2cm	乳頭の亀裂 乳頭部の発赤・水疱
扁平乳頭		乳頭の長さ：0.4cm 以下	乳頭の亀裂
陥没乳頭		真性：乳輪部を深くつまんでも突出しない 仮性：つまんだり，刺激することによって乳頭の一部または全部が突出する	乳頭の亀裂 乳頭部の発赤・水疱
（短）小乳頭		乳頭の直径：0.8 × 0.8cm 未満	乳頭の亀裂 乳頭部の発赤・水疱

■2 乳房のタイプと授乳しやすい抱き方について確認しましょう（図1）

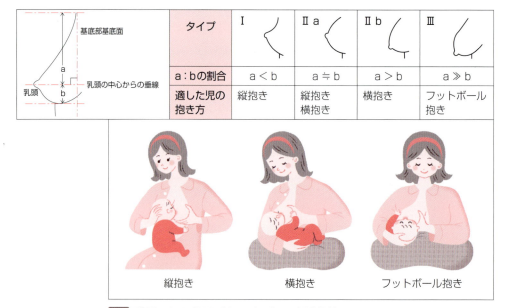

図1 乳房のタイプおよびタイプに応じた授乳姿勢

3 効果的な吸啜と吸啜状態の観察ポイントを確認しましょう

- 児の口が大きく開き（口角の角度は 140～150°），上下の口唇が外向きに広がっている．
- 乳輪部まで大きく口の中に含み，隙間なくぴったりと乳房に密着している．
- 乳輪部を母の胸側に少し押さえて抵抗力をみる．弱い場合は児の口がはずれる．
- 吸啜時に下顎が挙上する．
- 授乳中，ゴクンという嚥下音がする（クチュクチュというような音はしない）．

4 児の「浅飲み」の状態とその原因を理解しましょう

- 浅飲みとは，児が乳輪部まで大きく口の中に含んでおらず，乳頭の先端を吸啜している状態．
- 浅飲みでは乳管が効果的に圧迫されず有効な吸啜にならない．また，乳頭の先端だけに吸啜の刺激が加わるため，乳頭先端に水疱，血疱，亀裂[*3]など乳頭の損傷を招きやすくなる．
- 不適切な授乳姿勢や吸着が浅飲みの原因となることが多い．
- 授乳前に乳輪部をマッサージ[*4]することで，乳輪部が柔軟になり伸展性が良くなり，児が乳輪部全体を吸着でき，乳管膨大部を圧迫できる．その結果，効果的な吸啜が可能になる．

5 授乳中に生じやすい過度な乳房緊満（病的乳房緊満）と乳頭の損傷に関する知識を確認しましょう

〈乳房緊満〉
- 定義：産後 3～6 日頃に強い乳房の張りを起こすこと．
- 症状：乳房の熱感，疼痛，硬いしこり，発赤，乳頭の扁平化など．
- 原因：母乳育児開始の遅れ，少ない授乳回数，児の授乳意欲が弱いことなど．
- 対処法：乳房緊満が強く，乳輪部の浮腫が強い場合は RPS 法を1回ごとの吸着の直前に指を用いて行う．

〈乳頭損傷〉
- 原因：不適切な授乳姿勢，不適切なラッチ・オンなど．

2 事例の情報を整理してアセスメントしましょう

〈ゆりさんの母乳育児についてアセスメントするために必要な情報〉
- 母乳育児の希望
- 妊娠期に母乳育児の準備をしているか
- 乳房・乳首のタイプ
- 感染症の有無

〈ゆりさんの乳汁分泌状態をアセスメントするために必要な情報〉
- 乳管口の開通の本数
- 乳管口からの乳汁の分泌状態
- 乳房の熱感，緊満の程度
- 授乳間隔
- 児の吸着・吸啜状態

[*3] 乳頭の亀裂：乳頭の一部（特に乳輪と乳頭の境界部分：乳頸部）に吸啜の負荷がかかり，皮膚が牽引されて亀裂を生じている状態．

[*4] 授乳前の乳輪部のマッサージ：授乳しやすくするために，ソフトマッサージや乳頭・乳輪部の浮腫を軽減させる方法（RPS 法：reverse pressure softening）を1回ごとの吸着の直前に指を用いて行う．これらの方法により，痛みのない状態，または痛みを最小限にして授乳できる．また，新生児の適切な吸着と吸啜運動を促すことができる．

そのほかにも，児の排泄回数，生理的黄疸の程度，体重減少率あるいは増加量，その他の児の全身状態（バイタルサイン：特に発熱，活動性，啼泣，皮膚の乾燥）のように児の状態と総合して分泌状態を予測する必要があります．

　産褥3日の情報を収集し，アセスメントして計画を立てることにしました．

追加情報

＜産褥3日の状態＞
- 乳房に緊満感が出現しはじめ，少し熱っぽい．左右の乳頭に亀裂があり疼痛がある．乳汁分泌は乳頭を圧迫するとにじみ出るような状態．
- 授乳後の乳頭は上部が尖っている．児はクチュクチュと飲んでおり，浅飲みする傾向がある．1回の授乳に1時間ほどかかることもある．手で押して自分で乳輪から口を離すことが多々ある．
- 「乳輪が硬く張っており，授乳前に少し軟らかくするようにと言われたが，あまり行っていない」と話す．授乳時は横抱き，縦抱き，フットボール抱きなどいろいろな授乳姿勢を試しているがなかなかうまく吸えず，児が泣き出すと「こっちが泣きたい」と情けないような表情で言う．児が飲めているかどうか気になっている様子であるが，何度も吸わせようとして失敗し，苛立ちがみられる．
- 児は吸啜力があり，活動性もあり元気である．2,828gで出生したが，生後1日で－72g，2日で－182g，3日で－230g（8.1％）減少している．排尿，排便回数は徐々に増えている．

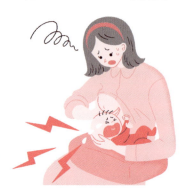

☞**解答例** ｜ 正常逸脱例 ｜ 乳房トラブル ｜ アセスメント ｜

- 児の吸啜・吸着
  ⇒

- 乳房の状態
  ⇒

- 児の体重
  ⇒

- 授乳時の心理的状態
  ⇒

　妊娠中，ゆりさんは母乳育児に対してどちらでもいいと考えており，特に乳房の手入れはしていませんでした．出産後のゆりさんが母乳育児をどのようにとらえているか，ベッドサイドケアや授乳場面を利用して，児への接し方，ことばかけ，児への応答などを観察する必要があります．また，児のとらえ方，はじめての育児についてのイメージを把握することも，ゆりさんの親役割獲得をアセスメントするうえで重要な情報となります．

　以上のアセスメントを総合すると，**ゆりさんの産褥3日のアセスメント**は次のようにまとめられます．

- ゆりさんの全身状態に現在異常はみられません．
- 産褥1～2日の子宮収縮状態から，子宮収縮は正常に経過しているといえます．今後も正常に経過するためには離床の促進や頻回に直接授乳を行うことが必要です．
- 会陰裂傷Ⅱ度で縫合部があるため，縫合部痛が緩和された状態で離床が進み，授乳に支障をきたさないよう看護計画を立案する必要があります．
- 乳房・乳頭の状態は授乳に支障はなく，乳汁の分泌も増加していると考えられます．しかし，児が浅飲み，歪み飲みで有効な吸啜ができておらず，乳房の緊満，乳頭亀裂の原因となっています．適切な授乳姿勢や吸着の習得途上にあることから，何度も吸わせようとして失敗しており，授乳にも時間を要しています．授乳姿勢，児の抱き方を習得して，適切な授乳姿勢と適切な吸着で効果的な母乳育児ができるように援助を行うことが必要です．
- さらに，分娩直後に実施された早期母子接触と初回直接授乳は，母子関係の確立や母乳育児支援においては肯定的な要因となると考えられますが，今後母乳育児を支援していくうえで，ゆりさんの母乳育児に対する考え方や意欲を確認しながら，自信をもって母乳育児に取り組むためのエモーショナルサポートが必要であると考えます．

II 正常から逸脱した例における援助

3　事例の健康課題を導き，決定しましょう

　ゆりさんの乳頭，乳房の形態は授乳に支障はないようですが，はじめての授乳であり，乳頭亀裂が生じています．ゆりさんの健康課題はどのように設定されるでしょうか．優先順位の高いものから3点あげていきましょう．

■ ゆりさんの産褥3日の健康課題
1. 授乳姿勢と吸着技術の習得途上にあり浅飲みや歪み飲みになっているために，乳頭亀裂を生じている
2. 母乳分泌は増加し始めているが，授乳姿勢や吸着技術の習得途上にあるため，効果的な母乳育児ができていない
3. 子宮復古は日数に応じて順調である

　子宮収縮は正常に経過していますが，今後も正常に経過するためには離床の促進や頻回の直接授乳が必要であり，母乳栄養確立に関する健康課題が優先と考えます．その際に，会陰裂傷縫合部の状態についての情報はありませんが，疼痛がある場合は活動量が低下する可能性があり，授乳時の安楽にも影響します．縫合部への圧力がかかりにくく，縫合部痛が増強しないことも考えた授乳姿勢の工夫が必要となるでしょう．

4　健康課題に沿って看護計画を立てましょう

1 ゆりさんの産褥3日の看護目標
1. 適切な授乳姿勢と適切な吸着技術を習得することにより，乳頭亀裂が改善し始める
2. 適切な授乳姿勢と適切な吸着技術を習得することにより，効果的に哺乳ができるようになる
3. 子宮復古が引き続き日数に応じて順調に進む

2 看護目標に基づく観察プラン・ケアプラン　　解答例　正常逸脱例 – 乳房トラブル – 看護計画

看護目標1「適切な授乳姿勢と適切な吸着技術を習得することにより，乳頭亀裂が改善し始める」に対する看護計画

＜観察プラン＞

<ケアプラン>

看護目標2「適切な授乳姿勢と適切な吸着技術を習得することにより，効果的に哺乳ができるようになる」に対する看護計画

<観察プラン>

＜ケアプラン＞

看護目標3「子宮復古が引き続き日数に応じて順調に進む」に対する看護計画

「Ⅰ．正常例における援助　産褥期の援助」を参照のこと．

文献

1) 佐々木くみ子：母乳育児確立への援助．「母性看護学Ⅱマタニティサイクル」．大平光子，他編，pp.283-293，南江堂，2018．
2) 国際ラクテーションコンサルタント協会編，瀬尾智子，他訳：生後14日間の母乳育児援助，エビデンスに基づくガイドライン．p.5，日本ラクテーションコンサルタント協会，2003．
3) 水井雅子：母親に母乳育児のやり方を教え，母と子が離れることが避けられない場合でも母乳分泌を維持できるような方法を教えましょう．助産雑誌，58（5）：407-413，2004．
4) 中村和恵：赤ちゃんが欲しがるときに欲しがるだけの授乳を勧めましょう．助産雑誌，58（5）：425-429，2004．
5) 日本ラクテーションコンサルタント協会編著：母乳育児支援スタンダード．第2版，pp.268-273，医学書院，2015．
6) 平澤美惠子監修：写真でわかる母性看護技術アドバンス．pp.126-127，pp.132-133，pp.135-136，インターメディカ，2017．
7) UNICEF/WHO（BFHI2009翻訳編集委員会）：UNICEF/WHO 赤ちゃんとお母さんにやさしい母乳育児支援ガイドベーシック・コース．「母乳育児成功のための10カ条」の実践．p.166，医学書院，2009．

本稿は，本書初版の大平光子氏執筆「16．乳房にトラブルがある褥婦の援助」をもとに村本が加筆・変更したものである．

新生児の病的黄疸への援助

あなたは病棟で産褥3日のみち子さんと，みち子さんの生後3日の新生児ゆいちゃんを受け持つことになりました．この事例をアセスメントして，援助のプロセスを一緒に考えていきましょう．

基礎情報と産褥3日（生後3日）までの状態

<みち子さん>
- 25歳．2経妊1経産，血液型O型　Rh（＋）．感染症なし．妊娠中は特に異常なし．
- 妊娠39週0日で自然経腟分娩，第2前方後頭位で16時10分に3,308gの女児出産．アプガースコア8/9点（皮膚色－1）．合併症・奇形なし．
- 分娩所要時間：第1期7時間50分，第2期20分，第3期5分，計8時間15分．
- 出血量150mL，会陰切開なし，会陰裂傷Ⅱ度，分娩直後子宮底臍下3横指，収縮良好，胎盤所見に異常なし．
- 前回は混合栄養だったが，今回は母乳育児を希望している．
- 産褥3日：乳房の緊満はみられず，母親は母乳育児に自信を失っている．

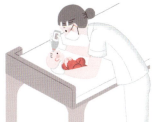

<ゆいちゃん>
- 生後1日：授乳では児の吸着がうまくいかず，時間を要した．吸着しても浅飲みの傾向あり，1回の授乳に1時間かかることもあった．乳管は右2本，左3本開通しているが，圧乳でにじむ程度であった．
- 生後2日：授乳しても児が泣くので糖水（5%グルコース）2回，合計40mL補給した．
- 生後3日：児は眠りがちであまり活気がみられない．皮膚は少し黄染がみられる．午前10時のゆいちゃんの状態は表1のとおりであった．

表1 出生当日から生後3日までのゆいちゃんのバイタルサイン・検査値等の推移

	体温（℃）	心拍数（回/分）	呼吸（回/分）	体重（g）	排尿（回/日）	排便（回/日）	授乳回数（回/日）	ビリルビン値（mg/dL）
当日	37.0	146	46	3,308	1	1	1	
生後1日	36.8	142	48	3,124	11	3	8	7.6
生後2日	37.0	140	50	3,102	3	4	6	11.3
生後3日 10:00	37.0	132	52	3,060	4	1	5	17.3

1 事例を分析・解釈するために必要な知識を整理しましょう

1 新生児の生理的黄疸の機序に関する知識を確認しましょう

- 胎内での胎児は低酸素状態であり，その対処として生理的に<u>赤血球</u>を多く有している．胎児ヘモグロビンの寿命は成人よりも短く，約 <u>90</u> 日である．不要となった赤血球が破壊され，1g の<u>ヘモグロビン</u>からは 35mg の<u>ビリルビン</u>を生じる．
- 非結合ビリルビン（<u>間接ビリルビン</u>）は，血液中に主として<u>アルブミン</u>と結合して蓄積され，新生児黄疸として現れる．この<u>間接ビリルビン</u>は肝細胞内でグルクロン酸転移酵素作用を受けて，<u>グルクロン酸抱合</u>され，水溶性のビリルビン（<u>直接ビリルビン</u>）となって胆汁とともに排泄される．この一部は加水分解されて再吸収され，肝臓に戻る．これを<u>腸肝循環</u>という．
- 生理的黄疸は生後 <u>2</u> 日頃から出現し，<u>3〜5</u> 日頃にピークを迎え，<u>10〜14</u> 日頃までみられることがあるが，その後肉眼的黄染は消失し，後遺症を認めず経過する．

2 新生児の病的黄疸について知識を整理しましょう[1, 2] （図1）

- <u>早発黄疸</u>：生後 24 時間以内に肉眼的に黄疸が出現する．主として血液型不適合[*1]などによる溶血性疾患である可能性が高い．
- 重症黄疸：血清ビリルビン値が正常範囲の上限をこえる状態（成熟児 15mg/dL，早産児 12mg/dL）．
- <u>遷延性黄疸</u>：生後2週をこえて肉眼的に黄疸が持続している状態．病的意義の少ない母乳性黄疸（次項参照）のこともあるが，胆道閉鎖症などの基礎疾患による症状のこともある．

3 母乳性黄疸について確認しましょう

- 母乳栄養児にみられる，病的ではない黄疸を<u>母乳性黄疸</u>という．生後2週を過ぎても肉眼的に

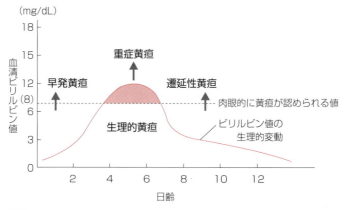

図1 新生児黄疸（生理的黄疸と病的黄疸）
（森岡一朗：黄疸の病態と臨床．「新生児学入門」．仁志田博司編，第 5 版，p.292, 医学書院，2018. より転載）

[*1] **血液型不適合**：母の血液型と児のおもな血液型不適合の組み合わせには，ABO 不適合，Rh 不適合があり，これにより新生児溶血性疾患が引き起こされる．

- 消失せず，1か月を過ぎても黄疸が遷延することがある．
- 従来，母乳中にはβ-グルクロニターゼが多く，直接ビリルビンが加水分解を受けやすいこと，また，遊離脂肪酸が多く，腸管粘膜を通過しやすいことが黄疸遷延の原因と考えられてきた．最近は母乳栄養児のほうが人工栄養児に比べて腸管からのビリルビンの再吸収と腸肝循環が亢進していることが原因と考えられている．
- 母乳性黄疸では血清総ビリルビン値が20～25mg/dLとなることもあるが，母乳性黄疸による核黄疸[*2]の発生は報告されていない．
- 治療方針としては，血清総ビリルビン値が20mg/dL未満であれば母乳育児を継続し，経過を観察する．血清総ビリルビン値が20mg/dL以上の場合は病的黄疸との鑑別診断を行い，血清ビリルビン値の持続的な上昇に対する診断的治療として，24～48時間の母乳育児の中断が必要となる場合がある．

4 新生児高ビリルビン血症について確認しましょう

- 黄疸のスクリーニング方法として，多くの施設では経皮ビリルビン濃度測定器（黄疸計）による経皮的なビリルビンの測定が行われている．
- スクリーニングによりビリルビン値の急激な上昇を認めたり，光線療法開始の基準をこえたり，またはボーダーラインである場合は，血清総ビリルビン値を測定する．
- 新生児高ビリルビン血症は，高直接ビリルビン血症と高間接ビリルビン血症に大別される．
- 新生児期の黄疸で核黄疸を起こす可能性があるのは，間接ビリルビンである．
- 早期新生児期に直接ビリルビンが高値であることはほとんどない．したがって，臨床的には血清総ビリルビン値を測定することで治療の必要性を判断することが多い．
- 黄疸の色調，肝機能，灰白色便など，直接ビリルビン値の上昇が考えられる時は直接ビリルビン値の測定（分画）が必要である．
- 高ビリルビン血症の影響因子（表2）の有無も確認する．

表2 高ビリルビン血症の影響因子

●母親に関連した因子	●分娩に関連した因子	●出生後の因子
血液型不適合	オキシトシンによる誘発分娩	低酸素症
感染症	吸引・鉗子分娩	アシドーシス
糖尿病		寒冷ストレス
薬剤の投与		低血糖
●家族に関連した因子		低蛋白血症
血液疾患		感染症
肝疾患		溶血性疾患
先天性代謝異常症		出血（頭蓋内出血，腹腔内出血）
嚢胞性線維症		胎便排泄の遅延

[*2] 核黄疸：大脳基底核や脳幹部へのアルブミン非結合性ビリルビンの沈着による脳の損傷．初期は哺乳力低下，嗜眠傾向，次いで四肢強直，後弓反張が出現し，チアノーゼ発作や痙攣に至る．ビリルビン脳症ともいわれる[3]．

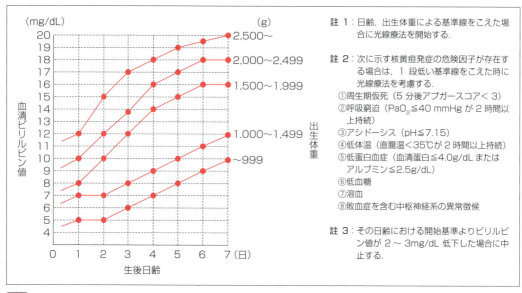

図2 村田・井村による光線療法の適応基準
(井村総一：新生児黄疸の治療 光線療法の適応基準と副作用の防止．日本臨床，43：1741-1748，1985．を引用)

5 黄疸の治療基準とおもな治療について確認しましょう

- 高（間接）ビリルビン血症の治療は，<u>血清ビリルビン値</u>，<u>出生体重</u>，<u>生後日齢</u>，<u>合併症の有無</u>を治療開始基準（図2）と照らし合わせて決定する．
- 治療は<u>光線療法</u>を第一選択として，その他，交換輸血が行われることもある．

6 光線療法の目的と実施時の注意点を確認しましょう

＜目的＞
- 波長420〜460nmの青色あるいは緑色光線を皮膚に照射することによる，血清ビリルビンの分解・排泄．

＜注意点＞
- 照射時の保護：<u>全身</u>への照射を行う．ただしアイマスクによって<u>網膜</u>を保護し，男児の場合はおむつをして<u>性腺</u>を保護する必要がある．
- <u>体温管理</u>：閉鎖型の保育器の場合，光線の照射による輻射熱と保育器への収容に伴う<u>体温上昇</u>に注意する．コットで行う場合には<u>低体温</u>に注意する．
- <u>脱水の予防</u>：<u>不感蒸泄の増加</u>，<u>排便</u>，<u>下痢</u>に伴う脱水状態の観察をして脱水に注意する．
- 光線療法中は児の<u>全身の皮膚色</u>，<u>便の色の変化</u>に注意して観察する．

 知っておきましょう

黄疸の治療を受けている児への糖水使用

光線療法など黄疸の治療を受けている児の場合，アメリカ小児科学会の見解では，脱水を伴う高ビリルビン血症や体重減少を示す新生児へのカロリー補充に，母乳をベースにした人工乳の使用を勧告し，糖水の使用はカロリー不足で適用ではないとしています．わが国では水分補給のために糖水がよく用いられますが，糖水はビリルビンの低下にはつながりません．水分補給のために糖水を使用する場合は，授乳回数の減少や母乳産生の減少を招かないように注意する必要があります．

2　事例の情報を整理してアセスメントしましょう

ゆいちゃんの出生後から生後3日までの情報を整理してアセスメントします．

- 皮膚色，血清総ビリルビン値

⇒血清総ビリルビン値15mg/dL以上は高ビリルビン血症に該当する．ゆいちゃんの生後3日（出生66時間後）の血清総ビリルビン値は17.3mg/dLであり，新生児黄疸の治療としてまず行われる光線療法開始基準に達している（図2）．

- 児の状態

⇒児は眠りがちで活気がないが，これは皮膚の黄染，血清総ビリルビン値からみて，黄疸による活動性低下，また，核黄疸のⅠ期（初期）の症状でもあることから，黄疸が原因と考えられる．

ゆいちゃんは黄疸により活動性の低下がみられ，高ビリルビン血症の状態にあります．

アセスメントを進めるにあたり，まず生後3日の血清総ビリルビン値の上昇に関連する情報（観察項目）をあげてみましょう．

- バイタルサイン　　　　　　・生理的体重減少，体重の増減　　　・哺乳回数
- 哺乳状況（母乳分泌状態を含む）　・排尿・排便回数，便性の変化

では，上記の情報（観察項目）に着目してゆいちゃんのアセスメントを進めましょう．

☞解答例　　正常逸脱例 — 新生児病的黄疸 — アセスメント

- バイタルサイン
  ⇒

- 生後3日の生理的体重減少
  ⇒

- 哺乳回数
  ⇒

- 哺乳状況
  ⇒

- 排泄回数および量，便性の変化
  ⇒

以上のアセスメントを統合すると，**ゆいちゃんの生後3日のアセスメント**は次のようにまとめられます．

- 生後2日までの血清総ビリルビン値は生理的黄疸の範囲内でしたが，生後3日（出生66時間後）では高ビリルビン血症の状態にあります．
- 児の活動性の低下は，黄疸が原因と考えられます．
- 高ビリルビン血症では，まず光線療法が行われますが，ゆいちゃんの状態は光線治療開始基準（）を満たしています．
- 生理的体重減少率は生後3日で7.5%です．授乳の状況，乳房や乳汁分泌状態，児の排泄状態から，十分な乳汁を摂取できていないことが推測されます．また，排便が少ないことは，便に含まれるビリルビンが腸肝循環により再吸収される可能性があります．
- 生後3日のゆいちゃんのエネルギー摂取量は必要量を大幅に下回っており，今後しばらくは低カロリーによる腸肝循環とビリルビンの再吸収が亢進する環境下にあるといえます．
- 乳汁分泌に関しては，授乳回数が少なく，浅飲み傾向であることから，乳頭刺激が不足し，プロラクチン，オキシトシンの分泌が十分ではないと予測されます．さらに，母親は母乳育児に自信をなくし精神的ストレスを受けており，乳汁分泌が良好になる条件がきわめて乏しい状況にあります．
- 生後3日で，光線療法開始基準を満たす高ビリルビン血症の状態にあり，このまま乳汁分泌が増加せず，吸啜持続時間が短い状況が続き，水分量の不足，必要エネルギー量の

不足に伴う腸肝循環とビリルビンの再吸収の亢進が持続すると，血清総ビリルビン値は今後さらに上昇する可能性が高いと考えられます．
・上記のような状態を早期に改善するためには，光線療法を開始するとともに，十分な乳汁分泌を確保し，哺乳による摂取カロリーを増加させること，腸管に停滞している便が十分に排泄され，腸肝循環によるビリルビンの再吸収を少なくすることが必要です．

3 事例の健康課題を導き，決定しましょう

これまでのアセスメントから，ゆいちゃんの生後3日の黄疸の状態は光線療法を開始する基準に達しており，光線療法を受ける児の援助を考えていく必要があります．

ゆいちゃんの生後3日の健康課題を優先順位の高いものから2つあげてみましょう．

■ ゆいちゃんの生後3日の健康課題

1. 血清ビリルビン値が光線療法開始基準に達しており，光線療法が開始される
2. 母乳摂取量が不足しており，体重減少率も7.5％であるため，低カロリーによる腸肝循環およびビリルビン再吸収が亢進している

4 健康課題に沿って看護計画を立てましょう

1 ゆいちゃんの生後3日の看護目標

健康課題に基づくと，ゆいちゃんの生後3日の看護目標は以下のように設定されます．

1. ビリルビンが体外に排泄され，血清ビリルビン値が低下する
2. 体重減少率が7％以内となり，低カロリー状態が改善され，ビリルビンの再吸収が亢進しない

2 看護目標に基づく観察プラン・ケアプラン　☞解答例　正常逸脱例 – 新生児病的黄疸 – 看護計画

看護目標1「ビリルビンが体外に排泄され，血清ビリルビン値が低下する」に対する看護計画

＜観察プラン＞

<ケアプラン>

看護目標2「体重減少率が7％以内となり，低カロリー状態が改善され，ビリルビンの再吸収が亢進しない」に対する看護計画

<観察プラン>　＊看護目標1の観察プランに加えるべき項目を考えてみましょう．

<ケアプラン>[4, 5)]

文献

1) 長　和俊監修：新生児黄疸．「病気がみえる vol.10 産科」．医療情報科学研究所編，第3版，p.412，メディックメディア，2013．
2) 仁志田博司編：新生児学入門．第5版，医学書院，2018．
3) 日本産科婦人科学会編：産科婦人科用語集・用語解説集 改訂第4版．日本産科婦人科学会，2018．
4) Academy of Breastfeeding Medicine (ABM) 編，秋林雅也，他訳：Breastfeeding Medicine ABM Clinical Protocol #22 Guidelines for management of jaundice in the breastfeeding infant equal to or greater than 35 weeks' gestation（在胎35週以上で生まれた母乳で育っている乳児における黄疸管理についてのガイドライン）．ABM，5 (2)：87-93，2010．
5) UNICEF/WHO（BFHI2009 翻訳編集委員会）：UNICEF/WHO 赤ちゃんとお母さんにやさしい母乳育児支援ガイドベーシック・コース．「母乳育児成功のための10カ条」の実践．医学書院，2009．
6) 有森直子編：母性看護学Ⅱ 周産期各論．医歯薬出版，2015．
7) 森　恵美，他編：母性看護学2　母性看護学各論．医学書院，2016．
8) 大平光子，他編：母性看護学Ⅱマタニティサイクル．南江堂，2018．

本稿は，本書初版の大平光子氏執筆「22．新生児の病的黄疸への援助」をもとに村本が加筆・変更したものである．

索　引

あ

アールフェルド徴候	52
アイ・トゥ・アイ・コンタクト	116
浅飲み	203
アタッチメント	116
アプガースコア	105
アンビバレンス	7

い

一過性頻脈	27, 37
インスリン療法	163

え

エジンバラ産後うつ病調査票	98
エストロゲン	6, 65, 66
エングロスメント	78, 116
エントレインメント	68, 116

お

横位	26
黄体形成ホルモン	5, 65
悪寒	57
オキシトシン	66
悪露	66

か

外出血	52
回旋	51
解放期	69
過期産	36
過期産児	103
核黄疸	211
覚醒水準	109
過呼吸	39
過呼吸症候群	39
加重型妊娠高血圧腎症	28, 149
下垂体前葉ホルモン	5

き

基底部マッサージ	85
吸収熱	57
吸着	73
吸啜刺激	66
キュストナー徴候	52

共圧陣痛	36
強化インスリン療法	163
仰臥位低血圧症候群	26
巨大児	103
起立性低血圧	57
緊急帝王切開	193
勤労妊婦に対する保護規定	28

く

屈位	26
グッドマン法	37
グルクロン酸抱合酵素	121

け

頸管長の短縮	171
頸管裂傷	51
経口血糖降下薬	163
形式的段階	69
血液型不適合	210
原始反射	108
原発性微弱陣痛	181
顕微授精	140

こ

高血圧合併妊娠	28, 149
後陣痛	36
光線療法	212
高年初産婦	141
呼吸窮迫症候群	196
極低出生体重児	103
個人的段階	69
骨産道	37
骨盤位	26
骨盤外計測	37

さ

臍帯	52
在胎期間別出生体重標準曲線	103
臍帯脱落	122
ザイツ法	37
搾乳	95
サモンパッチ	115
産後うつ病	87
産後ケア事業	96
産後に必要な届出	96
産褥	65

産褥期のメンタルヘルス	144
産褥精神病	131
産褥性無月経	65
産徴	37
産痛	39
産道	37
産瘤	106

し

子癇	154
──の前駆症状	154
弛緩出血	51, 188
子宮口開大度	38
子宮頸管成熟度	38
子宮頸管の熟化	172
子宮収縮抑制薬	173
子宮底長	15
──の測定	16, 66
子宮底の高さ	66
自己血糖測定	163
児頭先進部下降度	46
児頭大横径	8, 16
縦位	26
重症黄疸	210
出産体験の振り返り	85
授乳姿勢	196, 202
受容期	69
シュレーダー徴候	52
循環血液量	26
常位胎盤早期剝離	28
小泉門	106
蒸発	106
食事摂取基準	26
初乳	64
人工授精	140
新生児	
──の胃の容量	121
──の栄養摂取	121
──の体重減少	121
──の熱産生	106
──の熱喪失	106
──の病的黄疸	210
新生児一過性多呼吸	196
新生児月経	122
新生児高ビリルビン血症	211
新生児呼吸窮迫症候群	162
新生児循環	103
新生児低血糖	166
新生児マス・スクリーニング	125

217

陣痛	36
──の強さ	36
陣痛間欠	36
陣痛周期	36, 46
陣痛発作	36
陣痛発作持続時間	46

せ

正期産	36
正期産児	103
正常呼吸数	103
生殖器の復古	65
正中部母斑	115
生理的黄疸	121, 131, 210
切迫早産	28, 171
遷延一過性徐脈	37
遷延性黄疸	210
遷延分娩	187
前期破水	47
前駆陣痛	36
全身の復古	65
前置胎盤	29

そ

早期破水	47
早期母子接触	57
早期離床	57
早産	36, 171
早産児	103
早産指数	173
相当体重児	103
早発一過性徐脈	37
早発黄疸	210
続発性微弱陣痛	181
側面撮影法	37

た

胎位	26
第一吸気	103
第一呼気	103
第一呼吸	103
第一啼泣	103
退院時診察	95
体外授精	140
胎外生活への適応過程	109
体格指数	7
体幹横径	16
体幹径	16
体幹前後径	8, 16
胎向	26
胎児循環	103
胎児心拍数	8
──基線細変動	37

──の正常範囲	37
──モニタリング	27
胎児心拍数陣痛図	49
胎児発育不全	16
体重減少率	120
胎勢	26
大泉門	106
大腿骨長	8, 16
胎嚢	8
胎盤	52
胎盤性ホルモン	65
胎盤の残留	52
胎盤娩出時間	51
胎胞	37
タイミング法	140
対流	106
単純性紫斑	115
男女雇用機会均等法	28

ち

遅発一過性徐脈	37
中毒性紅斑	115
超音波診断法	8, 37
腸肝循環	121
超巨大児	103
超早産児	103
超低出生体重児	103
直接授乳観察用紙	76

つ

つわり	7

て

帝王切開術	193
低血糖	166
低出生体重児	102
鉄欠乏	26
伝導	106
電話相談	130

と

頭位	26
頭血腫	106
頭殿長	8
動脈管	103
床上げ	95
努責	51

な

内出血	52
軟産道	37

──の裂傷	51

に

入口面撮影法	37
乳汁うっ滞	84
乳汁分泌のメカニズム	66
乳頭損傷	203
乳頭・乳輪部マッサージ	85
乳頭の形態	202
乳房緊満	84, 203
乳房のタイプ	202
尿中エストリオール値測定	27
妊娠期の体重増加量指導の目安	7
妊娠高血圧	28, 149
妊娠高血圧症候群	28, 149
妊娠高血圧腎症	28, 149
妊娠週数	5
妊娠初期	
──の身体的変化	7
──の情緒的変化	7
妊娠性貧血	10
妊娠糖尿病	161
──の運動療法	163
──の食事療法	162
──のスクリーニング法	162
妊娠の成立	139
妊婦健康診査	5

ね

ネーゲレ概算法	5

の

ノンストレステスト	27

は

胚移植	140
肺循環	103
排尿失神	57
排臨	51
破水	38, 47
発露	51
母親役割獲得過程	69
反屈位	26
反対感情併存	7

ひ

非形式的段階	69
微弱陣痛	181
ビショップスコア	38
皮疹	115
ビタミンK投与	115

ヒト絨毛性ゴナドトロピン	6, 65	マルチウス法	37	CST 27
ヒト胎盤性ラクトーゲン	6, 27, 65, 161			CTG 49
避妊法	96	**め**		Dubowitz法 106
鼻皮脂	115	免疫グロブリン	114	early skin to skin contact 57
稗粒腫	115			engrossment 78, 116
ビリルビン	121	**も**		entrainment 116
頻回授乳	96	蒙古斑	115	eye to eye contact 116
				femur length 8
ふ		**よ**		fetal growth restriction 16
風疹抗体	10	予期的段階	69	fetal heart rate 8
腹圧	36	予定帝王切開	193	FGR 16
輻射	106			FHR 8
浮腫	25	**ら**		FL 8, 16
復古現象	65	ラッチ・オン	73	FSH 5, 65
不当軽量児	103	卵円孔	103	GDM 161
不当重量児	103	卵胞刺激ホルモン	5, 65	gestational diabetes mellitus 161
不妊因子	140			gestational hypertension 149
不妊治療	140	**り**		gestational sac 8
フリードマン曲線	38	リトドリン塩酸塩	173	GH 149
プロゲステロン	6, 65, 66	流産	36	GS 8
プロスタグランジン	105	硫酸マグネシウム	173	hCG 6, 65
プロラクチン	66			HFD児 103
分割食	162	**る**		hPL 6, 27, 65
分娩経過時間	38	ルービンの理論	69	human chorionic gonadotropin 65
分娩所要時間	187			letting-go phase 69
分娩陣痛	36	**れ**		LFD児 103
分娩第2期遷延	187	レオポルド触診法	25	LH 5, 65
				milia 115
へ		**ろ**		non-stress test 27
平均分娩所要時間	38	労働基準法	28	NST 27
娩出物	37			OGTT 160
娩出力	36, 46	**A-Z**		PE 149
変動一過性徐脈	37	AFD児	103	preeclampsia 149
		anteroposterior trunk diameter	8, 16	RDS 196
ほ		APTD	8, 16	reactive pattern 27
保持期	69	attachment	116	respiratory distress syndrome 196
母子相互作用	68	Beckwith-Wiedemann症候群	141	self-monitoring of blood glucose 163
母児の愛着形成	116	biparietal diameter	8	SMBG 163
母性健康管理指導事項連絡カード	8, 28	BMI	7	SPE 149
母乳育児	67, 84	bonding	116	SSC 57
母乳性黄疸	210	BPD	8	state 109
母乳不足のサイン	121	CH	149	superimposed preeclampsia 149
ホルモン動態	5	chronic hypertension	149	taking-hold phase 69
ボンディング	116	contraction stress test	27	taking-in phase 69
		CRL	8	Tocolysis Index 172, 173
ま		crown rump length	8	transient tachypnea of the newborn 196
マーサーの理論	69			transverse trunk diameter 16
マタニティ・ブルーズ	85			TTD 16
マタニティ・ブルーズ自己質問票	86			TTN 196
魔乳	122			well-being 27
				X線診断法 37
				Y蛋白 121

直前　母性看護実習プレブック　第 2 版
　　―看護過程の思考プロセス
　　　（解答編付）　　　　　　ISBN978-4-263-23727-4

2005 年 6 月 20 日　第 1 版第 1 刷発行	
2019 年 2 月 25 日　第 1 版第12刷発行	
2019 年 8 月 5 日　第 2 版第 1 刷発行	
2022 年 4 月 25 日　第 2 版第 3 刷発行	

編著者　村　本　淳　子
　　　　町　浦　美智子

発行者　白　石　泰　夫

発行所　医歯薬出版株式会社

〒113-8612　東京都文京区本駒込1-7-10
TEL.（03）5395-7618（編集）・7616（販売）
FAX.（03）5395-7609（編集）・8563（販売）
https://www.ishiyaku.co.jp/
郵便振替番号　00190-5-13816

乱丁，落丁の際はお取り替えいたします．　　印刷・木元省美堂／製本・愛千製本所
© Ishiyaku Publishers, Inc., 2005, 2019. Printed in Japan

本書の複製権・翻訳権・翻案権・上映権・譲渡権・貸与権・公衆送信権（送信可能化権を含む）・口述権は，医歯薬出版㈱が保有します．

本書を無断で複製する行為（コピー，スキャン，デジタルデータ化など）は，「私的使用のための複製」などの著作権法上の限られた例外を除き禁じられています．また私的使用に該当する場合であっても，請負業者等の第三者に依頼し上記の行為を行うことは違法となります．

[JCOPY]＜出版者著作権管理機構　委託出版物＞
本書をコピーやスキャン等により複製される場合は，そのつど事前に出版者著作権管理機構（電話 03-5244-5088，FAX 03-5244-5089，e-mail：info@jcopy.or.jp）の許諾を得てください．

直前
母性看護実習プレブック 第2版
解答編

村本淳子・町浦美智子 編著

医歯薬出版株式会社

Ⅰ．正常例における援助
妊娠期の援助

正常例 - 妊娠期 - アセスメント
＜胎児の発育状況・健康状態＞
- 児頭大横径（BPD），大腿骨長（FL）⇒BPD（82mm），FL（57mm）の値に対応する妊娠週数，日数はほぼ妊娠週数に相当している．
- 子宮底長，腹囲の大きさ，NSTの結果⇒特に問題はなく，胎児の発育は順調と考えられる．

＜あい子さんの健康状態＞
- 妊娠32週の妊婦健診の結果⇒血圧130/72mmHg，自覚症状なし，浮腫なしとの結果から，現在のところ，妊娠高血圧症候群の徴候はみられない．しかし収縮期血圧が130mmHgとやや高いため，今後の妊婦健診における血圧の変動に注意していく必要がある．血液検査の結果から，現在のところ，妊娠性貧血は認められない．
- あい子さんの体重変化⇒現在63.5kgであり，非妊時（55kg）より8.5kg増加している．全妊娠期間を通してのあい子さんの体重増加量指導の目安は10～13kgであり，現在のところ特に問題はないが，潜在的な浮腫が考えられるか，前回の妊婦健診時からどれくらい体重が増加しているかの確認が必要である．

＜日常生活＞
- 食生活⇒食欲は変わらず特に問題はない．しかし今後，子宮のさらなる増大によって胃部が圧迫され，食欲が低下する可能性がある．逆に，2週間後から産前休暇に入ることにより，間食の増加などの食生活の変化も考えられる．「日本人の食事摂取基準」（本項「3．妊娠後期（妊娠28週以降）」の表3）から，30歳，勤労妊婦であるあい子さんの身体活動レベルはⅡ，エネルギー必要量は2,050kcalであり，妊娠後期は+450kcalとなる．食事内容を確認し，適切な食事摂取についてあい子さんと見直し，今後の取り組みを考える必要がある．また，妊娠性貧血の予防のためにもバランスのよい食事内容，良質な蛋白質の摂取などについても注意していく．
- 排泄⇒排尿・排便は普通にあり，現在のところ問題はない．今後，子宮のさらなる増大が頻尿の出現や尿路の圧迫変形による尿路感染などにつながるおそれがある．
- 勤労の影響⇒「通勤電車で立ちっぱなしだと少し足がむくむような気がする」との言葉があり，過剰な勤務は切迫早産や妊娠高血圧症候群などの発症につながるおそれがあるため注意が必要である．

＜あい子さんの心理的適応とその対処＞⇒「産休に入ってから本格的に育児用品を準備するのが楽しみ」との言葉から，児への愛着が読み取れる．「陣痛はどんなふうに始まるか」「先に破水しないか」など分娩への不安も表出され，分娩が近づくにつれ，不安が増強するおそれがある．お腹が大きくなり，身体的な負担やボディイメージの変化によって，妊娠への否定的感情が再び高まる可能性もある．

＜周囲の人々との関係・支援＞⇒「夫はときどき家事を手伝ってくれる」との言葉があるが，どの程度協力してくれているのか，夫の協力に対してあい子さん自身は満足しているのか，確認が必要である．また，破水などの急な対応が必要な場合，夫以外の援助が得られるのかの確認も必要である．

正常例 - 妊娠期 - 看護計画
看護目標1「母子の健康状態が，分娩まで正常に経過する」に対する看護計画
＜観察プラン＞
- 妊婦健康診査（血圧，体重，浮腫，尿検査，子宮底長・腹囲の測定）
- 生理学的検査による健康状態の評価
- 妊娠合併症，切迫早産，前期破水などの異常の早期発見

- 胎児心拍数モニタリング（NST）による胎児の健康状態の把握
- 内診による子宮頸管の成熟状態の評価
- 胎位, 胎向の確認

＜ケアプラン＞
- 分娩徴候や妊娠経過に伴って出現しやすい異常について説明する.
- 異常徴候出現時の病院への連絡方法などを確認する.
- 胎動の有無を確認し, 胎動が減弱した場合などには来院するよう説明する.

看護目標2「分娩に対する知識を得て, 不安を軽減できる」に対する看護計画

＜観察プラン＞
- 分娩に対する知識　　・分娩に対する受け止め方, 母親である自己像のイメージ化
- 出産準備教育などへの参加状況および学習内容

＜ケアプラン＞
1) 分娩時の過ごし方や呼吸法, 産痛緩和の方法などを指導し, 実践できるように練習しておくことを指導する.
2) 出産準備教育として, 以下のことを指導する.
①体の構造と分娩のメカニズムの理解
②分娩経過と効果的な過ごし方
- 分娩の難易や所要時間の長短に影響を及ぼす諸因子
- 胎児の下降や回旋を促す体位
- 娩出力を左右する体力維持にかかわる栄養や休息など, 分娩のメカニズムをより効果的に機能させるための分娩経過中の過ごし方
3) バースプランを確認する
4) 家族内のサポートや, 産前産後休暇の利用など職場との調整が進んでいるかを確認する.

看護目標3「マイナートラブルを軽減するために適切なセルフケアを行うことができる」に対する看護計画

＜観察プラン＞
- 妊娠経過に伴う身体的変化・不快症状の有無
- マイナートラブルの原因について理解しているか
- 日常生活における妊婦の姿勢, 運動・休息の状態
- マイナートラブルに対する妊婦の受け止め方

＜ケアプラン＞
1) 腰背部痛が起こらないように正しい姿勢をとる.
- 長時間の座位や立位などの同一姿勢をとらない.
- 睡眠・休息の時間を確保する.
- 通勤緩和措置などにより通勤の負担を軽減する.
2) 腰背部痛の予防法を指導する.
- 長時間の歩行を避け, 腰掛ける時も深く座り, 正しい姿勢を心がける.
- ヒールの低い靴にする.
- 妊婦水泳や妊婦体操で骨盤周辺の靱帯の弛緩を防ぐ.
- 物の動かし方に注意する.
- 長時間同一姿勢をとらない.
- かための布団やマットレスで寝る, など.
3) 腰背部痛を緩和するための方法を指導する.
- マタニティガードルで腹部を支える.
- 痛みのあるところを温めたり, マッサージしたりする.

- シムスの体位で寝る．
- 四つん這いの姿勢で腰をゆっくり上下に動かすなどの妊婦体操の実施を勧める．

●解説● マイナートラブルの原因や生理的に起こるものであることを説明し，不安の軽減に努めますが，整形外科系や泌尿器科系の合併症による症状の場合もあるため，確認が大切です．また，切迫早産の症状として腰痛が起こる場合もあるため，その鑑別も重要です．

看護目標4「育児用品の準備や育児技術の習得など育児についての準備ができる」に対する看護計画
<観察プラン>
- 育児用品などの準備状況
- 新生児を迎える住居の準備（新生児が居る部屋の決定や寝かせる場所の確保）と，新生児が生活する部屋の状況（部屋の整理整頓，清掃を行う．新生児の生活環境として適切な室温・湿度が保てるか）

<ケアプラン>
- 最低限必要となる育児用品と個数の目安を紹介する．
- 住居環境に関する情報を得て，新生児の生活に適切な環境をどのように整えようとしているかを確認する．
- 出産準備教育などへの参加を促し，新生児の抱き方や沐浴についての具体的な育児技術について知識を得て，練習を行う．

Ⅰ．正常例における援助
分娩期の援助

正常例 - 分娩期 - アセスメント

<あい子さんの全身状態>
- 娩出後の急激な体内環境の変化に身体が適応できているか⇒バイタルサインは正常で，感染徴候もみられない．全身状態は正常に経過しているとアセスメントできる．しかし，会陰切開部の疼痛が強く，肛門部の圧迫感も強いため，血腫には引き続き注意が必要である．分娩が長時間に及んだことによる全身の疲労とともに子宮筋の疲労が考えられ，さらに排尿後2時間以上経過していることから，膀胱充満により子宮収縮が妨げられていないかも注意してみていく必要がある．

<あい子さんと周囲の人との関係，援助>⇒あい子さんは夫から「よく頑張ったね，ありがとう」とねぎらいの言葉をかけられ，夫と一緒に子どもの写真を撮って話をするなど，夫との関係は良好であるとアセスメントできる．

<あい子さんの疲労状態と児の状態>⇒あい子さんは，バースプランで「出産後はすぐに児を抱っこしてお乳をあげたい」と希望していた．あい子さんに疲労はみられるが，バイタルサインは安定しており，出血も正常範囲内である．また，児のアプガースコアは9/9点であり，体重も低出生体重ではないため，早期母子接触や直接授乳は可能とアセスメントできる．

正常例 - 分娩期 - 看護計画

看護目標1「全身状態，子宮収縮が正常に経過する」に対する看護計画
<観察プラン>
- 子宮底の高さ，子宮の硬度
- 出血の性状，出血の量
- 後陣痛の有無・程度
- バイタルサイン
- 本人の訴え，疲労感
- 膀胱充満，尿意の有無

<ケアプラン>
- 子宮収縮を促進するよう援助する（子宮底部の輪状マッサージ，子宮底部の冷罨法，排尿を促す，体力保持のための安静と休息）．
- 休息をとりやすい環境を整える．

- 水分摂取を勧める．
- 悪露の排出を促進させるとともに感染を予防する（適宜，輪状マッサージ，ナプキン交換）．
- 現在の状態を説明する．
- 出血する可能性があることと，異常症状（頭痛，気分不快や出血など）の察知の方法を説明する．
- 産後2時間での初回歩行および排尿時には必ず付き添い，転倒を起こさないように注意する．

看護目標2「会陰切開部の疼痛が軽減できる」に対する看護計画
<観察プラン>
- 会陰切開縫合部の状態（発赤，腫脹，離開，出血）
- 会陰部全体の腫脹や脱肛の有無
- 本人の訴え（疼痛の性状，部位）

<ケアプラン>
- 観察結果により適宜冷罨法，温罨法を実施する．
- 安楽な体位を工夫する．
- 本人の訴えを十分聴く．

看護目標3「早期母子接触および直接授乳が実施できる」に対する看護計画
<観察プラン>
- 早期母子接触の適応基準（母親の基準と児の基準，本項「4．分娩第4期（分娩直後～2時間後）」の表7参照）
- 母親の傾眠傾向がないか．
- 直接授乳の状況（児の吸いつき，乳汁分泌の有無など）．
- 児のモニタリング（パルスオキシメータなど）．
- 児を愛しむ様子があるか．

<ケアプラン>
- 環境（室温，分娩台の角度など）を調整する．
- SSCの実施方法（本項「4．分娩第4期（分娩直後～2時間後）」の表7）に準じて実施する．
- 母子を孤立させない．
- 少なくとも10～30分ごとに母児の状態をチェックする．
- 無事出産されたことをねぎらい，称賛する．

看護目標4「夫の児に対する没入感情が促進される」に対する看護計画
<観察プラン>
- 夫の表情や言動（不安や緊張はないか，児の出生を喜ぶ様子はあるか）
- 妻をねぎらい，児を見つめたり声をかけたり触れようとするなど，児を愛しむ様子があるか．

<ケアプラン>
- 環境（母児のそばに付き添いやすい環境）を調整する．
- 夫が児を抱くことを希望した場合は支援する．
- 夫に対しても，長時間付き添ったことをねぎらう．
- 児のそのときどきの状態を伝え，没入感情を促進する．

Ⅰ．正常例における援助
産褥期の援助　1．産褥1日・生後1日

正常例-産褥期1-情報

あい子さんの復古状態について不足している情報
- 子宮底の高さまたは長さと硬度
- 後陣痛の有無

- 縫合部の状態（会陰切開・裂傷のどちらか，何針縫合したか），疼痛の程度
- 腟壁や他の部位の裂傷の有無．裂傷があればその程度．薬の処方があれば服薬状況
- 悪露の状態（色，量，性状など）

あい子さんの乳汁分泌状態と授乳の状況について不足している情報
- 乳頭の硬さ，長さ，乳頭径，発赤の程度
- 初乳の分泌状態（圧乳してどれくらい分泌するのか）
- 褥婦の母乳育児への意欲，出産直後の母子相互作用

●解説● 産褥1日の申し送り時の情報では乳房・乳頭の状態や乳汁分泌は良好とあり，直接授乳の様子もわかりますが，良好がどのような状態なのか，事実を詳細に見ていく必要があります．

- そのほかの追加すべき情報
  - 褥婦の生活行動⇒栄養と食事，活動と休息，清潔
  - 退院後の生活環境⇒住環境・経済状態・仕事の有無（育児休暇取得の有無と取得期間）
  - 褥婦の心理的適応や対処⇒児への情緒面・行動面での愛着，育児行動に関するセルフケア能力，今回の妊娠・出産体験の振り返り，母親役割獲得，自己概念の再構成
  - 褥婦の周囲の人との関係性⇒父親役割獲得，パートナーシップ，家族の役割変化と役割分担の調整，今後の家族計画，サポート状況

|正常例|-|産褥期1|-|アセスメント|

<背景>
- 年齢⇒30歳は特に若年・高年でもなく性・生殖の年齢に適しているといえる．
- 既往歴⇒産褥期の経過に影響を及ぼすような問題，健康課題は特にない．

<褥婦の復古状態に関する情報>
- 子宮収縮状態⇒子宮底は標準的な産褥1日の高さ（臍下1横指，子宮底長11～17cm）と比較すると，臍下2横指は収縮が良いといえる．硬度はコリコリとしているので硬いと判断でき，子宮収縮状態は良好と考えられ，正常に経過している．
- 出血量⇒分娩期の出血量は第3期までが355mLと正常であり，分娩後2時間も出血量100mL以内であるので，いずれも正常範囲である．妊娠中も36週時点でのHb11.7g/dLであったことから，分娩時の出血量が産褥の経過に影響することはないと考えられる．
- 悪露⇒色は血性で，悪臭や腐敗臭もなく，量も特に多いとは考えられない．子宮収縮状態も良好であることから，悪露は産褥1日に相当し，正常であると判断できる．
- 後陣痛⇒あい子さんは後陣痛を訴えていないが，個人差があるため，訴えがなくても心配しなくてよい（一般に，後陣痛があることは子宮収縮が良いことを反映している）．
- 外陰部・会陰部・腟の状態
  ⇒産褥1日は会陰切開により歩行しにくい様子はないか，姿勢によって会陰部の疼痛の有無，縫合部の発赤や腫脹はないか，どの程度の浮腫か，浮腫は分娩2時間後より軽減しているかなどをアセスメントする．
  - あい子さんの場合，創部に前述のような症状はなく，浮腫も軽減しているため，特に問題はないと考えられる．しかし，会陰部の疼痛があるので，疼痛の状態をよく観察し，授乳時の姿勢を工夫するなどの援助が必要である．
  - 脱肛もみられず，問題はない．

<全身状態>
- バイタルサイン・排泄・浮腫
  ⇒尿意があまりなかったのは，分娩による膀胱の筋緊張低下，児頭による末梢神経や尿道括約筋の圧迫に伴う尿意の減少が理由と考えられるが，スムーズに排尿できているので，経過観察していくこ

ととする．
- あい子さんには，尿や便の貯留は子宮収縮を妨げるため，尿意がなくても3〜4時間ごとにトイレに行くように説明する．
- 排便については産褥3日まで様子を見て判断していく．
- 浮腫はないため問題はない．

・体重
⇒・体重61kgで分娩前より5kg減少している．これは児とその付属物の重量が減少したと判断できるため，正常な体重減少と考えられる．非妊時体重は55kgであり，妊娠中に11kg増加しているため，あと6kg減少すれば妊娠前の体重に戻る．
- 産後の体重管理は，なるべく今回の妊娠前の体重に戻すように栄養，運動とのバランスを考えながら指導していく．

・乳房・乳頭の形状は母乳育児に適しているか
⇒・乳房はⅡbタイプで特に問題はないと思われる．
- 乳頭の形態は乳頭の直径1.0cm，長さ1.2cm程度で「伸展性あり」とあり，特に問題はないと思われる．
- 乳房・乳頭の形状や乳房緊満の程度によっては抱き方や吸啜の方向を工夫していく必要がある．

・乳頭の発赤
⇒・乳頭の発赤は児の吸着や吸啜がうまくいっていないことが原因と考えられる．多くの場合，児が吸着・吸啜する部位や方向と密接に関連しているため，授乳時は児がしっかり乳頭を舌の奥深くまでくわえて吸啜しているか，部位や程度をよく観察する．
- 児は活気・哺乳力があり，吸啜状態は良好であるため，授乳時の児の状態は良いと考えられる．しかし，最初に正しく吸着させることが重要であるため，あい子さんに抱き方や授乳時の姿勢などを丁寧に指導する．また，乳頭の離し方についても無理に離さないように指導し，発赤が悪化しないよう援助する．＊乳房・乳頭のトラブルについては「Ⅱ．正常から逸脱した例における援助　乳房にトラブルがある褥婦の援助」参照のこと．

<褥婦の生活行動>

・栄養と食事，休息
⇒・あい子さんは産褥1日の朝食は全量摂取しており，特に問題はないと考えられる．
- 病院の食事以外にはあまり摂取しないように説明し，母乳育児のため水分補給を勧める．
- なるべく休息をとれるようにすると分娩時の疲労から早期に回復し，児への関心も高まり，親役割獲得もスムーズに進むと思われる．

・全身，外陰部，乳房の清潔
全身⇒・あい子さんは産褥1日の子宮収縮状態，創部の状態は良いと判断できるため，自分でシャワーを浴びることが可能である．
- シャワー時の留意点を説明する必要がある．

外陰部⇒・外陰部の清潔は創部の治癒を促進し，感染を予防するためにも必要である．
- 悪露が長時間付着した状態は細菌の繁殖を促進することになるので，2〜3時間ごとにパッドを交換するように指導する．
- 排泄ごとに手前から肛門に向けて洗浄する方法を説明する．

乳房⇒・乳汁分泌が良くなると下着に乳汁が付着し，感染の誘因となったり，付着した乳汁が乾燥して乳頭を損傷することもある．あい子さんは産褥1日では乳汁が付着するほど分泌していないため，今のところ問題はない．
- 乳頭の清潔はシャワー浴時に石けんをつけずに洗うくらいで，授乳のたび清拭する必要はないことを伝える．

- 活動⇒・あい子さんは分娩2時間後に歩行し,今朝も歩行して排尿しているので,早期離床は順調に進んでいると考えられる.
  - 前屈した子宮から悪露の排出を促すには,ベッド上安静ではなく,起座位や歩行を勧めていく.
  - 産褥体操は産褥日数に応じて勧めていく.体重が妊娠前に戻るようにするには,退院後にも継続して実施していくことが重要である.

＜褥婦の心理的適応(親役割獲得)と対処や周囲の人との関係性＞
- あい子さんの疲労状態⇒あい子さんの希望に沿って,まずは疲労回復に努める.分娩時の疲労が回復すると児への関心も高まり,親役割獲得もスムーズに進むと思われる.
- 児への愛着⇒児に話しかけながら授乳しており,児への愛着はあると思われる.今後親役割獲得がどのように進んでいくのかを継続して観察していく必要がある.その他にも,児をじっと見つめる,児をなでる,抱く,手足に触れるなどの行動がみられるかも観察していく.同時に,児をかわいいと思う気持ちや児の話をするなどの情緒面もみていく.

  このような行動面や情緒面の変化があれば,児への愛着はあると判断できる.現段階ではほんの一部しか観察できていないため,今後も観察を続ける.
- 夫の児への思い⇒夫は分娩に立ち会い,子ども好きで出産を楽しみにしており,両親学級を受講するなど育児参加への意欲はあると思われる.引き続き,夫の新生児に対する思いやかかわり方をアセスメントしていく必要がある.

[正常例]-[産褥期1]-[看護計画]
看護目標1「母乳分泌が促進され,あい子さんが意欲をもって母乳育児を継続できる(退院まで)」に対する看護計画
＜観察プラン＞
- 乳汁分泌状態:乳頭の形,大きさ(乳頭長,乳頭径),硬さ(伸展性)
- 乳管開通状態:乳管口の数,分泌のしかた
- 乳頭の状態:発赤の程度,疼痛の有無と程度,浮腫・炎症・亀裂の有無と程度,授乳前後の乳頭形の変化
- 児の状態:一般状態,排泄状態,皮膚色,睡眠状態,泣き方,活気,特に児の覚醒状態〔授乳に適しているのは覚醒レベルstate3～5(「Ⅰ.正常例における援助 新生児の援助 1.出生直後」参照)の状態〕
- 授乳時の母子の様子:児の抱き方,授乳時の姿勢(授乳姿勢に無理はないか;緊張していかり肩になっている,児の頭部だけ乳房のほうを向いている,児の頭部と背部が一直線になっているか,乳頭に正面から対面しているかなど),乳首の含ませ方,乳首の離し方,排気のさせ方
- 児の吸着(ラッチ・オン)や吸啜状態(乳頭を舌の奥までくわえて吸啜しているか),哺乳力
- 母親の食事・水分の摂取状況,疲労の程度
- 母乳育児への意欲:母乳栄養に関する知識と理解の程度,母乳栄養に対する不安の有無とその内容,母乳分泌のメカニズム,母乳栄養の利点と欠点,乳房のセルフケアについての理解の程度,母乳育児への意欲の程度

＜ケアプラン＞
- 広夢ちゃんの飲みたいタイミングに合わせて授乳するようにして,自律授乳を勧める.
- あい子さんと広夢ちゃんがリラックスして授乳に専念できるように,静かな環境をつくり,空調や室温にも配慮する.
- あい子さんが好きな音楽を聴きながらの授乳を勧めてみる.
- 母乳育児についてはあい子さんの意欲をそがないように価値観を尊重し,看護職者の価値観や方針を強要しない.

- あい子さんが母乳育児について意思決定できるようにメリット・デメリットを含む情報を提供する（本項「1. 事例を分析・解釈するために必要な知識を整理しましょう」の **4** 参照）．

看護目標2「疲労が回復し，子宮復古状態は産褥2日に相当した状態になる（産褥2日まで）」に対する看護計画

＜観察プラン＞
- 全身状態
  - バイタルサイン，顔色，表情，言動
  - 活動と休息（睡眠も含む）の状況
  - 夜間授乳の状況・疲労の程度と自覚症状
  - 食事の摂取状況（内容，量）
  - 排泄の状況：回数，量，不快症状の有無と程度
  - 不安・ストレスの有無と内容
- 子宮復古状態
  - 子宮収縮状態：硬度，高さまたは長さ，後陣痛の有無と程度
  - 悪露：色，量，混入物・臭気の有無
  - 会陰縫合部：縫合部の発赤・腫脹・疼痛の有無と程度，離開の有無，会陰部の浮腫の有無と程度

＜ケアプラン＞
- 子宮収縮状態に応じて，収縮が不良の場合，子宮底の輪状マッサージを行う．
- 排泄を整え，産褥3日以降の便秘を予防する（例；規則的な排尿，食事・水分の摂取，腹部マッサージなど．脱肛があった場合などは医師の指示にて緩下剤の服用やグリセリン浣腸などを考慮する）
- 授乳時の姿勢を工夫する．
- 産褥体操（足首の運動など），腹式呼吸，歩行を勧める．
- 食事摂取，飲水（1日1,500mL程度）と，定期的なトイレ歩行（排尿）を促す．
- 便意を我慢しない．
- 悪露交換により外陰部の清潔を保持できるようにする（手洗い，外陰部の拭き方，外陰部洗浄のしかた，パッドのはずし方，あて方）．
- 身体の清潔，血行を促すために，シャワー浴を勧める（シャワーは手短に済ませる，乳房に石けんは使用しないが，最初に清潔にする）．
- トイレ歩行時やシャワー浴時に気分不良があれば，すぐ知らせるように伝える．
- 疲労の回復に向けて，ゆっくり休めるように環境を整える（採光，室温・湿度の調整，音楽，アロマセラピー，背部・腰部・足のマッサージや温罨法，足浴など）．

看護目標3「出産体験の振り返りや自己概念の再構成が進み，母親として児への情緒面，行動面での愛着がみられる（退院まで）」に対する看護計画

＜観察プラン＞
- 児への愛着行動について観察する．
- あい子さんと夫が親役割獲得過程のどの段階にあるかを観察する（あい子さんと夫の表情や言動，心理的変化など）．
- 育児能力と行動：あい子さんが育児行動を自分でできているか観察する．
- 育児や自分に対して否定的な発言や不安の訴え，情緒不安定がないかどうか観察する．情緒不安定の徴候としては，疲労感，涙もろさ，不安感，当惑，不眠，頭痛，食欲不振，怒りっぽい，忘れっぽいなどがある．＊「Ⅰ．正常例における援助　産褥期の援助　2．産褥3日・生後3日」参照のこと．

＜ケアプラン＞
- あい子さんや夫が子どもへの愛着や育児行動ができていることに対して「それでいいですよ」と保証する．

- あい子さんの出産体験の振り返りを行い，あい子さんが分娩や夫，児への思いを整理することを助ける．
  * 「Ⅰ．正常例における援助　産褥期の援助　2．産褥3日・生後3日」参照のこと．
- 育児に関する不安などがあれば訴えを十分に傾聴し，あい子さんの不安を受けとめる．

Ⅰ．正常例における援助
産褥期の援助　2．産褥3日・生後3日

正常例-産褥期2-アセスメント

<乳頭・乳汁分泌>
- 乳頭・乳汁分泌の状態⇒初産婦の産褥3日の乳房の状態として，産褥日数相当である．一般的に生後3日の児の1回哺乳量は（産褥日数＋0〜1）×10mLといわれており，14gはこれより少ないが，乳汁分泌は増加していると判断できるため，このまま母乳を継続する．あとは乳頭の発赤の治癒を待つ．

●解説●　産褥1日の看護目標はほぼ達成できているといえます．wellnessの視点からこのまま母乳分泌の増加を期待したいので，この看護計画は継続していきます．乳房の緊満の有無や程度をよく観察して，乳汁うっ滞を起こさないようにケアしていきます．

<子宮収縮>
- 子宮収縮の状態⇒初産婦の産褥3日の一般的な子宮底長12cmと比較して，あい子さんの子宮収縮状態は良好である．硬度も良好であり，悪露にも問題はみられず，子宮収縮状態は大変スムーズに進んでいると判断できるため，看護計画を続行する．
- 子宮収縮を阻害する要因⇒「排尿障害なし」とあるが，排便についての情報がないため確認が必要である．バイタルサインは正常で特に問題ないが，産褥体操の実施状況についても確認する．

●解説●　便の貯留は子宮収縮を妨げる要因になるため，もし3日以降も排便がみられないようなら，排便を促すケアを積極的に行っていきましょう．「創部は異常なし」とありますが，会陰部の縫合を気にしてなかなかいきめない場合もありますので，便意を我慢しないようにあい子さんに説明しましょう．非妊時や妊娠中から便秘気味であった場合，産褥3日までに排便がなければ，緩下剤が処方され，指示により服用を勧めることがあります．

<出産体験の振り返りのアセスメント>⇒全般的にみて，あい子さんは分娩を否定的にはとらえていないと思われる．分娩期に抱いた感情が素直に吐露され，「こんなふうにすればもっとよかった」というような悔いや自分を責めるような発言はみられない．助産師の対応についても率直に感じたままを述べており，児をかわいいと思う感情も表出されている．「陣痛の痛みを思うともう嫌だな」と話しているが，「年子は避けたいけれどももう一人子どもは欲しい」と将来のことを考えた発言もある．マタニティ・ブルーズを疑うような言動もなく，特に問題はないと考えられる．あい子さんは出産体験を肯定的に受けとめていると判断できる．

夫との関係では，「夫にほめてもらいたい，お礼を言ってもらいたい」などの発言がみられるが，特に自分だけが苦しい思いをしたからではなく，自分の頑張った姿を認めてほしいという素直な発言だと思われる．夫は分娩に立ち会っており，あい子さんが分娩時に感じた気持ちや考えを率直に夫に話すことで，これから育児を一緒にしていくという姿勢ができてくると思われる．今後の夫婦関係や父親役割獲得がスムーズに進むように，そしてこのままあい子さんが自分のペース，考えで育児ができるように援助する．看護計画を続行し，マタニティ・ブルーズなどの兆しがないかどうか観察していく．

<授乳や児への接し方>⇒児への話しかけ，タッチングも多く，「今は飲みたくなさそう」「あとこのくらいで欲しがりそう」などの発言があることから，児への愛着行動をよく示しており，授乳に対しても児の欲求をよく把握している．授乳の手技は慣れてきているが，オムツ交換や抱き方，着替えなどの育児行動がスムーズに行えているかを把握し，評価する．

|正常例|-|産褥期2|-|看護計画|

看護目標1「母乳分泌がさらに促進され,母乳育児を継続できる」に対する看護計画

<観察プラン>

　＊下線部は産褥1日の観察プランに追加するもの.

・乳汁分泌状態:乳頭の形,大きさ(乳頭長,乳頭径),硬さ(伸展性)
・乳管開通状態:乳管口の数,分泌のしかた,<u>射乳の程度,搾乳状況</u>
・<u>乳頭の状態:発赤の程度,疼痛の有無と程度,浮腫・炎症・亀裂の有無と程度</u>
・乳房緊満の程度,疼痛・発赤・熱感の有無,腋窩リンパ節の腫脹・疼痛の有無
・母親の食事・水分の摂取状況,疲労の程度
・授乳のしかた:姿勢,抱き方,乳首の含ませ方,乳首の離し方,児の吸着(ラッチ・オン),吸啜状態,排気のさせ方
・<u>母乳育児への意欲:母乳栄養に関する知識と理解の程度,母乳栄養に対する不安の有無とその内容</u>
・<u>母乳不足のサイン:飲ませた後すぐに欲しがって泣く,20分以上も乳首に吸い付いている,機嫌が悪く,ぐずってよく寝ない,便や尿の回数が少なく,体重増加が芳しくない.</u>

<ケアプラン>

1) 乳房の可動性が悪いようであれば,乳房の可動性を保持するために基底部マッサージをする.しかし,うっ積を起こす可能性がある場合,乳腺体に触らないようにして,乳管の開通を促していく.
2) 乳頭の発赤は治癒傾向にあるので,母乳は児が満足するまで飲ませる.
3) やっと母乳が分泌し始めてきたので,このまま頻回授乳(24時間に少なくとも8回以上の授乳)を続ける(頻回授乳の定義は国際ラクテーション・コンサルタント協会の定義に基づく).
4) 授乳時間のタイミングが合わず広夢ちゃんが眠りがち,とあるので,授乳のタイミングが合うようにしっかり覚醒して授乳できるようにする.具体的には,以下のような指導・教育を行う.

・あい子さんへの観察ポイントの指導:ちゃんと覚醒しているか,母乳を欲しがっている様子(お乳を吸うように口を動かす,お乳を吸うような音をたてる,手を口にもっていく,すばやく目を動かす,クー,ハーというようなやわらかい声を出す,むずかる)がみられるか,気持ちよさそうにしているか,など.
・授乳前にオムツを替えて,啼泣している時はあやして静かにしてから授乳する.
・吸啜は上手とあるので,そのまま持続できるように抱き方や姿勢を工夫していく.

看護目標2「親役割獲得がスムーズに進む」に対する看護計画

<観察プラン>

・あい子さんの育児に対する思いや考えを十分聞きながら,観察する.
・育児に対する不安やマタニティ・ブルーズのサインの有無
・授乳以外の育児行動(オムツ交換,抱き方,着替えなど)がスムーズにできているか観察する.

●解説● マタニティ・ブルーズのサインとして,軽い抑うつ症状(涙もろい,抑うつ,不安,落胆,ぼんやりする,忘れっぽい,集中できない,不眠,疲労感,頭痛など)があります.

<ケアプラン>

・出産体験の振り返り(振り返りの留意点は本文参照のこと)
・育児行動がうまくできていれば,それでよいと支持し,できていない点を指導していく.
・あい子さんに生理的適応過程にある広夢ちゃんを観察するポイントも指導していく.生後3日頃は黄疸が出現してくる時期であるため,皮膚色,便(性状,回数)などが観察ポイントとなる.
・そのほか,チアノーゼ,手足が冷たい,元気がない,長時間寝ている,泣き止まない,熱があるなど,広夢ちゃんに何か変化があればあい子さんから伝えてもらうようにする.

看護目標3「全身状態,復古状態が正常に経過し,退院できる」に対する看護計画

<ケアプラン>

・産後3日を過ぎて排便がないようであれば,緩下剤の使用を医師と相談する.

- 食事をきちんと摂る．
- 水分摂取を促す（1日約1,500mL程度）．ただし，水分の摂りすぎは乳房の緊満を助長するので，摂りすぎないようにする．
- 腹部のマッサージ（腸の走行に沿って"の"の字を書くように）を指導する．
- 便意や排尿を我慢しないように説明する．
- 切開した傷が心配でいきめない場合は，傷の状態を説明して，いきんでも大丈夫であると伝える．

Ⅰ．正常例における援助
産褥期の援助　3．産褥5日・生後5日

正常例-産褥期3-アセスメント

- 乳汁分泌状態⇒良好．児の吸啜も上手で，1回に58g哺乳できているので，授乳に特に問題はないといえる．退院後の乳腺炎を防ぐため，飲み残し（残乳）の搾乳について説明する．
- 母子関係⇒良好．あい子さんは母親役割を徐々に獲得しつつある．退院後，あい子さん自身で子育てのコツをつかんで，自分なりの育児ができるように援助する．「退院後もこのままでいいのですか？」と質問しているため，現在の授乳状態を保証し，母親が疑問をもつことなく自信をもって退院できるように援助する．退院後の授乳や育児について心配があれば，いつでも連絡してよいこと，産褥2週間健診・母乳相談の受診を勧める．
- 復古状態⇒「創部は問題なし」との情報のみで，子宮収縮状態に関する詳しい情報はない．これまで順調に経過してきているため特に問題はないと予測されるが，情報を得てアセスメントしていく．
- 退院後のサポート体制⇒産後1か月は実家で過ごし，実母の援助が得られる．夫も妊娠中から出産を楽しみにしており，休日には育児への協力が得られると予想される．サポート体制に特に問題はないが，1か月健診までは育児中心の生活をするように伝え，母乳育児が継続できるように支援する．1か月健診以降，夫の出張などでサポートが得られない時は，産後ケア事業の利用が可能であることなども伝える．
- 生活環境⇒特に問題はないと考えられる．マンションに住んでおり，周囲に子どもをもつ家庭も多いため，他の母親と交流する機会がもてると期待できる．これまで近隣の住民と交流があったのかも把握するとよい．ベビーシッターを頼む予定とあるが，買い物などを頼める人が近隣にいるとなおよい．産後ケア事業の利用についても情報を提供する．
- 仕事の再開⇒追加情報から，あい子さんは3か月間育児に専念して，その後ベビーシッターや内勤のことを考えていて，自分のペースで仕事をしていこうという姿勢がみられる．会社経営者であるため，比較的仕事の調整はしやすいと思われる．

  あい子さんに必要な法的手続きを支援する．あい子さんの場合，出生届，配偶者出産育児一時金，新生児訪問指導，出産手当金等の手続きについて確認する．育児休業給付，育児休業中の保険料の免除，育児時間は会社経営の場合どうなるのか調べる．

正常例-産褥期3-看護計画

看護目標1「あい子さんが退院後の生活について予測・見通しをもって疑問がない状態で退院できる」に対する看護計画

＜観察プラン＞
- 退院後のサポート体制：育児への実母や夫の協力の程度，マンションでの交友関係，ベビーシッターによる育児
- 育児：乳汁分泌状態，育児行動

・家族計画：今後の計画性（年子は避けたい），これまでの避妊法，夫との話し合い

<ケアプラン>
1) 産褥経過：1か月健診までの過ごし方について指導する（動静－休息と睡眠，食事，排泄，清潔）．
2) 産褥期の異常：発熱，出血や悪露の増加・長期化，排尿時のトラブル（頻尿，残尿感，排尿時痛，尿の混濁），腰痛，乳房のトラブル（乳腺炎など）など，産褥期に生じうる異常について説明する，異常があれば連絡または受診するように指導する．
3) 育児：母乳不足のサインについて説明するが，あまり神経質にならないように伝える．退院後，飲み残しがないように搾乳方法について説明し，実際に一緒に搾乳してみる．
4) 広夢ちゃんの生活環境と感染予防：以下について説明する．
・室温・湿度，沐浴のしかた，臍の処置，手洗いなど
・新生児の子宮外生活への適応過程で起こる生理的特徴（体重の変化，黄疸，臍の変化，便の変化，母斑，皮膚の落屑など）
・新生児の視覚，聴覚，触覚，味覚，嗅覚
・広夢ちゃんにみられる症状と異常（発熱，溢乳と吐乳の区別，便の回数・性状，湿疹，オムツかぶれ，夜泣き，母乳性黄疸など）．異常があれば受診する．
・新生児訪問カードの提出，新生児訪問
・産後ケアサポート事業や産後ケア事業など，地域の子育て支援に関する情報
・情報収集のためのインターネットの活用（なるべく厚生労働省などの公的な機関や専門職者のサイトを閲覧するよう勧める）
・1か月健診（健診の目的と内容，手続きのしかた，健診に必要なもの）
5) 家族計画
・あい子さんの年子は避けたいという希望を尊重し，これまでの避妊法や夫との話し合いをもとに，確実に1年間は避妊できる方法を指導していく．
・産後の性機能の回復について説明し，産後1か月健診までは性生活を避けるよう伝える．産後1か月健診の結果，回復が良好であれば性生活を開始してよいが，最初の性交からコンドームによる避妊をするように指導する．
6) 夫婦関係・親役割：あい子さんの夫に，母親は新生児の育児に没頭しがちになるが，妻の精神的な支えになることが重要であること，広夢ちゃんと接する機会が多くなることで，父親としての意識・自覚が高まることなどを伝える．
7) 各種手続き：出生届，出産一時手当金給付などの手続きについて説明する．

Ⅰ．正常例における援助
新生児の援助　1．出生直後

正常例 -新生児1- アセスメント

・全身状態⇒広夢ちゃんのバイタルサインは正常範囲内にあり，胎便の排出や原始反射もみられるため，特に異常はないと判断できる．
●解説●　バイタルサインは，出生直後，2時間後，6時間後というように，経過を追って測定します．排泄については初回排尿・排便が24時間以内にみられたかを確認します．羊水などの嘔吐の有無と性状，回数なども観察します．
・体温⇒広夢ちゃんの体温は出生直後，出生後2時間ともに正常範囲であるが，身体各部位の測定の際はインファント・ウォーマーの下で行う．
・早期母子接触⇒乳頭をなめる程度であるが，うまく母子の早期接触を図ることができたと考えられる．

●解説● 分娩後はできるだけ早期に母子の早期接触が行われるように配慮する必要があります．まずは，早期母子接触で児を母親の胸に寝かせ，直接哺乳の開始への援助を行い，あわせて哺乳時の状態を観察します．観察点としては，吸啜がうまくできているか，乳房への吸いつきの様子，反射，活気などがあげられます．

＜分娩時の情報＞
・**分娩様式と各期の分娩所要時間**⇒分娩所要時間は初産婦と経産婦で違いがあるが，あい子さんは初産婦で，分娩所要時間は標準（一般的に約15〜17時間）よりやや長めである．分娩開始後，胎児が子宮内でストレスを受けた時間が長くなると考えられる．
・**胎児機能不全の有無とアプガースコア**⇒羊水混濁がみられたが，胎児心拍数陣痛図から胎児機能不全の状態はなかったと推測される．アプガースコア1分後9/9点は正常範囲内であり，児の状態は良好．

＜出生直後の広夢ちゃんの身体発育の well-being＞
・**在胎週数**⇒正期産で出生した，在胎週数相当の出生体重児（AFD）である．
・**出生時体重，身長，頭囲，胸囲**⇒身体発育上，成熟していると判断できる．
・**胎盤，臍帯，外表奇形，分娩外傷**⇒異常はみられず，現在の状態は良好であるといえる．

＜非妊時の基礎情報＞⇒あい子さんは30歳で，若年や高年の初産婦ではなく，適切な生殖年齢にある勤労妊婦である．非妊時のBMIは22.3で正常，全身疾患もなく薬物・喫煙・アルコールなどの使用はなく，母体の健康状態は良好であったといえる．

＜妊娠・分娩歴＞⇒結婚して1年後のはじめての妊娠・分娩（1妊0産）で，人工妊娠中絶や不妊症の既往もなく自然妊娠し，特に異状なく分娩している．妊娠・分娩のリスク要素は低かったといえる．

＜妊娠経過＞⇒特に問題となる情報はなく，胎児発育も順調で，正常に経過したと考えられる．

＜家族歴・背景＞⇒あい子さんの妊娠・分娩経過は順調で，児が発育する子宮内の環境状態，および児の well-being に悪影響を与える情報はみあたらない．新生児のケアにかかわる出産後の支援体制も，家族や友人など充足されていると考えられる．

| 正常例 |-| 新生児1 |-| 看護計画 |

看護目標1「肺呼吸がスムーズにでき，体温を維持できる」に対する看護計画

＜観察プラン＞
・経過に応じて，バイタルサイン（体温，心拍数，呼吸，動脈血酸素飽和度 SpO_2）の測定を行う．
・皮膚色，チアノーゼの有無などの全身状態を把握する．
・重篤な外表奇形などの有無を把握する．
・アプガースコア，呼吸状態を評価する．

＜ケアプラン＞
・皮膚温が36.5〜37.5℃に保てるように，室温を調整する．
・児のケアや計測を行う時はインファント・ウォーマーなどを使用し，体温の低下を防ぐ．
・児の身体を包むタオルや衣服はあらかじめ温めておく．
・羊水や血液を手早く拭き取る．沐浴は血液を洗い流す程度にとどめる．
・児を寝かせるコットは，風（冷暖房）や外気に触れない位置に配置する．
・児を母親のそばに寝かせ，体温低下を防止する．

看護目標2「母親と早期に接触し，母子の時間をもつことができ，できれば授乳を開始できる」に対する看護計画

＜観察プラン＞
・児の全身状態（バイタルサイン）を把握する．
・児の覚醒レベル，活気を把握する．
・授乳状況（乳頭の吸いつきの様子，反射）を把握する．

<ケアプラン>
・(出生直後)母親に抱いてもらうよう支援する(声をかけ,手を添える).
・初回吸啜を促す.
・児の求めに応じて,頻回に授乳できるように配慮する.
・(母親の疲労や気持ちを考慮しながら)母子同室を促すよう配慮する.
・母親の児を受け入れる姿勢や気持ちを聞き,理解する.

Ⅰ．正常例における援助
新生児の援助　2. 生後1日

正常例-新生児2-アセスメント
<全身状態>
- 体温⇒体温は出生時の直腸温37.6～37.8℃から一過性に下降し,生後4～8時間で36.5～37.5℃に安定する.広夢ちゃんの体温は36.8℃で冷感のないことから,ストレスのない環境に保たれていることが推測される.輻射による熱喪失が多いことから,寝かせる環境に配慮する必要がある.
- 呼吸⇒呼吸数は28/分でやや少ない傾向にある.再度1分間呼吸数を測定し,20/分以下,60/分以上では呼吸障害があると考えられる.一般的に正常呼吸範囲は30～60/分であるが,新生児は呼吸調節機能が未熟で,この時期の呼吸運動は不規則で,短い無呼吸を伴う場合もあり,28/分でも異常とはいえない.呼吸困難を引き起こす腹部膨満もなく,鼻閉を起こしている様子もないため,このまま様子を観察する.あわせて,呻吟,陥没呼吸,シーソー呼吸,鼻翼呼吸,無呼吸発作,全身性チアノーゼなど,異常呼吸との関連が強い症状の有無を観察する.
- 心音,心雑音⇒新生児の心拍数は睡眠覚醒状態によって容易に変動し,state1に相当するquiet sleep(ノンレム睡眠)時では80～90/分に低下することもある.一般的に安静時は120～140/分であり,98/分は正常範囲内と考えられる.心雑音にも異常はみられない.
  - ●解説●　心雑音は動脈管の閉鎖,肺血流量の増加などの新生児循環への移行に伴って聞かれることがありますが,一過性の生理的な場合もあります.
- 皮膚色⇒全身色はピンクであり,呼吸確立がなされ,循環状態も良好であると判断できる.中毒疹は中毒性紅斑であり,正常な皮膚変化である.
- 体重⇒体重は2,891gであり,出生時より157g(5.2%)減少している.出生後の不感蒸泄,排尿,排便などの体内の水分排泄量が,水分摂取量を上回るために起こる一過性の生理的な体重減少といえる.減少率は生理的範囲内である.
- 排泄⇒生後24時間以内に排尿・胎便の排泄があり,異常はみられない.
- 嘔吐・哺乳⇒嘔吐については,生後1日であることから,胃からの逆流と考えられる.新生児の胃は彎曲が少なく,噴門の逆流防止機能の発達も不十分なため,溢乳や嘔吐をしやすい状態にある.
  哺乳力良好,吸啜は上手であるという情報から,継続して様子を観察する.嘔気の持続,哺乳力低下などの状況がみられたら,再度吸引するなど何らかの対処が必要となる.

正常例-新生児2-看護計画
看護目標1「母体外の生活への適応過程が順調に進行する」に対する看護計画
<観察プラン>
・経過に応じて,バイタルサイン(体温,心拍数,呼吸,動脈血酸素飽和度SpO_2)の測定,活動状態などを観察し,一般状態を把握する.
・皮膚色,チアノーゼや早期黄疸の有無などの全身状態を把握する.

- 全身の系統的な観察を行い，評価する（頭部から足先まで）．
- 排泄の性状を把握する（排尿，排便の回数と性状など）．

●解説● 全身状態の観察に関しては，バイタルサインの測定と計測値のアセスメントを行います．8時間ごと，あるいはシフトごとの定期的な観察を行います．正常範囲をこえる場合は医師への報告を行います．身体各部において，産瘤，頭血腫など分娩の影響からの回復や軽減の確認，大泉門の緊張の有無や骨縫合などの観察と異常の発見，皮膚の乾燥，早期異常黄疸の観察・発見などを行います．

また，身体機能の働きの開始に伴う，排尿・排便の開始時期とその性状，排泄回数の確認も必要です．

＜ケアプラン＞
- 皮膚温が36.5～37.5℃に保てるように，室温を調整する．
- 児を寝かせるコットは，風（冷暖房）や外気に触れない位置に配置する．
- 児のケアなどを行う時は，必要時，インファント・ウォーマーなどを使用し，体温の低下を防ぐ（ケアする人は手洗いを励行する）．

看護目標2「母子相互作用が促され，直接哺乳（吸啜）が上手にできる」に対する看護計画

＜観察プラン＞
- 母子相互の声のかけ方，抱き方など，母子が同調しているか把握する．
- 授乳場面から吸啜力，吸啜時間などを把握する．
- 児の活気，覚醒レベルを把握する．

＜ケアプラン＞
- 母親に抱いてもらうよう支援する（声をかけ，手を添える）．
- 児の欲求に応じて，頻回に授乳できるように配慮する．
- （母親の疲労や気持ちを考慮しながら）母子同室を促すよう配慮する
- 母親および家族の児を受け入れる姿勢や気持ちを聞き，理解する．

●解説● 栄養摂取への援助として，頻回授乳の援助や必要水分量の補充なども行います（しかし，ほとんどの場合，この時期の新生児には，母乳以外の水分補給は不要といわれています）．その他の援助として，児の清潔を保つために沐浴を行います．施設によっては，生後数日経ってから沐浴を開始する場合もあります．同時に，殿部の発赤などの状態も観察し清潔にします．適宜，排泄によって汚染されたおむつ交換も行います．また，臍の処置（断面の消毒と乾燥促進）も行います．

Ⅰ．正常例における援助
新生児の援助　3．生後3日

[正常例]-[新生児3]-[アセスメント]

＜全身状態＞
- **体温**⇒37.6℃であり，新生児の体温は36.5～37.5℃が正常値であるため，哺乳が不十分であるなど水分不足によって若干の熱の上昇を伴っている可能性がある．全身色や状態の観察を合わせて継続していく必要がある．発熱状況になりかかってはいるが，早急な対処は行わなくてもよいと判断される．正常値を逸脱した場合は，再検するとともに，観察を継続する必要があり．また，環境温度が適切に維持されているかも確認する．直腸温が36.0℃以下，あるいは38.0℃以上の場合は，医師に報告する．
- **呼吸数・リズム・肺音**⇒呼吸数，呼吸状態は正常範囲内に保たれていると考えられる．呻吟，陥没呼吸，チアノーゼの有無，さらに新生児の睡眠・覚醒状態も合わせて把握しておく．
- **心音・全身色・チアノーゼ・冷感**⇒心拍数は落ち着いた状態で正常であり，全身色から循環状態も良好な状態にある．心拍数が90/分以下，180/分以上の場合は医師に報告する．
- **体重・哺乳量**⇒体重の減少率は，$[(2,820 - 3,048)/3,048] \times 100 = -7.5\%$となる．この時期，母親

の乳房の緊満により，母乳分泌量が増加する頃である．これまでの哺乳量が反映され，体重は最低となることがあるが，経過を追って継続して観察していく必要がある．体重減少率は通常，10％以内を正常範囲とするが，7％をこえる場合は，母子の状態をよく把握し，体重増加へ導くことができるようにより手厚いケアを行う．母乳の分泌状態，児の吸啜状態，便の排泄，母子の哺乳状態を確認し，継続的な体重減少が予測される場合には，一時的な人工乳の補給の検討も考慮する必要がある．

1回14g哺乳は，1回哺乳量の目安である（生後日数+0～1）×10mLより少ないが，これはあくまでも目安であるため，児の一般状態が良好で，移行便がみられ，体重減少も生理的範囲内にある広夢ちゃんの場合は人工乳を追加することなく，そのまま様子をみる．

- 経皮黄疸計によるビリルビン測定値⇒10.9mg/dLで正常範囲内と考えられる．一般状態，活気の有無，水分摂取（哺乳）状態，排泄状態，皮膚黄染部位なども把握しておく必要がある．
- 臍部の状態⇒臍の周囲に軽度発赤がみられるが，浸出液などによる臭気や腫脹は認められないことから，感染徴候とは考えにくい．この時期，臍は乾燥して硬くなるため，おむつや衣服との接触，摩擦による発赤と考えるのが妥当だろう．

正常例 - 新生児3 - 看護計画

看護目標1「母乳哺育が確立され始め，体重が増加傾向になる」に対する看護計画

＜観察プラン＞
- 哺乳状態（1日の哺乳回数，哺乳意欲，吸啜力，哺乳量，嘔気・嘔吐）を経時的に把握する．
- 排泄（便・尿）の性状の移行と量，回数を確認する．
- 授乳時の抱き方や体勢を，授乳ごとに確認する．
- 水分の摂取不足による飢餓熱がないかどうかを把握する（体温測定）．

＜ケアプラン＞
- 毎日，体重減少の算定を行い，減少率を把握する．
- 水分不足の場合は，両親への了解を得て補水を適時に補う．
- 家族とのスキンシップを図る．
- 児の頻回授乳を促す．
- 母子同室で過ごせるようにする．

看護目標2「全身状態が良好に維持され，特に黄疸の発現が生理的範囲内にとどまる」に対する看護計画

＜観察プラン＞
- バイタルサイン（体温，心拍数，呼吸）の測定，活動状態などを観察し，一般状態を把握する．
- 経皮的（額，胸部など）に黄疸値を測定し，把握する．基準値をこえる場合は観血的にビリルビンを測定する．
- 黄疸の発現時期や全身への広がりを肉眼的に把握する．
- 活気のなさ，筋緊張低下，吸啜反射の減弱の有無を観察する．
- 排泄（便・尿）の回数や性状の把握によって，ビリルビンの排泄状態を知る．
- 皮膚の状態（発赤，発疹，落屑，臍部の発赤）を観察する
- 臍脱した場合には，出血，浸出液，肉芽などの有無を観察する．

＜ケアプラン＞
- 皮膚温が36.5～37.5℃に保てるように環境を調整する．
- 授乳の確立を促し，胎便の排泄を促す．
- 清潔保持のため，沐浴または清拭を行う．

●解説● フィジカル・イグザミネーションによる全身状態の観察，必要な栄養や水分量の摂取への援助，排泄（便・尿）の性状の移行と量の観察，生理的体重減少の把握，生理的黄疸の観察，保清，母性および家族の愛着形成への援助などが必要となってきます．具体的には，バイタルサインの測定と計測値のアセスメント，皮膚の状態や活気を含む全身の観察を行い，健康状態を把握します．

生理的体重減少については，もっとも体重の喪失が大きい時期であることをふまえ，排泄（便・尿）の

性状の移行と量，回数の観察，哺乳状態（1日の哺乳回数，哺乳意欲，吸啜力，1回哺乳量，嘔気・嘔吐）を把握し，これ以上体重減少が起こらないように（10％以内，できるだけ7％以内に抑えられるように）援助します．哺乳がスムーズにできるような援助が必要になってくるでしょう．

生理的黄疸については，肉眼的に黄疸の全身への拡がりを観察します．経皮黄疸計などにより経皮的に黄疸値を測定しアセスメントします．活気なども合わせて観察することが広夢ちゃんの状態を把握するうえでの鍵になります．ビリルビンの体外への排泄を把握する意味でも，排泄（便・尿）状態の観察も必要です．経皮的な測定値が基準値をこえた場合は，観血的に踵から採血をして血中ビリルビン値を測定します．

Ⅰ．正常例における援助
新生児の援助　4．生後5日

正常例 - 新生児4 - アセスメント

＜全身状態＞
・バイタルサイン⇒正常値を示している．
・全身色・チアノーゼ・冷感⇒全身色はピンクで，チアノーゼや冷感もみられず，循環状態は良好と判断できる．
・体重⇒体重減少率は，出生時体重を基準に〔(2,882 − 3,048)/3,048〕× 100 で算出され，− 5.4％となる．生後3日の減少率（− 7.5％）と比べると体重は増加に転じ，良い状態にある．今後，体重減少が10％（7％）となる可能性は低いと考えられ，生後1週間で出生時の体重に戻ることが見込まれる．
・1回哺乳量⇒母乳哺育を行っており，1回哺乳量58gは生後3日の1回哺乳量（14g）より増えている．生後5日の新生児の1回哺乳量は30〜40g程度であり，哺乳力は良好と判断できる．1日あたりの哺乳回数，哺乳間隔も併せて把握しておく必要がある．
・ビリルビン値⇒測定値（11.9mg/dL）は正常である．母乳哺育であることから，今後，母乳性黄疸が遷延して2週間以上黄染が持続することもありうるが，正常範囲と考えられる．黄疸が強くなったり，哺乳力が低下したり，活気がなくなるような場合は異常も考えられるため受診について説明する．
・排泄⇒普通便で，排泄は良好である．排泄は特有な甘酸っぱい臭気のある黄色（あるいは黄緑色）の普通便がみられる．母乳哺育児の便性は軟便となるが下痢ではない．1日の排泄回数を把握しておく必要がある．

正常例 - 新生児4 - 看護計画

看護目標1「子宮外生活に適応し，全身状態（生理的体重減少や生理的黄疸）が改善し，安定する」に対する看護計画
＜観察プラン＞
・バイタルサイン（体温，心拍数，呼吸）の測定，活動状態などを観察し，全身の一般状態を把握する．
・哺乳状態（哺乳回数，哺乳意欲，吸啜力，哺乳量，嘔気・嘔吐）および体重を経時的に把握する．
・黄疸値を把握する．
・排泄（便・尿）の回数や性状を把握する．
・全身の状態を把握し，異常の状態を早期に発見する．
・沐浴時に皮膚の発赤，発疹，落屑，臍部の発赤，臍脱の有無などの状態を観察する．
＜ケアプラン＞
・沐浴などにより，清潔を保つ．
・活気の減弱や異常が疑われたら，早期に受診するように指導する．

看護目標2「広夢ちゃんのあい子さんへの愛着行動が認められ，退院まで適切な保育が行われる」に対する看護計画

＜観察プラン＞
・子どもの生活に必要なケアが，ほぼ的確に行われていることを把握する．
・児の状態に合った行動や応答ができており，母子が同調しているか観察する．
・家族の広夢ちゃんへの愛着行動（抱く，微笑む，やさしく話しかけるなど）がみられるか観察する．

＜ケアプラン＞
・できるだけ多くの時間を，母子がともに過ごすことができるように配慮する．
・家族が児に接する機会を多くもつことで，児に対する理解を深められるように配慮する（子どもの行動に説明を加え，理解を促す．子どものケアに参加するように促す）．

●解説● フィジカル・イグザミネーションによる全身状態の観察，栄養方法の確立への援助，保清，母子および家族の愛着形成への援助などが必要であると考えます．具体的に，バイタルサインの測定と計測値のアセスメント，全身の観察を行います．黄疸の値も極期をこえ，徐々に低下してくることを確認します．頭部から四肢に至る健康状態を把握し，異常がないか確認します．

哺乳状態は安定して摂取できているか，体重の増加はほぼ出生時の状態に戻りつつあるかなどアセスメントを行い，安定した栄養摂取ができるように援助することが必要です．

清潔を保つ援助として，沐浴を行います．同時に，皮膚の発赤，発疹，落屑，臍部の発赤，臍脱の有無などの状態も観察しましょう．臍脱時には肉芽などの有無を把握し，適切な処置を行う必要があります．今後はほとんどの時間を母子および家族で一緒に過ごすようになります．児の生活の援助を母親が行うことができ，児のニーズを満たすことができるような働きかけを援助することが大切です．

Ⅰ．正常例における援助
退院後の援助　退院後3日の電話相談

正常例 - 退院後 - アセスメント

・母親の身体の復古状態⇒悪露の性状や量からは子宮復古に特に問題はないと判断できる．バイタルサインも安定しており，子宮，産道への感染などはみられない．しかし食欲がなく，睡眠・休息がとれていないと感じ始めていることから，全身への細菌感染（産褥熱，腎盂腎炎など）を注意深く観察していく必要がある．

・母親の精神状態⇒産褥早期からタッチングもあり母子関係は良好．退院日の表情も明るく，不安やストレスの訴えや様子はみられない．産褥9日で全身と生殖器の復古過程にあること，退院後は実母の支援があるもののはじめての育児で責任と緊張感をもっていることが考えられる．不安，不眠，疲労感は産後うつ病やマタニティ・ブルーズでみられる症状であるが，現在のところ抑うつ状態にまで至っているとは考えられず，はじめての授乳で育児不安状態にあると考えられる．ただ，このまま授乳のことだけに関心が集中し，考えすぎて罪悪感やうつ状態が進行していくと産後うつ病となるおそれがある．初産婦は少なからず育児不安をもつため，母親が感じる育児不安の内容をゆっくり傾聴して，丁寧に答えていくことが必要である．

・児の健康状態⇒生後4日頃から乳便が排泄され，母乳栄養児の便は黄色が強くやや軟便であることから，おむつ交換のたびに排泄があることは性状，量として特に問題ない．また，体重は退院時に出生時体重に戻っていないが，体重減少率は4.5％であり，哺乳状況から考えると生理的体重減少から徐々に戻る過程にあると考えられる．また，児の生活環境や授乳時の母に抱かれている状況からも特に気になる状況ではない．

・授乳⇒退院時の乳房の状態，乳汁分泌量，授乳手技には特に問題ない．退院後の授乳については，児の

欲求に合わせた自律授乳は母乳栄養確立のためには良い方法であるが，それによって母親に疲れや食欲不振が生じ，母乳の与え方がこのままでいいかの育児不安までもつようになることは問題である．

|正常例|-|退院後|-|看護計画|

看護目標1「自律授乳を目指しながら，あい子さん自身の授乳パターンができ，授乳に対する不安や心配がなくなる」に対する看護計画

＜ケアプラン＞
1) 母乳不足のサインを確認する：排便の回数と量，児の機嫌，児の吸啜する力，体重の増減，授乳後の欲しがり方，1回の授乳で吸啜している時間
2) 授乳間隔をあける：1回にかける授乳時間を長くして，授乳後平均2時間くらい間隔をあけるようにする．1回の授乳で必要量が飲めるようにし，寝ている場合は積極的に起こして授乳する．
3) 児がお乳を欲しがるサインを説明する
   ・お乳を欲しがる早期のサイン：吸うように口を動かす，吸う時のように音をたてる，手を口に持っていく，むずかる，急速な眼球運動がみられるなど．
   ・お乳を欲しがる遅いサイン：啼泣，疲れきる，眠り込んでしまうなど．
4) 授乳，乳汁分泌に関する詳細な訴えに対して具体的な行動レベルで応える．
5) 生活環境の整備に気を配るよう話す．
6) 室温の調整・室温と児の着ている服の種類と枚数，児の上に掛けておく掛け物について具体的にアドバイスする．

看護目標2「今の自分の感情，気持ち，状況を十分に吐き出すことができ，落ち着いた気持ちになれる」に対する看護計画

＜ケアプラン＞
・訴える内容や声の変化に気をつけながら訴えを十分に傾聴する．
・話しやすい尋ね方，尋ねる順序，言葉遣いで話す．
・眠れない状況であることをしっかりと受けとめ，理解を示す．
・リラックスできる体位について話す．

看護目標3「あい子さんと広夢ちゃんがともに身体的，心理的に問題なく，産後2週間健診まで過ごすことができる」に対する看護計画

＜ケアプラン＞
1) あい子さんの産後2週間前後の心身の変化，特徴について，一般的変化と比較しながら説明する．
2) あい子さんの産後2週間前後の日常生活（排泄，食事，睡眠，運動，児の世話など）について今の状況を確認しながら説明する．
3) あい子さん，広夢ちゃんのどのようなところに日々気をつけて観察するかを確認する．
   ・あい子さん：復古状態（バイタル，悪露の状態，創部の痛み，疲労状態など），乳汁分泌状態（乳房の授乳前後の変化と状態，乳頭の発赤や亀裂など），心理状態（抑うつ気分，ストレスなど），児に対する思い．
   ・広夢ちゃん：バイタルサイン，授乳時の吸啜状態，啼泣時の声の大きさ，機嫌状態，皮膚の状態，体重の変化，排泄状態，嘔吐の有無，腹部の状態．
4) 快適な環境づくりについて説明する：快適な室温と湿度，異常な騒音はないか，適度な明るさなど．

Ⅱ. 正常から逸脱した例における援助
不妊治療後妊娠の妊産婦の援助

[正常逸脱例]-[不妊治療後妊娠]-[アセスメント]

- 全身および生殖器の復古⇒血圧はやや高めであるが，他のバイタルサイン所見ともに異常ではない．子宮復古は正常に経過している．排便があること，1～2時間おきの吸啜刺激は子宮復古を促す因子となるが，食事摂取は7割にとどまり，進んでいないようである．
- 乳汁分泌の状況⇒乳頭の形態は正常であり，乳汁分泌の状況は産褥3日に相応している．授乳手技の獲得も，初産婦として着実に進んでおり問題はない．頻回授乳は乳汁分泌を促す因子となるが，食事摂取は進んでいないようである．
- 母親としての心理状況，役割適応⇒思い描く出産にするための努力ができなかったととらえている．また，乳汁分泌が悪いととらえ，その原因を不妊因子と重ねている．育児技術の獲得は円滑に進んでおり，疑問の解決にも努めているが，頼りない自分を責め，涙もろさなどのマタニティ・ブルーズの症状をみせている．しかし，子どもへの愛着は示され，母親としての喜びが垣間見られる．
- 疼痛や疲労の状況，休息⇒頻回授乳による睡眠不足があるが，適切な休息がとれていない可能性がある．また，創部痛があるにもかかわらず意識的に鎮痛剤を使用せず，疲労を増強させている．
- 周囲の人との関係，支援⇒分娩中に夫に支えられたことに感謝し，夫が父親になっていく様子を受け止めている．支えられた自分を認め，退院後のサポートを得る準備もしている．家族は旅館業を営み，多忙かもしれない．今後，家族外のサポートを適切に活用することへの助言が大切である．

[正常逸脱例]-[不妊治療後妊娠]-[看護計画]

＜観察プラン＞
- メンタルヘルス：笑顔の有無などの表情，流涙などの行動，不安や自責などの発言
- 不妊治療や出産に対するとらえ方
- 食欲・睡眠状況
- 愛着行動：児への愛情や苛立ちなどの思い，話しかけや触れる時の表情や行動
- 育児技術，育児上の判断や行動，自分の育児技術の習得や判断のとらえ方
- 家族への思い
- 家族の反応

＜ケアプラン＞
- たか子さんの思いや育児に対するイメージについて傾聴し，共感する．
- バースレビュー（不妊治療や妊娠の経験も含む）
- 足浴やマッサージ
- 育児に関する丁寧な説明とたか子さんの思いの確認，ポジティブフィードバック：不妊治療の影響を危惧する場合はその影響の有無を根拠と関連づけて説明する．
- 家族による育児技術の実施の奨励と教育
- 退院後の生活に関するイメージの確認と家族との役割分担や社会資源などの助言
- メンタルヘルスのスクリーニングと産後のメンタルヘルスの特徴や対応などの説明：スクリーニングで高得点の場合には，本人の同意を得て地域連携を行う．
- 今後の家族計画（不妊治療継続の意思）の予定を確認し，不妊治療施設での受精卵の凍結状況の確認を行う．

II．正常から逸脱した例における援助
妊娠高血圧症候群と診断された妊産婦の援助

|正常逸脱例|-|妊娠高血圧症候群|-|アセスメント|

- 血圧⇒妊娠 36 週以降は安静・食事療法により 118～136/74～90mmHg でコントロールできた．陣発入院時の血圧は正常，分娩第 1 期末期より 120～138/70～98mmHg，脈拍 78～92 回/分であった．頭重感や眼華閃発等の子癇前駆症状がなかったこと，分娩後 2 時間までの血圧は 116～122/72～78mmHg，脈拍 74～80 回/分，SpO₂ 98％で落ち着いていたため，血圧の上昇は産痛の増強に伴い変動したものと考えられる．しかし，産褥 1 日の午前 6 時の検温ではふたたび 134/90mmHg まで上昇し，加えて疲労感や頭重感が出現している．
  妊娠高血圧症候群は分娩後 12 週まで高血圧がみられる，または高血圧に蛋白尿を伴う場合があるため，単に分娩や不眠による疲労や頭重感なのか，休息を確保しながら今後も慎重に血圧の変動や異常徴候を見逃さないよう鑑別していく必要がある．会陰縫合部疼痛や不眠による不快感の持続，便秘による努責は血圧を上昇させる要因になりうるため，これらを排除する援助が必要である．
- 蛋白尿⇒蛋白尿は妊娠期から産褥 1 日朝までみられていない．
- 全身の臓器障害⇒これまでの経過から多臓器障害のリスクの程度は低いと考えられるが，産褥 1 日の早朝に実施される採血で血液データ結果を早期に確認し，引き続き産褥期も経過観察していく必要がある．
- 血圧に関連した不快症状⇒妊娠中は軽度の頭痛に加え，浮腫による下肢の不快症状があったが，塩分制限や体重自己管理に努めることにより増強はみられず，分娩期には血圧に関連した不快症状はみられなかった．しかし，産褥 1 日の午前 6 時の検温では，血圧の再上昇に加え，疲労感や軽度の頭重感が出現した．まずは休息時間を確保し，頭重感や疲労回復のための対策を立案し不快症状を軽減する必要がある．
- 全身状態および子宮復古⇒分娩経過は順調であった．分娩中は子癇，播種性血管内凝固症候群，肺水腫，HELLP 症候群などの症状はみられず，全身状態および生殖器復古は正常に経過しているといえる．妊娠期・分娩期子癇は起こらなかったが，妊娠高血圧症候群は子癇のリスク因子であるため，産褥子癇が起こらないよう産褥期も引き続き前駆症状の有無を観察していくことが必要である．また，疲労感や「昨夜は興奮して眠れませんでした」との訴えがあり睡眠不足が予測されること，全身疲労は縫合部の治癒や排便パターンに影響を及ぼすことから，疲労回復に努めるとともに，縫合部疼痛の軽減や便秘予防に対する対策をとる必要がある．
- 母乳育児⇒母乳栄養を希望しており，一般的に早期からの授乳や授乳指導が予定されるが，朝に血圧が再上昇しているため，休息を促し全身状態の安定を確認した後に，健康教育の時間や授乳時間の短縮等を調整する．
- 新生児の健康状態⇒母体の影響を受けず，胎児期，出生時，出生後も正常な経過をたどっている．

|正常逸脱例|-|妊娠高血圧症候群|-|看護計画|

看護目標 1「妊娠高血圧やこれに伴う症状が軽快する」に対する看護計画
＜観察プラン＞
- 各勤務帯（3 検）でバイタルサイン，血圧，SpO₂，浮腫の有無の観察，尿蛋白
- 血液検査所見〔一般，Ht，Hb，肝機能 (PLT, AST, ALT, LDH)，腎機能 (UA, BUN, Cr)，FDP，AT Ⅲ活性値，蛋白/クレアチニン比 0.1mg/mg Cr〕
- 毎日の疲労感や頭重感の程度
- 頭痛，上腹部痛，心窩部痛，嘔気，眼華閃発などの自覚症状の有無
- 休息・睡眠状態，食事量・水分摂取状況

・会陰切開縫合部の疼痛の程度，膀胱・直腸充満の有無

＜ケアプラン＞
・分娩終了後も，引き続き妊娠高血圧による症状に注意・管理が必要であることを説明する．
・子癇のリスク因子として初妊婦や妊娠高血圧があり，妊娠・分娩期だけでなく産褥期にも起こりやすいこと，前駆症状について説明し，症状が出現した時はすぐに看護師に報告するよう伝える．
・会陰切開縫合部疼痛がみられるため，円座やクッションの使用を勧める．疼痛や後陣痛が強い場合，医師の指示により鎮痛剤を使用する．
・分娩後，夜間睡眠確保ができていないため，本日の授乳指導や授乳時間を調整し休息時間を確保する．休息後の血圧や不快症状の変化を確認する．
・体調に合わせ，疲労や頭重感が強い場合は，一時的に新生児室で児を預かるなどの対応ができることを伝える．
・休息・安静によっても血圧がコントロールされない場合は医師に速やかに報告，対応する．
・便秘予防対策として，睡眠の確保，毎朝冷たい水や牛乳を飲む，決まった時間にトイレに行く，下腹部マッサージ，腸内環境を整える乳酸菌・オリゴ糖・オレイン酸を多く含む食品を紹介する．

看護目標２「生活習慣を見直し，継続可能な具体的健康管理方法を見出せる」に対する看護計画
＜観察プラン＞
・退院までに，本人や夫，家族の妊娠高血圧症候群に対する知識の再確認，健康に対する考え方，育児生活のプラン，第２子希望の有無
・日常生活行動・生活習慣（食事，休息・睡眠，活動・運動，排泄など）

＜ケアプラン＞
・引き続き２週間後の健康診査まで，家庭用電子血圧計にて２回／日（起床時・就寝前）の測定・記録を勧める．その後は経過をみて医師から指示があることを伝える．
・妊娠高血圧症候群既往女性は，中高年に高血圧，脳・心血管障害，メタボリックシンドローム，腎疾患などを発症しやすいため，現在の健康管理に留まらず，長期的な視点で生活習慣の見直しや改善が必要であることを説明し，一緒に改善プランを立てる．
・まいさんの場合，リスクは低いが，妊娠高血圧腎症発症後の次回妊娠時は早産，低体重出生児，胎児発育不全，死産率が高くなるため，次回妊娠時には医療者に今回の妊娠・分娩・産褥経過を報告するように伝える．
・授乳期は，授乳婦の食事摂取基準を参考に食生活を改善していく．
・妊娠期に引き続き，塩分摂取量は１日あたり6.5g未満が望ましいことを伝える．
・産後の体重管理の必要性について説明し，生活習慣病予防のためにもBMI 18.5～25未満の標準範囲内で管理することが望ましいことを伝える．
・退院後も適量でバランスのとれた食事，適度な運動，睡眠・休息の確保を勧める．
・退院後に頭重感が生じた時は，無理をせず休息や安静をとり，血圧を自己測定することを勧める．頭重感やむくみの症状が増強する，子宮収縮，頭痛・嘔気・眼華閃発・動悸・倦怠感・眠気の随伴症状や急激な体重増加がみられた場合は，すぐに受診するよう説明する．
・夫や義父母への説明と食生活や家事，育児に関する協力の依頼をする．

Ⅱ．正常から逸脱した例における援助
妊娠糖尿病と診断された妊産婦の援助

正常逸脱例 - 妊娠糖尿病 - アセスメント

<分娩期>
- 分娩経過⇒正期産の分娩であり，分娩所要時間からも経産婦の順調な分娩経過であったといえる．分娩中の血糖値も良好であるが，分娩後の低血糖に注意する．子宮復古は良好と判断できる．
- 新生児の状態⇒新生児は正期産児であり，出生時体重から在胎週数相当の発育と判断できる．アプガースコア，血糖値も正常．妊娠糖尿病産婦から出生した児であるが，呼吸障害や低血糖もなく，胎外生活に適応できている．

<産褥1日>
- ひろみさんの全身状態⇒バイタルサインは良好で，悪露や子宮底の状態，軽度の後陣痛から子宮復古は順調に経過している．血糖値も正常である．夜間も十分に睡眠がとれ，朝食も全量摂取していることから生理的ニーズは満たされている．
- 乳房状態・授乳⇒乳房状態は順調に経過していると判断できる．前回同様，今回も順調に母乳育児が進むと考えられるが，育児の忙しさから混合授乳も検討している．妊娠糖尿病は将来の2型糖尿病のリスクが高いため，血糖コントロールの視点からは母乳育児が望ましい．授乳は母親のエネルギーが消費され，妊娠中の脂肪蓄積を解消する作用があるため，非妊時に肥満傾向にあったひろみさんにとっては体重コントロールにも適している．どのようにすれば母乳育児が継続できるかをひろみさんと一緒に考えることが大切である．

正常逸脱例 - 妊娠糖尿病 - 看護計画

看護目標1「血糖値は正常で経過し，産褥日数に応じて復古状態が進む」に対する看護計画
<観察プラン>
- 血糖値
- 低血糖症状（冷汗，脱力感，震えなど）
- 食事摂取量，時間

<ケアプラン>
- 血糖値の測定

看護目標2「乳汁分泌が促進され，意欲をもって母乳育児を継続することができる」に対する看護計画
<観察プラン>
- 食事摂取量，時間
- 授乳状況，授乳間隔

看護目標3「家族のサポート体制を調整し，産後の食事や生活を具体的にイメージできる」に対する看護計画
<観察プラン>
- 退院後の育児や生活状況
- 家族の妊娠糖尿病についての知識とサポート体制

<ケアプラン>
- 血糖値を良好に保つため妊娠中のバランスの良い食生活を継続する．
- できるだけ母乳栄養を継続する．
- 体重は適正体重（ひろみさんの場合は59kg）に近づける．
- 定期的に内科を受診する．
- 次の妊娠は，血糖値を確認してから妊娠する．

●解説● 出産後は無事子どもが生まれた安心感や子ども中心の生活になることから，自分自身のことが後回しになりやすい傾向があります．そのため，退院前の保健指導では上記のような内容についてわかりやすく伝えます．できれば家族にも伝え，家族全員で取り組むことが大切です．

Ⅱ．正常から逸脱した例における援助
切迫早産の妊婦の援助

正常逸脱例 – 切迫早産 – アセスメント1

- **過去の妊娠・分娩歴**⇒今回の妊娠含め3回経妊1経産で，1回目の妊娠を自然流産，2回目の妊娠も切迫早産の症状があり，内服治療と自宅安静を経て分娩に至っている．
- **今回の妊娠経過**⇒妊娠24週頃より前回の妊娠と同様に切迫早産の症状があり，内服治療・自宅安静をしてきたが，妊娠28週0日の健診時にも切迫早産の症状が持続し，頸管長の短縮があり，子宮口が2cm開大していたため入院となった．前回の経験もあり安静の必要性は感じていたものの，家事などに夫の協力が得られず難しかったと推測される．
- **排便**⇒3〜4日に1回であり，便秘傾向といえる．
- **胎児の発育状態**⇒妊娠28週0日の胎児はBPD 70mm，体重1,100〜1,200gが標準である．よし子さんは妊娠28週0日でBPD 70mm，胎児推定体重1,150gであり，胎児は順調に成長していると考えられ，妊娠24週からの切迫症状による胎児の発育への影響はないといえる．
- **周囲の人々との関係・支援**⇒実家は他県で遠く，普段のサポートはないこと，また，夫の帰宅時間が遅いことも含め，第2子の育児の準備状態として良好とはいえない．
- **切迫早産の原因**⇒よし子さんの今回の切迫早産の原因として，夫の帰宅時間が遅いことなどから第1子の世話をほぼすべて1人で行っており，安静にできないことが関係していると考えられる．前回の妊娠時の切迫早産の症状は，流・早産に関する知識不足が一因であったと考えられるが，その後，自宅安静で悪化もなく分娩に至っており，今回は流・早産に関する知識は得られていると考えられる．腹部の過度の圧迫，心身の激動，心身の過労，重量物の挙上など切迫早産の症状の増悪に影響している因子が第1子の世話に伴って生じている可能性があり，他にも流・早産の既往，便秘が影響していると思われる．

正常逸脱例 – 切迫早産 – 看護計画1

看護目標「切迫症状が軽減することで妊娠を継続でき，胎児が異常なく順調に成長する」に対する看護計画

＜観察プラン＞
- 切迫早産の症状：腹部緊満の状態・出血の有無・内診所見など
- 胎児の健康状態：FHR・NST・超音波検査による発育状況など
- 安静によるストレスの有無
- 子宮収縮抑制薬の持続点滴状態（滴下数・点滴の漏れの有無・よし子さんのストレスの有無など）とその副作用（頻脈・動悸など）

＜ケアプラン＞
1) 清潔ケア
- 毎日の全身清拭
- 切迫症状を観察して，可能であれば石けん清拭やシャワー浴の介助
- 計画的な洗髪

＊洗髪は週に2〜3回．NSTの状態によってはシャワー浴時の洗髪や自分での洗髪も可能．

2) 排泄の介助とコントロール
- ベッド上排泄への配慮：同室者への配慮・協力を求める．
- 水分摂取を促す．
- 3〜4時間ごとの排尿の指導
- 排便コントロールのためのケア：水分摂取，食事内容，内服薬の検討

3) ストレスの緩和
- よし子さんの悩みや気持ちを傾聴する．
- 安静にできる読書などを勧める．

4）安静の必要性を説明する．

●解説● 人間の1日の水分排出量は2〜2.5Lとされます．食事から約1Lの水分を摂取しているため，その他に1〜1.5Lの水分を摂る必要があります．妊婦が排尿回数を減らそうとして水分摂取を我慢することのないように，1日に1L以上の水分摂取を促しましょう．安静のため自分で飲料を準備できない妊婦には，看護者が水分を準備することも大切です．リトドリン塩酸塩の滴下数も考慮し，濃縮尿でないことを確認する必要もあります．よし子さんの場合，冷房の効いた病室で安静にしているので，口渇を感じることは少ないかもしれませんが，最低でも1Lは摂取してもらいます．

[正常逸脱例] - [切迫早産] - [アセスメント2]

■入院5日後の状態をアセスメントしましょう⇒バイタルサインは正常で，子宮収縮抑制薬の副作用はみられていない．また，切迫早産の症状は子宮収縮抑制薬の持続点滴で軽減し，性器出血もみられない．このことから，よし子さんは入院して切迫早産の症状は軽減していると考えられる．しかし，夫や子どものことが心配で不眠傾向であり，精神的な安静は保たれていない．また，入院後一度も排便がなく，このままでは便秘による腹部緊満が起こる可能性がある．

[正常逸脱例] - [切迫早産] - [看護計画2]

看護目標1「便秘が解消される」に対するケアプラン⇒入院して5日間排便がないことから，まず，便秘の解消が必要である．医師の指示を受けて，内服薬や坐薬によって排便を促す．その場合，排便時だけはトイレ歩行が許可されることが望ましいが，困難な場合は同室者に気を遣う妊婦の気持ちを考えて，可能なら車椅子で移動してトイレでの排便を試みること，また，同室の他の3人が安静でなければ，1人になれる時間を作るなどの配慮が必要である．

また，前夜に内服薬を飲み，朝，冷水を飲み，食後1時間後に排便を促すなど，薬剤の効果と直腸反射を考慮して計画的に援助を行う．妊婦自身に対しても，便秘は切迫症状を悪化させることを説明する．1回目の排便があったら，その後は内服薬・坐薬・水分摂取などを計画的に実施し，便秘を予防する．

看護目標2「不眠や家族に対する心配事が軽減され，精神的な安静を保つことができる」に対するケアプラン

＜夫のかかわりについて＞⇒夫が，妻の心配と精神的な安静の必要性を理解することが大切である．仕事で帰宅が遅いとわかっていても，面会できないことはよし子さんにとってストレスになるため，夫の仕事の時間によっては，時間外の面会や個室などを利用した2人きりの面会を計画する必要があるだろう．

＜上の子どもの世話について＞⇒子どもは1歳9か月であり，母親と面会して別れる時の啼泣は激しいと予測されるため，母親との面会よりも実家で適切な養育を受けることを優先したほうがよいとも考えられる．しかし，母親の不安を軽減するためには一度面会を計画する必要があるかもしれない．まだ言葉が話せない子どもであっても，母親が子どもに入院の必要があること，一時的な入院であることを説明し，母子ともに入院の状況を受け入れることが大切である．今後，分娩までの一時退院が可能になったとしても，よし子さん自身が上の子の面倒をみるのは難しいと考えられる．本人の理解を得たうえで，夫や家族の理解と協力を得る必要がある．

II．正常から逸脱した例における援助
微弱陣痛の妊産婦の援助

[正常逸脱例] - [微弱陣痛] - [アセスメント]

・基礎的情報（産婦の年齢・体格），妊娠中の経過⇒年齢は29歳で，若年あるいは高年初産婦ではない．身長は158cm，非妊時の体格はBMI20.0で「ふつう」，妊娠中の体重増加は＋10kgで，体重増加量

指導の目安（10〜13kg）内である．骨産道および軟産道に関して，分娩を遷延させる因子はない．

妊婦健診を定期的に受けており，血圧や尿蛋白から妊娠高血圧症候群を示すデータはみられない．ヘマトクリット（Ht）・ヘモグロビン（Hb）値ともに日本産科婦人科学会による妊娠性貧血の定義（Hb値11.0g/dL未満および／またはHt値33.0%未満）に該当するが軽度である．

- **分娩進行状況（子宮口の開大度・陣痛の状態）**⇒妊娠41週1日の午前5時から分娩陣痛が始まり，その後も陣痛周期が10分をこえていないため，この時点から分娩は開始されている．分娩開始から2時間後の入院時のビショップスコアは5点で，子宮頸管はまだ成熟していない．

  分娩開始から15時間後，子宮口は5cm開大し，ビショップスコアは10点で子宮頸管は成熟した．フリードマン曲線上では初産婦で子宮口5cm開大は「活動期（加速期）」にあたる．しかし，子宮口5cm開大時の陣痛発作持続時間は40秒以内，陣痛周期は6分30秒以上で，陣痛発作持続時間や陣痛周期による判定に基づくと，微弱陣痛にあてはまる．

  分娩開始から26時間後，子宮口は6cmまで開大したが，陣痛発作持続時間が短く，間歇時間が長くなっている．フリードマン曲線や初産婦の平均分娩所要時間と比較すると，分娩第1期に時間を要している．遷延分娩は子宮筋の疲労による弛緩出血のリスク因子となる．

  今後，医師の指示による子宮収縮薬の投与など陣痛促進法が必要となる可能性があるが，なお子さんは自然分娩を望んでおり，薬剤使用時はその必要性やリスクと管理法などについて十分な説明を行い，同意を得る必要がある．＊ビショップスコアやフリードマン曲線については，「Ⅰ．正常例における援助　分娩期の援助　1．分娩第1期前半（入院時）」参照のこと．

- **胎児の発育・健康状態**⇒推定体重は妊娠35週時の測定で2,380gであり，低出生体重児あるいは巨大児の出生は予測されない．その他の胎児に関するハイリスク因子もない．回旋異常はなく，胎児心拍数モニタリング結果からも胎児の健康状態に問題はない．しかし，分娩が遷延すれば胎児へのストレスが増強し，影響が出てくるおそれがあるため，注意して健康状態を観察していく必要がある．

- **分娩進行に伴う産婦の心理や対処行動**⇒なお子さんは分娩開始3日前から緊張してあまり眠れていない．実母の分娩体験を自分に照らし合わせて，分娩に時間がかかるのではないかと考えている．痛みはあるのに，なかなか分娩が進まないことに焦りも感じている．恐怖や不安，焦りなどの精神的なストレス，睡眠不足による疲労は微弱陣痛の要因となる．入院から24時間経過後，食事摂取量は少なく，エネルギー不足が懸念される．水分は夫に促されて摂っている．水分不足は遷延分娩を予防するために重要である．陣痛発作時は呼吸法で対処しているが，肩に力が入り，うまくリラックスできていないと推測される．発汗しており，さらに体力を消耗している．

- **産婦と周囲の人との関係**⇒夫婦ともに立会い分娩を希望しているため，両親学級に参加し，準備をしてきた．入院後も夫は仕事を休んで付き添い，なお子さんの腰部をマッサージしたり，食事や水分の摂取を勧めたりしており，産婦をサポートする役割を果たしている．産婦に対する精神的サポートは分娩を順調に進めるうえできわめて有効である．なお子さんだけでなく，サポート者である夫も身体的・精神的に疲労しないよう，二人を援助する必要がある．

正常逸脱例 - 微弱陣痛 - 看護計画

看護目標1「疲労や精神的ストレスが緩和され，陣痛が有効となり，母児ともに安全に分娩が進行する」に対する看護計画

＜観察プラン＞

- 分娩進行状態：陣痛発作・間歇時間，陣痛発作の強さ，子宮口開大度，展退，胎児下降度，破水の有無，産痛部位・範囲，努責感の有無・程度
- 産婦の健康状態：バイタルサイン，休息・睡眠状態，食事・水分摂取状態，排尿・排便状態
- 産婦の心理状態：表情・動作，訴え
- 産婦・夫の産痛への対処行動：呼吸法・リラックス法の実施状態，マッサージの実施状態と産婦の反応，

体位・姿勢
・胎児の健康状態：胎児心音，（破水後）羊水の性状・量

<ケアプラン>
・間歇期には肩の力を抜くようマッサージするなど，リラックス法を提示する．
・間歇期に睡眠・休息がとれるような工夫をする（例：室内照明や温度の調整，体位の工夫）
・分娩時期や産痛の程度に合った呼吸法を提案する．
・未破水の時は入浴を勧める．入浴できない／したくない時は清拭や足浴をする．
・発汗が多い時は清拭・寝衣交換を行う．
・水分摂取を促す．
・なお子さんが食べられる物・食べたい物を摂取できるよう工夫する．
・定期的にトイレ歩行（排尿）を促す．
・なお子さんがうまくできていることを保証し，改善できるところは援助する．

看護目標2「夫とともに安楽に分娩期を過ごし，満足のいく分娩ができる」に対する看護計画

<観察プラン>
・夫の疲労状態：表情・動作，訴え，休息・睡眠状態，食事・水分摂取状態
・夫婦間の関係：会話，表情・動作，産婦・夫の産痛への対処行動

<ケアプラン>
・なお子さんと夫に分娩進行状態や今後の予測，分娩を進めるために必要なことを随時，説明する．
・看護目標1に対するケアプランを夫とともに実施する．
・夫にも食事や休息を勧め，そのための時間や場所を調整する．
・夫にも心配なこと・質問・要望がないか尋ね，答える．
・夫がうまくできていることを保証し，改善できるところは援助する．

II. 正常から逸脱した例における援助
遷延分娩後の褥婦の援助

[正常逸脱例]-[遷延分娩]-[アセスメント]

・**子宮復古状態**⇒なお子さんの分娩所要時間は33時間30分で，初産婦の遷延分娩の定義にあてはまる．遷延分娩は子宮筋の疲労による弛緩出血のリスクを高めるが，なお子さんも分娩1時間後まで子宮収縮が不良であり，分娩後2時間までの総出血量は765gで，弛緩出血と考えられる．
　分娩後1時間までは子宮収縮がやや不良であったが，2時間後以降は良好になり，出血量も分娩2時間後は50g未満に減少した．産褥1日の子宮底の高さ・硬度は正常範囲．3～4時間ごとのパッド交換で漏れや凝血塊の混入がないことから，悪露の量に問題はない．子宮収縮を促す後陣痛もある．
・**子宮復古の阻害・促進因子**⇒なお子さんの子宮復古を阻害する因子としては，遷延分娩による疲労がもっとも大きい．分娩4日前から睡眠不足が続き，分娩後も睡眠時間は長くない．分娩後，食事は十分に摂れている．現在は自力で歩行しているが，ふらつきがあるため，活動量は多くないと推測される．尿意があり，定期的に排尿しているので，膀胱の慢性的な充満はない．排便は3日前からないため促す必要がある．バイタルサインや会陰切開縫合部の状態からは感染徴候は認められない．なお子さんの疲労回復を優先したため，授乳はまだ始まっていない．
・**遷延分娩や弛緩出血が及ぼす身体的影響**⇒妊娠性貧血は軽度であったが（Ht32.2%，Hb10.6g/dL），分娩期出血により貧血状態が進行している（Ht31.4%，Hb9.8g/dL）．遷延分娩による体力の消耗と合わせて，疲労からの回復が遅れる可能性がある．貧血や疲労は子宮復古を阻害するほか，乳汁分泌量にも影響する．

乳頭・乳房の大きさや形から，母乳育児に支障はないと判断できる．乳汁分泌量は少量だが，産褥1日としては正常範囲である．
- **遷延分娩や弛緩出血が及ぼす心理的・社会的影響**⇒母乳育児が進まないことに加え，疲労・貧血により活動が制限され，育児技術の習得が遅れると，母親としての自信の喪失につながる．褥婦自身の基本的ニードを満たすことは，子どもへの関心を高め，母子相互作用を促進するためにも重要である．疲労からの回復の遅れは，母親になる過程に影響する．なお子さんは母児同室を楽しみにするなど，児への愛着が形成されつつあり，初産婦ではあるが育児を手伝った経験があるのが強みである．甥（男児）の世話をした時を思い出しながら，わが子（女児）の特徴や合図，その応答のしかたを学ぶことができる．一方，直接授乳の経験はないので，少し不安を表出している．想像していた分娩と現実の出産体験が大きく異なっていた場合，達成感の欠如や自尊感情の低下を招く．褥婦が分娩体験を受容し，肯定的な意味を見出せるよう，出産体験の振り返りが必要となる．なお子さんは自然分娩を希望していたが，微弱陣痛のため促進分娩となった．しかし，「あれが限界だった」と納得している発言があり，夫の支えも分娩を肯定的な体験として受けとめる一因になっている．

【正常逸脱例】-【遷延分娩】-【看護計画】

看護目標1「休息と活動のバランスをとりながら，子宮復古が産褥日数相当に進む」に対する看護計画
＜観察プラン＞
①全身状態
- バイタルサイン
- 顔色
- めまい，ふらつき，立ちくらみ
- 動悸，息切れ
- 休息・睡眠時間，熟睡感
- 疲労感，倦怠感
- 活動範囲・レベル・内容
- 食事・水分摂取量・内容
- 排泄状況：排尿・排便回数と量，不快症状
- 血液検査データ
- 鉄剤の服用，副作用の有無と程度

②子宮復古状態
- 子宮収縮状態：子宮底の長さ・高さ，硬度
- 悪露：色，性状，量，凝血塊
- 会陰縫合部：発赤，腫脹，浮腫，変色，離開
- 後陣痛の有無と程度

＜ケアプラン＞
1) 疲労の回復を促す
- 足浴，温湿布，マッサージなどによるリラックス法を提供する．
- ゆっくり休息できるよう体位の工夫や室内環境の調整を行う．
- 母児同室中でも，なお子さんの要望や疲労度により新生児を預かる．
2) 貧血改善に効果的な食生活を支援する
- バランスのとれた食生活が重要であることを説明する．
- 入院中は病院食をできるだけ全量摂取し，できない時は補食を考えるよう伝える．
- 栄養バランスのとれた食事，特に鉄分や鉄の体内吸収を促進する蛋白質，ビタミンC，造血効果のあるビタミンB_6・B_{12}・葉酸の摂取が効果的であることを伝える．
- 退院後も効果的な食生活が継続できるよう，なお子さんや家族の嗜好・食習慣に合った献立や食生活を提案する．
3) 立ちくらみやふらつき・転倒を防ぐ動作を提示する．
4) 排便を促進する．
- 便秘が子宮復古の妨げとなることを伝える．
- 入院中は病院食をできるだけ全量摂取し，できない時は補食を考えるよう伝える．
- 1日3回，特に朝食は摂取するように伝える．
- 食物繊維の多い食品を摂取するよう伝える（緑黄色野菜・ごぼう・たけのこ・さつまいも・ふき・大豆・

ひじき・かんぴょう・切干大根など）．
・有機酸の多い食品を摂取するよう伝える（いちご・りんご・パイナップル・牛乳・ヨーグルト・プルーン・梅干など）．
・起床後に冷水を飲むように促す．
・退院後も効果的な食生活が継続できるよう，2）の内容とも合わせて，なお子さんや家族の嗜好・食習慣に合った献立や食生活を提案する．
・疲労度や産褥日数，なお子さんの運動習慣に応じた産褥体操を提案する．

5）会陰縫合部の清潔保持を支援する．
・必要性・方法を説明する．
・外陰部消毒や診察時に確認し，清潔が保持できていれば保証し，できていなければ改善策を提示する．

Ⅱ．正常から逸脱した例における援助
予定帝王切開術を受ける妊産婦の援助

正常逸脱例 — 予定帝王切開 — アセスメント

・**子宮復古の状態**⇒予定帝王切開では，経腟分娩のように努責がかかり，子宮が骨盤腔内に下垂していないため，経腟分娩と比べて子宮底高が高いことがあるが，術後1日で子宮底高は臍高，子宮の硬度も良好であり，悪露も少量であることから子宮復古は正常に経過している．
・**術後合併症**⇒術中の経過に問題はなく，術後のバイタルサインにも異常なし．創部の状態，子宮復古の状態，IN-OUTのバランス，排ガスがみられたことなどから術後早期に起きやすい合併症はみられない．術後1日に呼吸困難や胸内苦悶感を訴えることなく歩行できていることから，肺血栓塞栓症も起こしていない．
・**疼痛**⇒初回歩行時，前かがみで傷をかばって歩行する様子から創痛を我慢していることが考えられる．また，授乳時に増強している腹部の痛みは，創痛に加え，乳頭刺激によってオキシトシンの分泌が増加し，子宮収縮が促進されたためみられる後陣痛があると考えられる．苦痛様表情から疼痛コントロールができていないことが考えられる．
・**母乳育児**⇒前回は最初母乳が出にくかったことから，今回は母乳育児を前回よりも頑張りたいという意欲がある．早期母子接触を行ったことや，夜間も3～4時間ごとに頻回授乳をしており，母乳分泌を促すための行動がとれており，乳房・乳頭の形状に問題はない．しかし，術後の創痛や後陣痛により効果的な授乳ができない可能性がある．また，夜間の頻回授乳により疲労がみられる．
・**新生児**⇒バイタルサインや呼吸状態をはじめとした全身状態に異常はみられず，活気や哺乳意欲もみられており，順調に胎外環境へ適応している．
・**親役割**⇒児への愛着は良好にみられている．りょう子さんにとって男児の育児ははじめてであり，経産婦であっても，育児技術の獲得状況を確認しながら支援していく必要がある．さらに，りょう子さんにとっては複数の子どもを育てることもはじめての経験となる．夫の子どもへの愛着形成は良好であり，実両親，義両親との関係性も良好で産後の生活や育児へのサポートが期待できる．家族間で役割を調整して，複数の子どもへの親役割を果たせるような支援も大切である．
・**分娩の受け止め方**⇒妊娠期から帝王切開での分娩を肯定的に受け止めることができていた．術後，帝王切開への思いや受け止め方に関する情報はないが，疼痛や疲労などにより，思うように日常生活動作や授乳ができないことによる自尊感情の低下など，前回の帝王切開の時とは違う受け止め方をしている可能性も考えられる．
・**創痛や後陣痛が術後のりょう子さんに及ぼす影響**⇒疼痛や疲労は褥婦の精神面にも影響し，育児意欲の減退やセルフケア不足につながる．りょう子さんは術後1日に初回歩行を行い早期離床が図られているが，

強い疼痛により歩行や排泄，清潔などのセルフケア行動や育児行動などの遅滞が起きる可能性が考えられる．これにより早期離床の効果が得られず，術後の回復の遅延や術後合併症のリスクが高まる．さらに，疼痛により休息や睡眠が十分にとれず，疲労感が増加することが考えられる．授乳時の疼痛は授乳を中断するほどであり，疼痛は母乳産生を阻害するともいわれており，母乳分泌を促進するための十分な乳頭刺激ができないという影響も考えられる．

|正常逸脱例|-|予定帝王切開|-|看護計画|

看護目標1「疼痛や疲労が軽減し，セルフケア行動および育児行動を進めることができる（術後1～2日）」に対する看護計画

＜観察プラン＞
・疼痛の有無と程度（創痛，後陣痛，腰背部痛，放散痛，頭痛など）
・鎮痛薬の使用状況（種類，投与方法，投与時間）　　・疲労感の訴え
・睡眠，休息の状況　　　　　　　　　　　　　　　・セルフケア行動（歩行，排泄，清潔）
・育児行動（育児技術の習得状況，自立度）　　　　　・児への愛着

＜ケアプラン＞
・医師の指示により鎮痛薬を投与する．
・歩行をはじめとしたセルフケア行動をゆっくりとした動作で行う．
・セルフケアの自立度に応じた日常生活の援助を行う．
・体調や疲労に合わせて育児支援を行う．

看護目標2「授乳時の疼痛を軽減できる（術後1～2日）」に対する看護計画

＜観察プラン＞
・乳房の状態：乳房のタイプ，乳房の熱感，乳房緊満
・乳頭の状態：乳頭の形状，長さ，伸展性，乳管開口数，発赤や亀裂などのトラブルの有無
・乳汁分泌状態　　　・授乳回数，授乳間隔，1回の授乳時間
・授乳時の姿勢　　　・疼痛の有無と程度　　　　・鎮痛薬の使用状況
・児の全身状態：バイタルサイン，体重，排泄回数・性状・量，黄疸の程度，活気，哺乳意欲など
・児の吸着，吸啜状況

＜ケアプラン＞
・授乳時に後陣痛が増強する理由を説明する．
・創部をいたわった授乳姿勢を説明し，介助する（リクライニング授乳，添い乳，脇抱きなど）．
・医師の指示により鎮痛薬を投与する．
・鎮痛薬の母乳への移行など正しい知識を説明する．
・直接授乳が困難な場合は，搾乳を行う．

看護目標3「術後合併症を起こすことなく，子宮復古，創部の回復が順調に経過する（術後5日）」に対する看護計画

＜観察プラン＞
・子宮底高，硬さ　　・悪露の状態：量，性状　　・創部の状態：出血，離開，発赤，腫脹の有無
・バイタルサイン　　・排泄回数，量　　　　　　・栄養摂取状態：食事摂取量，飲水量
・血液検査データ：貧血，感染徴候など　　　　　・活動と休息のバランス

＜ケアプラン＞
・起こりやすい術後合併症の症状について説明する．
・早期離床を促す．

看護目標4「帝王切開での分娩体験を振り返ることができる」に対する看護計画
＜観察プラン＞
・褥婦の帝王切開での分娩体験に対する感情
・家族の帝王切開での分娩に対する受け止め方
＜ケアプラン＞
・バースレビューを行い褥婦の気持ちや思いを傾聴する．
・感情や思いを表出しやすい環境を整える．

Ⅱ．正常から逸脱した例における援助
乳房にトラブルがある褥婦の援助

正常逸脱例 - 乳房トラブル - アセスメント

- 児の吸啜・吸着⇒産褥3日でも浅飲みや歪み飲みがみられる原因として，不適切な授乳姿勢（母親の胸と児の頭から腰のラインがねじれている）や不適切な吸着が考えられる．効果的な吸啜ができず，乳頭の先端のみに吸啜刺激が加わるために授乳時の乳頭は上部が尖っており乳頭亀裂も生じている．
- 乳房の状態⇒乳房に緊満感があり，熱っぽさがあることから，乳汁の分泌は増加してきていると考えられる．それに伴って乳房内圧が上昇しているが，児の吸啜が有効でないために乳汁が十分に排出されず，乳管膨大部に乳汁がたまり，乳輪部が硬く張った状態になっていると考えられる．授乳前に乳輪部の柔軟性・伸展性を良くする（RPS法）ことで，児が乳輪部全体を吸着することができ，効果的な吸啜が期待できる．
- 児の体重⇒児の体重は生理的体重減少の範疇であるが，生後3日で8.1％減少しており，臨床的には7％以上にならないようにという基準もある．現時点での乳房の状態や吸啜状態から哺乳量が不足していると考えられるが，吸啜力や活動性があり，また排泄回数も増えているため，適切な授乳姿勢とラッチ・オンにより，今後児の哺乳量が増加していくと考えられる．
- 授乳時の心理的状態⇒ゆりさんははじめての育児を開始したばかりで，児の扱い，児の抱き方，授乳行動などすべて慣れていない．産褥3日に何度も吸わせようとして失敗していることや「こっちが泣きたい」という発言，1回の授乳に1時間かかるという事実は，母乳育児がうまくいかないことへの焦り，母親としての自信の低下，母乳育児継続への意欲の低下，疲労の蓄積という結果を招く可能性がある．
　効果的な母乳育児に向けて，適切な授乳姿勢（ポジショニング），適切な吸着（ラッチ・オン）が習得できるように，できているところは保証し，最初は介助しながら，できる限り早い時期に自立できるように援助を計画する必要がある．

正常逸脱例 - 乳房トラブル - 看護計画

看護目標1「適切な授乳姿勢と適切な吸着技術を習得することにより，乳頭亀裂が改善し始める」に対する看護計画
＜観察プラン＞
1) 乳房のタイプ
2) 授乳前後の乳頭の形態
3) 授乳前の乳輪部の柔軟性・伸展性
4) 授乳前後の乳頭の形状の変化（乳頭の伸展が部分的に著しい，歪み飲み）
5) 授乳前後の乳頭先端の発赤（吸着の深さに関係）
6) 授乳姿勢の安定性（児と母の姿勢）

・安定した授乳姿勢：乳房の高さで抱かれている，リラックスした無理のない姿勢，児と母親の身体が密

着している，児の頭と母親の体がまっすぐになっている．
- 不安定な授乳姿勢：肩や全身に緊張がある，児と母親の身体が離れている，児が首をねじって吸着している，児の顎が乳房に触れていない．

7) 児の吸着の状態
- 適切な吸着状態：口が大きく開いている，唇が外側に広がっている，下顎が乳房に触れている，乳輪部を母の胸側に少し押さえて抵抗力を見る，弱い場合は児の口がはずれる．正しく吸着できている場合は乳輪部が引っ張られている感じがある，乳輪部を押さえた指が引っ張られるように感じる．
- 不適切な吸着状態：授乳後，乳首の形が歪んでいる，授乳中に母親が乳頭痛を感じる，下唇を巻き込んでいる，児の舌が見えない，頬にくぼみがある．

8) 児の吸啜状態
- 効果的な吸啜状態：舌が乳頭に巻きついている，頬がくぼんでいない，ゆっくり深く吸啜し，小休止をしながら繰り返す，飲み込む音が聞こえる，乳房が強く吸引されているが痛みはない，授乳中または授乳後に子宮収縮が強くなるか悪露の流出が増加，授乳している乳房と反対側の乳房から乳汁が分泌する．
- 不適切な吸啜状態：口を開けない，おちょぼ口をする，早い吸啜，舌を鳴らすような音が聞こえる．

9) 乳汁分泌状態：乳管の開通状況，分泌状態（ポタポタと垂れる，射乳があるなど）
10) 児の哺乳量
- 1日の授乳回数，1回の授乳時間（産褥日数に伴う授乳間隔の延長など）
- 生理的体重減少
- 1日の体重増加量
- 児の排泄回数（便性の変化も含む）
- 生理的黄疸の程度，児の皮膚の状態
11) 児が哺乳したがるサインの理解の程度
12) 児の要求に応答する能力
13) 育児行動，愛着行動
14) 母乳育児がうまくいかないことへの焦りの程度
15) 自信に関する言動
16) 母乳育児への意欲
17) 疲労度

＜ケアプラン＞
- 適切な授乳姿勢の保持
- 乳頭痛がある場合には，吸着しなおすことを提案する．
- 児が泣き始める前に児の欲しがるサインをとらえ，授乳を開始する．
- 正しい乳房の支え方を介助する．
- 児が適切に吸着できるように介助する．
- 乳頭の歪みに応じて，歪み飲みが是正される抱き方を提案し，介助する．
- ゆりさんが，自信がもてる肯定的な言葉で支援する．
- 母乳育児を支援していくうえで，母乳育児に対する考え方や意欲を確認しながら，自信をもって母乳育児に取り組むためのエモーショナルサポートを行う．
- 乳汁分泌の促進（頻回授乳，リラクセーション）

看護目標2「適切な授乳姿勢と適切な吸着技術を習得することにより，効果的に哺乳ができるようになる」に対する看護計画
＜観察プラン＞
- 乳房のタイプ　　・乳頭の形態　　・乳頭亀裂の場所，深さ
- 乳頭亀裂部の疼痛の程度

- 授乳前後の乳頭の形状の変化（乳頭の伸展が部分的に著しい，歪み飲み）
- 授乳前後の乳頭先端の発赤（吸着の深さに関係）
- 授乳姿勢の安定性（看護目標1の観察プラン参照）

<ケアプラン>
1) 適切な吸啜状態および不適切な吸啜状態を理解できるようにサポートする．
- 児と密着している時としていない時の違いがわかる．
- 適切な吸着ができた時は肯定的なフィードバックをする．
- 適切な吸着ができていない時には，吸着をやりなおす．
2) 自分自身で安定した抱き方を工夫できるようにサポートする．
- 児を抱く高さがわかる．
- 児の体がねじれないように向き合うことができる．
- 適切な抱き方に必要な姿勢がわかる．
- 適切な姿勢を保持するために必要に応じてクッションなどで高さを調節する．
3) 適切な授乳姿勢，適切な吸着が習得できるように，最初は介助しながら，徐々に自立できるように支援する．
- 乳房の支え方
- 児の口が大きく開き，上下の口唇が外向きにめくれている．
- 乳輪部まで大きく口の中に含み，隙間なくぴったりと乳房に密着している．
- 吸啜時に下顎が挙上する．
- 浅飲み，歪み飲みの原因となっている不適切な授乳姿勢（母親の胸と児の頭から腰のラインがねじれている）や不適切な吸着を適切な方法に変える．
- 授乳姿勢の基本：児の腹部と母親の胸が向き合い，児の耳・方・腰の線がねじれないように抱く．

II．正常から逸脱した例における援助
新生児の病的黄疸への援助

正常逸脱例 - 新生児病的黄疸 - アセスメント

- バイタルサイン⇒バイタルサインは正常な範囲に維持されている．
- 生後3日の生理的体重減少⇒生理的体重減少は生後1日で5.6％，生後2日で6.2％，生後3日で7.5％であり，生理的体重減少の範囲内にあるが，依然として減少傾向である．
- 哺乳回数⇒母乳育児を希望しているが，出生当日の哺乳が1回というのは，出生時間が夕方とはいえ哺乳回数として少ないと考えられる．夕方出生して1回しか哺乳ができなかった理由に関する情報はないが，今の状況に影響しているか否か検討する必要がある（嘔吐の有無など）．授乳回数の少なさから，現在，ゆいちゃんは低カロリーによる腸肝循環とビリルビンの再吸収が亢進する環境にある．

　生後2日，3日の授乳回数も，母乳育児を希望していることを考えると回数が少ない．母乳育児成功のためには出生後早期の直接授乳の開始と頻回授乳が重要である．母子どちらかに授乳回数が少なくなる要因があったか否かを検討する必要がある．

　胎便1dLには約1mgのビリルビンが含まれている．ビリルビン上昇を抑えるためには胎便排泄の促進が重要である．このためには，早期直接授乳，頻回（直接）授乳が必要となる．授乳回数の少なさが胎便の排泄を遅らせ，かつ，低カロリーによる腸肝循環とビリルビンの再吸収の亢進が黄疸を上昇させる原因になった可能性が高いと考えられる．
- 哺乳状況⇒うまく吸着できず，吸着が浅いため，乳頭を効果的に刺激することができていない．つまり，乳頭刺激によるプロラクチン，オキシトシンの分泌を十分に促すことができず，乳汁分泌が促進されて

いない．また，吸着が浅いと，乳管を刺激することができないため，乳管に溜まっている乳汁が排出されにくくなる．

また，吸啜時間が短いため，乳頭を効果的に刺激することができていない．つまり，ここでも乳頭刺激によるプロラクチン，オキシトシンの分泌を十分に促すことができないため，乳汁分泌が促進されない．吸着時間が短い原因はうまく吸着できていないことも影響している．

乳汁分泌状況は，乳管開通が左右ともに2, 3本で，圧迫してやっと乳汁が出てくる状態である．必ずしも乳房の緊満がなくてはならないわけではないが，今の乳汁分泌状態では，ゆいちゃんが日数に応じて最低限必要な摂取カロリーを確保することは難しいといえる．

・排泄回数および量，便性の変化⇒ 排泄回数および量は，母乳や水分の摂取状況，脱水の有無などによって変化する．黄疸の原因となるビリルビンは，肝臓でグルクロン酸抱合されると尿中や胆汁中に排泄される．また，便が腸管に停滞している場合は，便中に含まれるビリルビンが腸肝循環により再吸収される．さらに，便性の変化（胎便のままか，移行便に変化しているか）もとらえる必要がある．

|正常逸脱例|-|新生児病的黄疸|-|看護計画|

看護目標1「ビリルビンが体外に排泄され，血清ビリルビン値が低下する」に対する看護計画
＜観察プラン＞
・正常新生児の子宮外生活適応過程の観察項目：光線療法に伴う輻射熱により体温の変動が予測されるため，特に体温の観察は重要である．
・血清総ビリルビン値：光線療法施行中のビリルビン値の測定は経皮黄疸計ではなく，血清総ビリルビン値を観察する．ビリルビン値の変化の観察を含む．
・皮膚・眼球結膜の状態・色（黄染）：ビリルビン排泄（便・下痢）に伴う肛門周囲の皮膚の損傷にも注意する．
・排便および排尿回数，便性：光線療法に反応した便は暗緑色を呈する．光線の照射により不感蒸泄が増加するため，便中や尿中への水分喪失状態を観察することも重要である．
・脱水症状の観察：尿量減少，発熱，大泉門の陥没，摂取水分量の減少
・活動性：覚醒，傾眠，啼泣
・筋緊張，反射の減弱
・体重の増減
・感染症，感染徴候，血液検査データ

＜ケアプラン＞
1) 効果的な光線療法
・光線療法治療器の適切な設置
・適宜，体位交換を行い，全身に照射する．
・眼球（網膜）および性腺の保護
・光線療法治療器の発光管の使用時間の確認
・体温の維持（保育器などの環境温度が適温になるよう調節する．コットで行う場合は低体温に注意）
2) 水分バランスの維持（不感蒸泄の増加や水分喪失に伴う脱水を予防するために，通常の水分量より10～20％増量する）．
3) ファミリーケア
・児の病状や母子分離による不安の表出を助ける．
・児の状態の説明および理解度の確認
・治療に支障をきたさない範囲での可能なかぎりの母子および家族との接触（光線療法にビリベッドを使用する場合は，母子同室が可能である．

看護目標 2「体重減少率が 7% 以内となり，低カロリー状態が改善され，ビリルビンの再吸収が亢進しない」に対する看護計画

＜観察プラン＞
・哺乳力，哺乳量　　　・体重の増減

＜ケアプラン＞[4, 5]
1) 効果的な母乳育児を促進するための援助
・適切で効果的な吸着・吸啜ができる授乳姿勢や抱き方
・母体の休息，睡眠，リラクセーション，適切な食事および水分の摂取
2) 腸肝循環によりビリルビンが再吸収される原因となる，腸管における便の停滞を防ぐための援助
・乳汁の摂取および正常な腸蠕動の促進
3) 効果的な母乳育児のための援助
・新生児の腹部のマッサージ（腹部，排泄状態の観察：腹部膨満がある場合や排便がない場合は，肛門刺激などによる排ガスや排便を促す）

直前 母性看護実習プレブック 第2版
——看護過程の思考プロセス
解答編
ISBN978-4-263-23727-4

2005年 6 月20日	第1版第1刷発行
2019年 2 月25日	第1版第12刷発行
2019年 8 月 5 日	第2版第1刷発行
2022年 4 月25日	第2版第3刷発行

編著者　村 本 淳 子
　　　　町 浦 美智子

発行者　白 石 泰 夫

発行所　医歯薬出版株式会社
〒113-8612　東京都文京区本駒込1-7-10
TEL. (03)5395-7618(編集)・7616(販売)
FAX. (03)5395-7609(編集)・8563(販売)
https://www.ishiyaku.co.jp/
郵便振替番号 00190-5-13816

印刷・木元省美堂／製本・愛千製本所

乱丁，落丁の際はお取り替えいたします．

© Ishiyaku Publishers, Inc., 2005, 2019. Printed in Japan

本書の複製権・翻訳権・翻案権・上映権・譲渡権・貸与権・公衆送信権(送信可能化権を含む)・口述権は，医歯薬出版(株)が保有します．

本書を無断で複製する行為(コピー，スキャン，デジタルデータ化など)は，「私的使用のための複製」などの著作権法上の限られた例外を除き禁じられています．また私的使用に該当する場合であっても，請負業者等の第三者に依頼し上記の行為を行うことは違法となります．

JCOPY ＜出版者著作権管理機構　委託出版物＞

本書をコピーやスキャン等により複製される場合は，そのつど事前に出版者著作権管理機構(電話 03-5244-5088, FAX 03-5244-5089, e-mail：info@jcopy.or.jp)の許諾を得てください．